パフォーマンスが高まる
脳の状態とは

BRAIN DRIVEN

ブレイン　ドリブン

DAncing Einstein　Founder & CEO
青砥瑞人
MIZUTO AOTO

Discover
ディスカヴァー

はじめに

脳の不思議と魅力。

脳の偉大なるパワーと可能性。

脳にはまだまだ未知のものが数多く眠っている。それは可能性の宝箱であり、知れば知るほど、その魅惑的な世界はますます広がっていく。

脳を知ることは自身を含めた人間理解を深め、生きていくうえでの智恵になるはずである。とはいえ、脳だけを見ていても十分に人間理解ができるとは言えない。当然のことながら、人間は脳だけで存在しているわけではないからだ。

脳は「神経系」の一部であり、関わる人を含めた「環境」の一部である。したがって、無数の因子が存在する「環境」を捉えたうえで、全身に張り巡らされた「神経」を捉え、脳の役割を探究する必要がある。

図01 神経科学論文数の推移

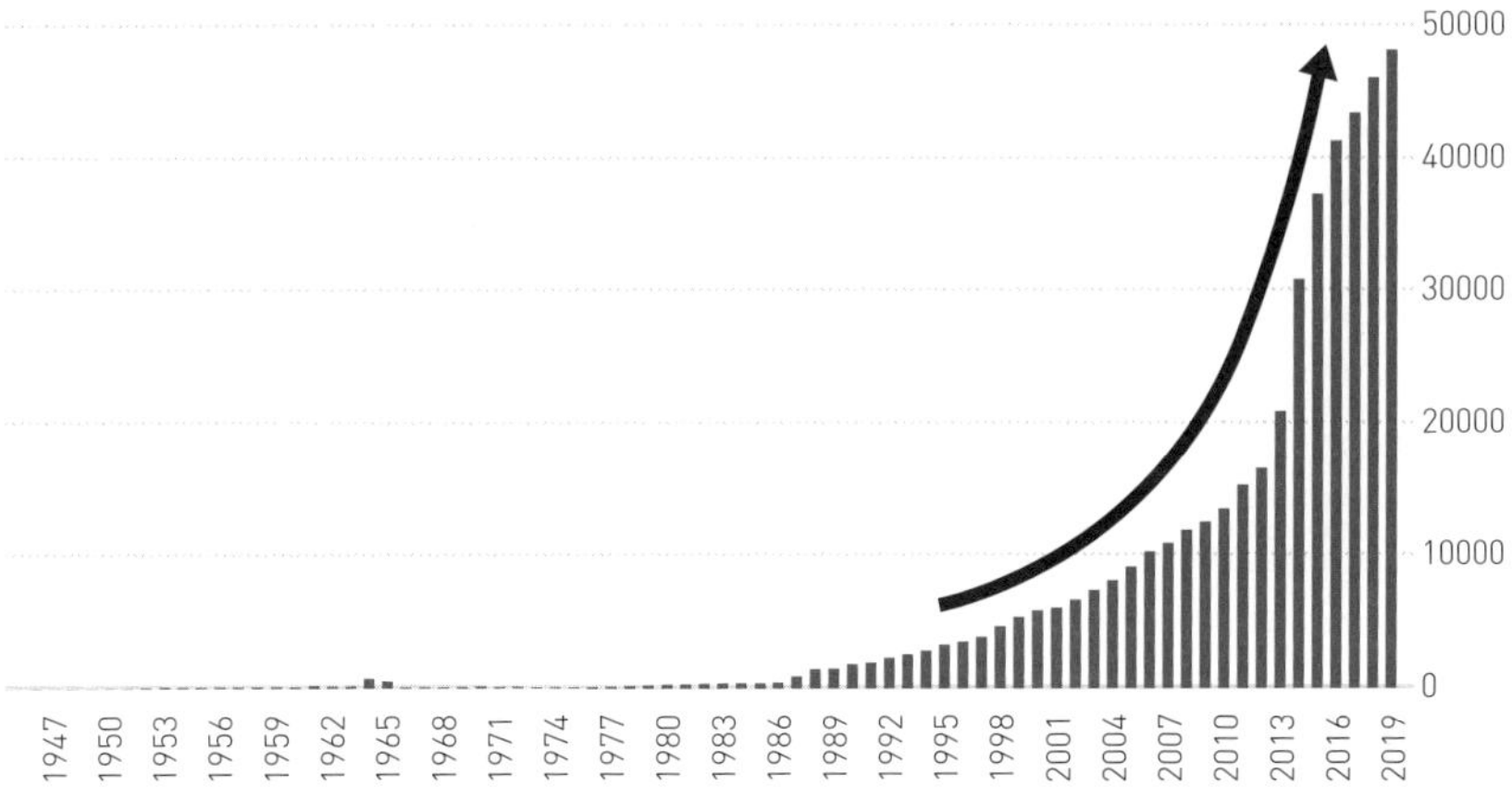

National Center for Biotechnology Information Search database の PubMed® での「Neuroscience」の論文検索結果数をもとに作成

人間理解や日常生活に役立つ叡智としての「応用神経科学」

神経系を、細胞や分子の機構から紐解く学問が「神経科学」である。神経科学は、学問としては非常に新しい。図1を見てもわかるとおり、2010年以降にその論文数が急増している。人の神経系はブラックボックスとして扱われ、なかなか研究が進まなかった。しかしながら、近年の科学技術の発展により、そのブラックボックスが開かれ始めている。

人類が新たに獲得しつつある叡智が、難解な科学論文の中だけに埋もれているのは非常にもったいない。そしてその叡智が、単なる事実確認のためだけに使われることも、人類にとっては大きな損失になる。

本書の役割は、神経科学が新たに示してくれる叡智を、哲学や心理学でこれまで育まれてきた叡智と照らし合わせることである。そして、ビジネスを含めた我々の生活と照らし合わせることにある。その結果として、人間理解にどのように応用できるのか、実際の生活にどのように応用できるのかを探求する「応用神経科学」としての役割を担いたいと考えている。


「人間ってこうじゃないか」

「実生活にこんな応用ができるのではないか」

応用神経科学は、神経科学などの叡智をもとにした壮大な仮説である。

ただし、実生活のなかで正確な脳のスキャンなどできないので、本当の意味での科学的な仮説の証明は現段階では不可能だ。しかしながら、脳を含む神経系を細胞や分子レベルで紐解いてくれる神経科学の視点から、人間理解や日常生活に役立つ叡智はたしかにある。それらをより探究し、広めていきたい。そのような思いで私は活動している。

企業や教育の現場で神経科学を応用する時代に

２０１４年から現在に至るまで、脳の魅力とそこから得られる叡智についてお話をする機会を数多くいただいてきた。海外での講演や、多くのウェブ媒体、ラジオなどにもお呼びいただき、２０２０年現在までに延べ17冊の執筆の依頼をいただいている。

ところが、普段は研究開発と会社経営に忙殺され、執筆は遅々として進んでいない。そこで、年に3回程度開催している「脳・神経科学レクチャー」という講演の内容をもとに、本書を執筆することにした。

「脳・神経科学レクチャー」シリーズにご参加いただいている方の職種は、実に多岐にわたる。その多くは現場で活躍するビジネスパーソンだが、その他にも大手企業のCEO、役員、弁護士、医者、神経科学者、アスリート、大臣、中小企業の社長、そして大学生も少なくない。そうかと思えば、目を輝かせた中学生や小学生も参加してくださっている。

その方々に共通しているのは、知的好奇心に満ちあふれていることだ。神経科学という学問を通じ、新しい視点での人間理解、新しい考え方に基づいて自己成長に応用しようとする方々にとって、本書はきっとお役に立つだろう。

現在、本書の内容をもとに、多くの大企業などで研修設計の抜本的改革や新たな研修プログラムの提供を進めている。さらに、教育機関と提携したり、企業とのコラボレーションを実現したりしながら、新しい教育のあり方を創造し始めている。

世界では、神経科学の企業研修への応用、教育への応用が少しずつ始まっている。ここ日本でも、その流れが動き始めている。企業や教育現場において、脳を学ぶ時代、神経科学を応用する時代が始まったということだ。

本書をお読みいただきながらその可能性を感じつつ、新たな学びを楽しんでいただけたら幸いである。

脳・神経科学レクチャーでは、さまざまなテーマを取り上げてきた。本書では、特にビジネスパーソンからの要望が多く、課題を感じているという「モチベーション」「ストレス」「クリエイティビティ」という三つのテーマについてお話ししていきたい。

脳・神経科学レクチャー①「モチベーション」

世の中のさまざまな先人が、さまざまな方法でモチベーションについて教えてくれている。それぞれの知見から多くを学ぶことができるが、神経科学の観点が入ると、その叡智がますます深まり、新しい視点が見えてくる。

神経科学の観点からモチベーションについて語るのは、簡単ではない。というのも、モチベーションに直接的に関わる非常に狭い範囲ばかりに目を向けるだけではなく、肝心の生命の「系（システム）」*も考えなければいけないと感じたからだ。

生体系は系（システム）として成り立っているので、人間の脳の中にあるモチベーションに関する部分だけを見て解明できるわけではない。システムの中心となる部分に加え、それが相互作用し合うシステム全体を見ない限り、モチベーションを語ることはできないはずだ。

これまでは、脳内で働く複雑なシステムが紐解かれることはなかった。しかし、神経科学の新たな示唆は、間違いなく新しい角度でモチベーションへの理解を深めてくれる。これまであなたが学んできたモチベーションに関する書籍、講演、セミナーをはじめ、自分ならではのモチベーションの高め方なども、きっと「そういうことだったのか」とより説得力が増し、自信を持ってモチベーションと向き合うことができるだろう。

＊系（システム）
相互に影響し合うまとまり・仕組みの全体

脳・神経科学レクチャー②「ストレス」

ストレスについては、企業からのニーズが多かった。

日本社会では「うつ」「メンタル」という言葉が日常的に使われるように、精神疾患は社会問題となっている。経済産業省などの担当者とお話しさせていただく機会も多いが、精神疾患による経済的損失は数千億円とも言われているという。個々の企業を見ても、精神疾患による人材損失が重要な課題となっているようである。

精神疾患にもっとも強く影響しているのがストレスである。

しかし、ストレスに対しては医療現場での経験則や、心理学ベースでのアプローチがほとんどである。自然科学的に紐解かれ、手が打たれることは少ない。

神経科学は、人間の脳を細胞や分子レベルから解明する学術だが、そのアプローチが世の中に広まっているわけではない。だとしたら、神経科学の視点から見たストレスの仕組みを広く知っていただき、そこから導き出されるストレスとの上手な付き合い方を提示できれば、きっとストレスとみなさんの間に、新しい関係性ができると考えた。

そもそも、ストレスに対しネガティブなイメージを持つ人が多い。私はその固定観念を変えたかった。なぜなら、ストレスは生物にとって生存に必要だからこそ備わっている、重要なメカニズムだからだ。

ネガティブに作用するストレスだけでなく、ポジティブに作用するストレスもあることを考えると、ストレスは避けているばかりでなく、時に受け入れることも、あなたのためになる。そして、うまくストレスと付き合っていくためには、ストレスのメカニズムを科学的に知ることは非常に役に立つ。知らないこととはうまく付き合えないからだ。

本書では、ネガティブなストレスによってマイナスになった心をゼロに戻すだけでなく、むしろポジティブな作用として自分を高めるためにストレスとともに成長していくことも考えていきたい。

脳・神経科学レクチャー③「クリエイティビティ」

「クリエイティビティは、育まれるのでしょうか」

いくつかの企業からのこうした問い合わせがきっかけとなり、私は神経科学とクリエイティビティの関係について意識するようになった。この問いが投げかけられたとき、私は「そもそもクリエイティビティとは何か」をしっかりと知りたいと考えた。

そう考えて調べ始めると、一般的に知られているクリエイティビティに関する定義は、私には違和感を覚えずにはいられないものだった。

なぜなら、創造的な行為をしている状態をクリエイティビティと定義するのではなく、あくまでも新しく価値ある何かを生み出した結果をクリエイティビティと定義しているように思えたからだ。

新しく価値ある何かを生み出しているのは、まぎれもなく人間である。それなのに、生み出しているプロセスで人間がどのような状態になっているのかがまったく説明されていない。私は結果ではなく、むしろそのプロセスのほうが知りたいと思い、世界中から最先端の情報を集めるようになった。

調べれば調べるほど、クリエイティビティが捉えどころのないものであることがわかってきた。さらに調べていくと、脳の内部で複雑な仕組みが働いていることがわかった。複雑だからこそ、なかなか捉えられないものであることもわかった。

もともと、神経科学は脳の各部位の働きを究明する段階に留まっていた。だが、近年になって飛躍的に研究が進み、脳の構造を系（システム）として、あるいはネットワークとして捉えられるようになってきた。人間の脳は、それぞれの部位が単体で働くものではなく、複合的な系（システム）で動くことが、科学技術の発展で可視化されるようになってきたからだ。

それまではある一時点の脳の断面を可視化できる水準に留まっていたが、時間軸上で変化する動きまでも可視化できるようになった。その結果として、より複雑な脳の活動が読み解けるようになったため、ネットワークとしての脳の活動がわかるようになったのである。それに伴い、クリエイティビティについても多くが明らかになってきたのだ。

これまで、クリエイティビティは天性のもの、生まれ持ったものと考えられてきた。**しかし、脳内の複雑なネットワークが解明されればされるほど、クリエイティビティが後天的に獲得された能力であることが確認され始めている。**

本書によって、まずはクリエイティビティが先天的な能力であるという考え方がまったくの誤解であるというメッセージを届けたい。そのうえで、クリエイティビティを育むためのヒントを提示できたらと思う。

本書の基本スタンス

本書は、神経科学の観点から「脳の中で何が起こっているのか（WHAT）」を解き明かし、それに関連する「なぜそうなるのか（WHY）」について知識を深めていく。WHATとWHYを理解することで、モチベーションのコントロール・ストレス対処・クリエイティビティを高めるためのヒントを、ぜひとも手に入れていただければ幸いだ。

なぜ「何をどうやるのか（HOW）」について説明しないのか、疑問に思われる方もいるかもしれない。

しかし、HOWについては読者の方一人ひとりにお任せしたいと思う。考えていただきたい。なぜなら、HOWは現場によって、あるいは個人によってもまったく異なるからだ。私が無理にHOWを抽象化したり一般化したりしても、すべての人に当てはめることはできない。

私のアプローチは「こうやったほうがいいですよ」とはほとんど言わない。なぜなら、神経科学的に考えても、単に一方通行で人からやり方を教わっても、ほとんど効果が生まれないことを理解しているからだ。

いわゆる「ハウツー」を与えられても、ヒントにはなるが答えにはならない。神経科学の観点から言えば、ハウツーは与えられるものではなく、自分自身で創るものであるからだ。

世の中に流布するハウツー本を書いている方々は、さまざまな経験をし、自分の脳の中にある情報を取捨選択し、抽象化し、一般化した結果としてハウツーを導き出している。その人自身はハウツー創造のプロセスを踏んでいるから自分のものとしているが、読者が第三者のハウツーをなぞってもいきなり同じ効果は得られない。

ハウツーを学んだなら、自己を知り、環境を知り、自分の場合はどうすると良さそうか試行錯誤し、自分の脳の中でハウツー創造のプロセスを経る必要がある。そのプロセスによってのみ、自分ならではの価値あるハウツーを体得することができるのである。

どうやったらいいかは人によって千差万別で、自分で考えることが重要となる。ハウツーを教えてくれる人とあなたは同じ能力を持っているわけではないし、その人の環境とあなたのいる環境は異なるからだ。

自分でハウツーをつくるのは、少し難しそうに思われるかもしれないが、本書をお読みいただければ、それが決して難しいことではないと気づかれると思う。

私の研修を受けていただく方にはそのことを説明し、自己と向き合い、自分は何をどうすればいいのかを考えていただく。そのプロセスを踏むことで、みなさんがみなさんなりの変化、成長を実感していただける。そのプロセスこそが学びである。ただ結果を知ることだけが学びではない。

効果的な学習法は、世の中のハウツーをヒントに自分色にアレンジしていくことだ。本書でも、WHATとWHYからこんなHOWはどうだろうかという提案はさせていただく。しかし、それをすべて鵜呑みにするのではなく、自分色のハウツーに彩っていくことが大切である。その観点を念頭に読み進めていただけるとうれしい。また、本書では、難解な神経科学をなるべく身近に、そして理解しやすいように、ユニークなイラストを多く描いていただいた。印象的なイラストに紐付けながら、「自分だったら」と考えながら読み進めていただくのもいいかもしれない。

いままでにない切り口でモチベーション・ストレス・クリエイティビティを捉え、ご自分でご自身の応用問題を解き、真の成長を勝ち取っていただきたいと切に願っている。

BRAIN DRIVEN

CONTENTS

目次

CHAPTER 1

MOTIVATION

モチベーション

CHAPTER 2
STRESS
ストレス

CHAPTER 3
CREATIVITY
クリエイティビティ

BRAIN DRIVEN

CHAPTER 1

MOTIVATION

モチベーション

01　そもそも、モチベーションとは何か？

モチベーションという言葉は、みなさんも日ごろからよく耳にすると思う。

「そもそもモチベーションとは何か」

「モチベーションは、どのような仕組みで高くなったり低くなったりするのか」

本章では、こうしたモチベーションの本質について、神経科学の観点からわかりやすく解き明かしていきたい。

ただし、最初からモチベーションに絞って整理するのは非常に難しい。そこで、まずはモチベーションに関わる用語の解説からスタートしてみたい。そのうえで、人間の脳を細胞、分子レベルまで微細に解きほぐす神経科学という学問が、どのようなアプローチでモチベーションを捉えているかについて紹介していく。


モチベーションといってもさまざまだ。

仕事に関するモチベーションだけでなく、食べ物を食べたいというモチベーションもある。眠いから寝たいというモチベーションもあれば、スポーツで勝ちたいというモチベーションもある。

モチベーションを深く理解するには、多様なモチベーションについて整理する必要がある。なかでも、人間にとってもっとも重要なモチベーションを、四つのカテゴリーに分類して紹介していく。

ただし、モチベーションだけを見ていても、モチベーションの全体像を理解することはできない。そこで、モチベーションの大前提となる脳のコンディションを紹介したい。モチベーションのシステムを解剖し、これまで脳の中身についてあまり触れてこなかった方にも容易に理解できるよう、かみ砕いて説明する。

さらに、モチベーションを動かす「材料」について、神経科学の視点から整理したい。モチベーションの源泉、モチベーションと物理的な痛みや精神的な痛みとのリンク、モチベーションとお金の関係など、さまざまなトピックについてお話ししていく。

「自分を高める」ためにまず必要なのは「メタ認知」

最初のトピックとして、モチベーションに深く関係する用語についてご紹介したい。

ビジネスパーソンであれ、自らビジネスを営まれている人であれ、スポーツ選手であれ学生さんであれ、あなたには「自分を高める」という命題があると思う。その観点に立つと、どうしても避けては通れない脳の重要な機能がある。

それが「メタ認知」と呼ばれるものだ。

メタ認知は、「自分自身を、客観視、俯瞰視」した認知の状態である。自分自身のことを主観的に捉えるだけでなく、客観的に捉えてみよう、一面的に捉えるだけでなく俯瞰的に捉えようというのがメタ認知の基本的な役割である。

ここに、面白い実験がある。

「鏡で自分の顔をのぞいてごらん」

誰かに唐突にそう言って、鏡をのぞかせてみてほしい。そして、その様子をつぶさに観察してほしい。よく見ると、きっと何人かは鏡をのぞいた瞬間に目が大きくなるはずだ。他人に見えている自分と、自分に見えている自分との変換点である。

つまり、他人が見ている自分の姿と、自分に見えている自分の姿は、ほんの少しずれている可能性がある。だからこそ、主観的な自己を知るだけでなく、客観的な自己を知ることが大切な学びとなる。

そこで重要なのは「意識的に注意を傾ける」姿勢である。

あなたは、家から駅までの道のりにある電柱の数を覚えているだろうか。きっと何百回、何千回と歩いているはずだと思うが、そこに何本の電信柱があったかなど、多くの人は答えられない。なぜだろうか。

たしかに電信柱という視覚情報はあなたの脳にも届いているはずだ。しかし、脳は脳に届けられた情報すべてを記憶するわけではない。そのほとんどが脳の中で捨てられる。意識的に注意を払わないような情報は、さほど大切な情報ではないから、わざわざ脳に記憶情報として保存させないようにできている。

脳は、情報を記憶する仕組みも持っているが、何でもかんでも記憶できない仕組みを持っているとも言える。注意が向かない情報は脳には残らないのである。だから多くの人が電信柱の数を答えられない。

このことは、自分という情報にも当てはまる。自分に意識的に注意を向けない限り、自分の脳に自分の情報が書き込まれないのである。さらに**自分のことはよくわかっているという錯覚から、ほとんどの人は意識的に自分を見ようとしない**。自分であろうと電信柱であろうと、意識的に注意を向けない限り脳に学習させるのは非常に難しいのである。

だからこそ、自分を客観的に捉えてみる時間や学習が求められる。最近は、ＯＥＣＤ*もメタ認知能力が21世紀において必要な能力として非常に重要だと言っている。

メタ認知の本質的な意義は、自分のことを客観的に、俯瞰的に見ることで、自分自身の脳に自分自身についての情報を書き込み、それによって「自分をもつ」ことなのである。自分の感じ方、考え方、振る舞い方を知れば、自分で感じ、考え、行動する、自律的な脳が育まれるのである。*1

自分と向き合うことの大切さは太古の昔から言われてきた。いまに始まったことではない。

「汝自身を知れ」

古代ギリシア時代の格言が、何千年もの時を経てなぜいまもなお脈々と伝えられているのだろうか。そこにはきっと意味があるはずだ。おそらく自分を知るのは難しく、だがしかしそれだけ成長に価値があると歴史も物語ってくれていると言えよう。

*1　Qiu, L., Su, J., Ni, Y., Bai, Y., Zhang, X., Li, X., et al. (2018). The neural system of metacognition accompanying decision-making in the prefrontal cortex. *PlOS Biology*, 16(4), e2004037.

*ＯＥＣＤ
経済協力開発機構。37カ国が加盟（２０２０年7月時点）
[編注]

神経科学の世界でも、自分をメタ認知している状態の脳の機能が明らかになりつつある。

前頭前皮質*（ＰＦＣ＝prefrontal cortex）は、おでこの裏あたりにある脳の前側の部分である。そのなかでも「ロストラテラル」と呼ばれる前側のやや側部側の脳部位（ｒｌＰＦＣ）*が、自分を俯瞰視しているときに活用されることが分かってきた。*2

したがって、このｒｌＰＦＣの働きを探究することで、自己の俯瞰視とはそもそもどのような状態なのか、どのような脳の使い方がメタ認知なのかが明らかになる。つまり、何をもって俯瞰と言えるのかがわかれば、自分との向き合い方が見えてくる。

自分をメタ認知する習慣を持つ

神経科学の世界では、次のような言葉をよく耳にする。

「Use it or Lose it」

日本語にすると「使われれば結びつき、使われなければ失う」となる。

人間の脳には、およそ一千数百億個の神経細胞がある。それぞれの神経細胞はシナプス*と呼ばれる構造体によって結びついている。神経細胞は、使われれば使われるほど結びつきやすくなるが、使われないと刈り込み（プルーニング）などが行われる。なぜなら、シナプスを保有しておくのにエネルギーを要し、使われていないシナプスを保持することはエネルギーの無駄遣いになるからだ。

＊2 Fleming, S. M., & Dolan, R. J. (2012). The neural basis of metacognitive ability. *Philosophical Transactions of the Royal Society B*, 367, 1338-1349

＊前頭前皮質
おでこの裏あたりにある脳の前側の部分。ワーキングメモリー、反応抑制、行動の切り替え、プラニング、推論などの認知・実行機能を担う。また、高次な情動・動機づけ機能とそれに基づく意思決定過程も担っている。さらに社会的行動、葛藤の解決や報酬に基づく選択など、多様な機能に関係している。

＊ｒｌＰＦＣ
脳の最先端部分にある前頭前皮質の一部。「メタ認知」で自分を俯瞰視するときに活用される。また「不確かさドリブンの探索機能」を引き起こす役割なども持つ。

＊シナプス
神経情報を出力する側と入力される側の間に発達した、情報伝達のための接触構造

「使われていないのに構造として持っておく必要はない。刈り込め」

この命令が脳の中を駆け巡る。これは適応的な機能である。この刈り込みは、人間が生まれてわずか数ヵ月後から始まる。脳の部位によってシナプスの数の推移は異なるが、もっとも遅く発達する前頭前皮質でも、2歳でシナプス数のピークを迎え、刈り込みがスタートする。*3

そこから徐々に減っていくが、まだ子どものうちは十分なシナプスがある。子どもは物覚えがよく、大人になるにつれて悪くなるのは、シナプスの数が関連している。

子どもはシナプスを数多く持っていて、その状態をより強固にしようとする「変化」が学習になる。**一方、大人はシナプスが少なくなってしまったなかで神経細胞同士を「つなげていく」作業も必要になる。**つなげて、さらに強固にするために二重のエネルギーを要する。そのため、学習は大人になるにつれて時間がかかることがわかっている。

自分をメタ認知する習慣がない人は、その脳部位が「lose it」（使われなくて失っている状態）になってしまっている可能性が高い。もちろん、完全に機能がなくなってしまうことはない。誰にでも、ふとした瞬間に自己と対話したり、省みたりする瞬間はある。しかし、メタ認知をする頻度に応じて、その脳部位の結びつきの強度は変わっていく。したがって、メタ認知に関与する脳を意識的に「use it」することでメタ認知脳は育まれるのである。その育みは、モチベーションの観点においても重要になる。なぜなら、他の誰でもない、あなた自身のモチベーションを高めるために、自分の内側で起きる自分のモチベーションと向き合う必要があるからだ。

*3　Leisman, G., Mualem, R., & Safa Khayat Mughrabi. (2015). The neurological development of the child with the educationalenrichment in mind. *Psicologia Educativa*, 21, 79-96

自己の感情をメタ認知する

メタ認知をする際にはいくつかのポイントがあるが、モチベーションに関わるものをご紹介しておく。

人間がある行動を起こす前には、大きく分けて二つの脳のシステムの情報を参照している。一つは思考系、もう一つは感情系というシステムだ。これまで思考系と行動系はさまざまな研究が行われてきたが、感情系に関しては手つかずの状態だった。どうしても抽象的になってしまうことから、ブラックボックスのように扱われてきた。

ただ、ここ5年~10年で、人間の感情が神経科学によって紐解かれ始めている。特定の感情が発露しているときの脳部位や、その際に特徴的に見られる神経伝達物質と呼ばれる化学物質、あるいは神経伝達物質を受け取るレセプターの機能など、脳のミクロの世界から解明が始まっている。[*4]

人間の行動と思考を理解するには、密接に関連する感情を理解することなしには難しい。感情の一つであるモチベーションも、行動や思考に影響する。モチベーション以外にもさまざまな感情があるが、自分の感情を見ずに蓋をしていては、自分の行動力や思考はいつまでたっても高まらない。自分のパフォーマンスを高め、成長するためには、自分の感情や感覚に注意を向けることがメタ認知の大切なポイントなのである。

何かを極める人は、必ず自己と向き合い、自己についての考察を深いレベルで行い、感情や感

＊4　Panksepp, J. (2011). Cross-Species Affective Neuroscience Decoding of the Primal Affective Experiences of Humans and Related Animals. *PLOS ONE*, 6(9), e21236.

覚を捉えている。

「自分が何をどう感じて、どのように打てているかを説明できたとき、超一流の仲間入りができた」（ＮＨＫ ＢＳ１「日本人メジャーリーガーの群像」より）

イチローさんの言葉である。単に「どのように打てているのか」と振り返るだけでなく、「どのように感じているのか」という感覚や感情にも目を向ける。イチローさんは淡々とおっしゃっているが、実に奥深い言葉である。

02 モチベーション世界の構造的理解

モチベーションという言葉を辞書で引くと、こう書かれている。

1　動機を与えること。動機づけ。
2　物事を行うにあたっての、意欲・やる気。または、動因・刺激。（『デジタル大辞泉』小学館）

この説明は、私たち神経科学の専門家からすると「カオス」である。

動機を与えること（動機づけ）と与えられること（動因）は、まったく異なる文脈だ。行動を起こすにあたっての意欲と動因、刺激、原因は、すべて違ったシステムである。にもかかわらず、すべてをひっくるめてモチベーションとして捉えられてしまう。辞書に書かれているモチベーションの定義は、神経科学の視点から見ると明確な定義にはなり得ていない。

ただ、共通して言えるのは、モチベーションが行動の原因であり、その結果として行動が誘引されるという関係性である。

たとえば、AさんがBさんに突然次のようなお願いをしたとしよう。

「Bさん、1万円のお駄賃をあげるから、1軒先のカフェでコーヒーを買ってきてくれないかな」

Bさんは（おおっ、それだけで1万円いただけるのか）と、得した気分になるだろう。

「もちろんです。お安い御用です」

そう言って、嬉々としてお使いに繰り出すはずである。


このケースであなたに考えてみてほしいのは、Bさんがお使いという行動を起こした瞬間の直接の原因が、1万円というお金なのかという点だ。一般的には、そう見えるかもしれない。しかし、どれほどの大金であろうと、Bさん自身が「お使いに行こう」という状態に変化しない限り、お使いに行くことはない。

この観点を明確に仕分けて整理することが、モチベーションを定義するうえで重要なベクトルとなる。つまり、モチベーションを捉えるにあたり、

①原因となるお金的な「刺激」があり
②それを受けて関連する脳や体内の環境が「変化」を催すことによって
③「行動」に移る

という流れを明確に分けていきたい。


行動という結果に至る過程には、脳を中心とした直接的原因があり、その脳に作用する間接的原因がある。この間接的な「お金的」原因を「モチベータ」と呼ぶ。

モチベータとして機能するのは、自分の外部にある情報であることが多い。とはいえ、自分が

図02 モチベーション関連用語の整理

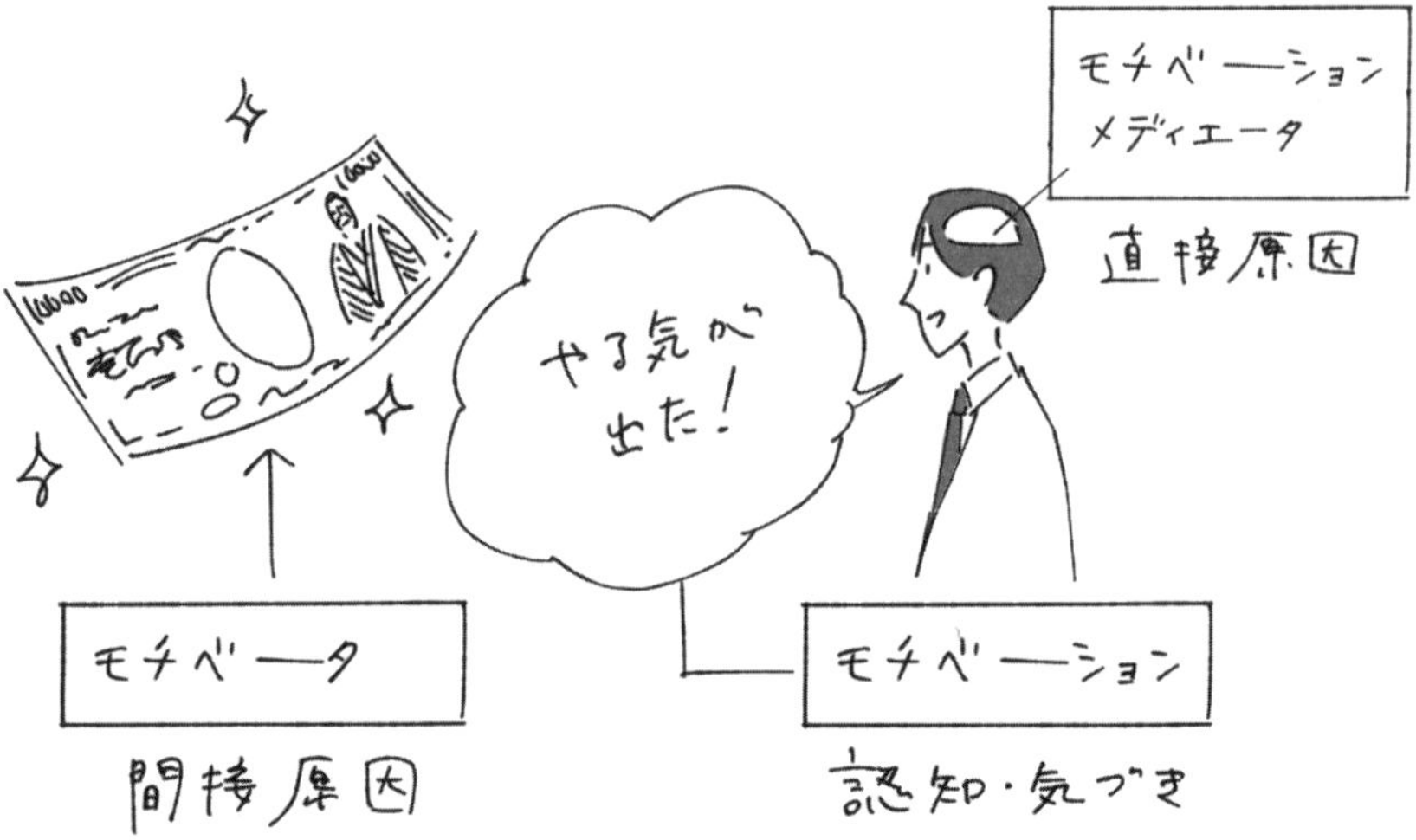

頭の中である想像をして、その想像がきっかけとなってモチベーションに影響を与えるケースもあるため、自分の内側から生まれるモチベータもある。

そして、ある特定の脳部位にモチベータが届けられたときに起こる神経細胞の反応や、それに伴って放出される化学物質を総称して「モチベーション・メディエータ」と呼ぶ。メディエータは「仲介者」を意味し、何かを媒介する役割を持つものという意味合いがある。

このモチベーション・メディエータによる反応を意識下に感じた状態、すなわち認知した状態が、「モチベーション」なのである。

神経科学的にモチベーションを捉えると、次のような整理となる。

モチベータ＝行動を誘引する始点となる間接的な原因

モチベーション・メディエータ＝行動を誘引する直接的な体内（脳内）の状態

モチベーション＝行動を誘引する直接的な体内（脳内）の状態を認識した状態

モチベーション・メディエータとモチベーションの違いは、平たく言うと、**やる気になっている状態と、やる気になっている自分を認知した状態の違いである。前者の、行動を誘引する脳機能と、その状態を認知する後者の脳機能は別なのである。**

何か自分の欲しいものがあったとき、それに対して自分を「ぐっ」と向かわせる無意識的な内側の反応があるはずだ。多くの場合、それが意識されることはないが、その「ぐっ」となっている自分の状態を認識し、感じることもできる。その対象に向かう自分の状態を「いま、自分は『ぐっ』ときているな」と認識する脳の仕組みと、自分を「ぐっ」とさせる脳の仕組みは異なるということだ。

モチベーションが高まった、モチベーションが低くなったと言えるのは、しっかりと自分の状態を認識しているからだ。モチベーション・メディエータを感じ、認知している状態がモチベーションなのだ。

そもそも、自分はモチベーションがないという人がいるが、モチベーションがまったくない状態、すなわちモチベーション・メディエータが発露していない人はほとんどない。目を向けていない、認知していないだけと言えるだろう。

そうなると、自身のメタ認知が重要になる。モチベータやモチベーション・メディエータの状況は、一人ひとりの脳によって違う。違うからこそ、自分で自分のことを見ない限り、モチベーションとはうまく付き合っていけない。

その点から導き出されるもう一つの重要な観点は、**そもそも他人と自分のモチベーションのあり方は、DNAレベルで異なり、体験による記憶が異なり、脳の配線が異なる限り、大きく異なる可能性が高いという点だ。**

自分のモチベーションが高まるからといって、同じ要因によって他人も高まるとは限らない。しかし、人は自分と同じことを他人にも当てはまると無意識のうちに判断してしまう傾向がある。他人には他人のモチベーションの高まりやすい要因がある。その違いを受け入れて尊重し合うこと、モチベーションの多様性を受け入れることが、チームや組織としてのモチベーションを全体として高めるスタートラインとなるだろう。

モチベーションに関わる脳のシステム

人間の行動の解は、ある程度脳の仕組みの中でコントロールされていることがわかってきた。その仕組みとは、ここ5年から10年の神経科学でもっとも注目されているトピックのうちの一つである「報酬回路*」と呼ばれる脳のシステムである。

しかしいま、その解が崩れつつある。

MIT Pressから出版された『Neural Basis of Motivational and Cognitive Control』はモチベーションに関わる非常に難解な専門書で、神経科学を使ってモチベーションを捉えようとしている。この専門書を見れば明らかだが、単に報酬回路だけを見ても、モチベーションの全体像は捉えられないことがわかる。

*報酬回路
快楽や報酬などの情報に対して働く脳の神経回路

モチベーションを育むためのヒント1

メタ認知の大切さ

まずは自分自身のモチベーションを大切に。自分のモチベータ、自分のモチベーション・メディエータが働いている状態に目を向けてみる。他人のモチベーションのあり方は、自分自身のモチベーションをよく見守ったうえで、上手く付き合うヒントにしていく。

モチベーションの高まり方は人と違っていい

自分と他人のモチベーションのあり方は同じとは限らない。経験の違いがモチベーションのあり方の多様性を生む。他人のモチベーションのあり方は決めつけない。お互いのあり方を受け入れて楽しむ。他人のモチベーションに合わせようとするのではなく、自分のモチベーションを自分で発見する。

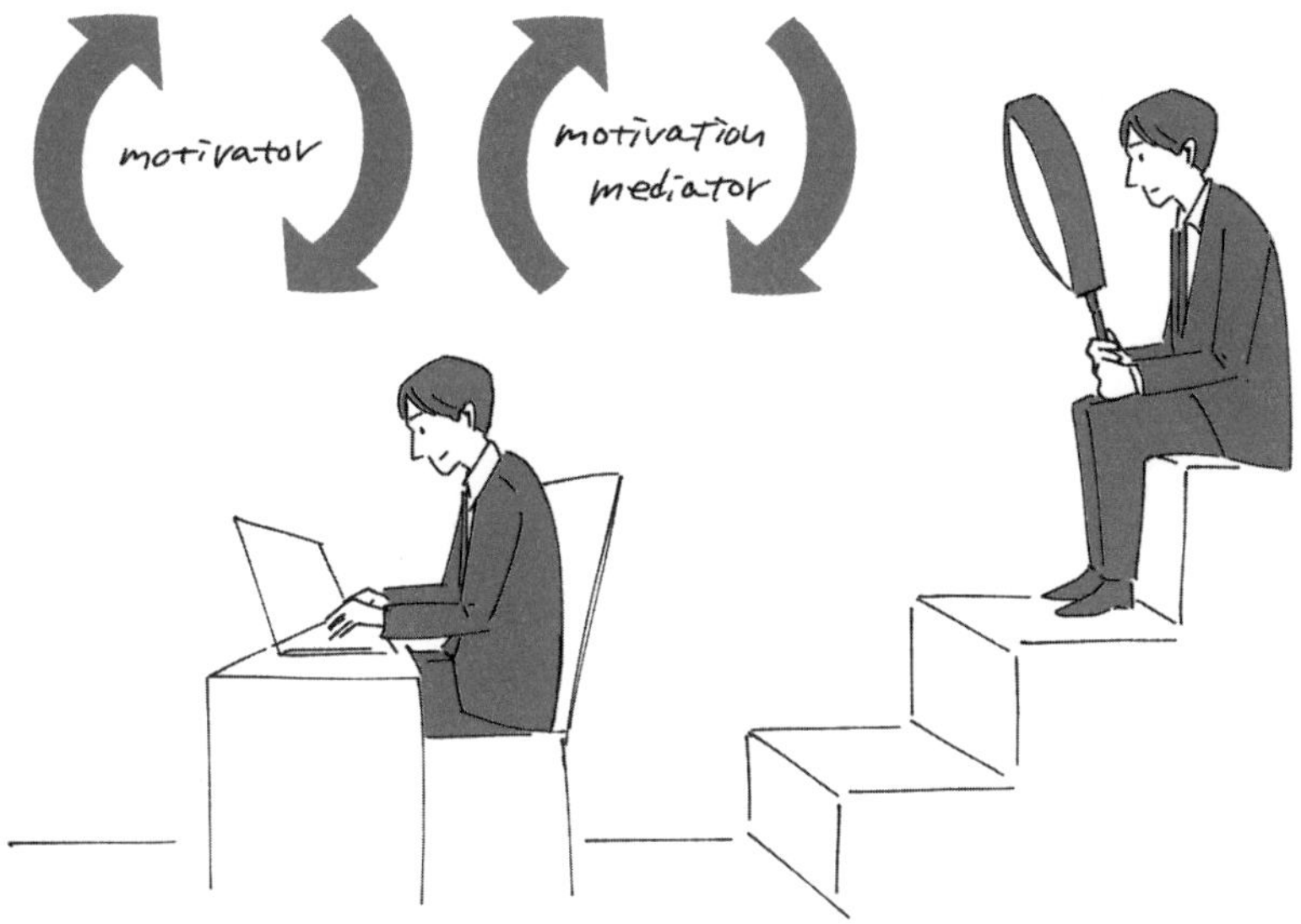

人間の脳にはさまざまな系（システム）がある。全体の系の一部としてモチベーションに直接的に関わる報酬回路が存在するが、他の系とどのように相互作用しているかを捉えていくことも重要だ。

報酬回路だけを見ても、空腹の状態とモチベーションの関係、あるいは睡眠とモチベーションの関係、さらにはストレスとモチベーションの関係などは捉えきれない。どれもモチベーションに影響を及ぼすことは誰しも感じたことがあるはずだ。**モチベーションに影響を及ぼす他のシステムにも目を向け、その相互関係を理解しなければ、表層的なモチベーションの事実確認にしかならない。**

実生活において、自分のモチベーションを捉える際に、単に報酬だけに目を向けるのではなく、モチベーションに寄与する可能性のある数々の環境やコンディションも大切な確認ポイントになるということだ。

脳の構造を認識する

脳のシステムを理解するには、まずは大まかな脳の構造を理解することをお勧めする。あまり解剖学的な名称には囚われず、どのような位置（脳の上側、下側、内側、外側など）にどのような機能があるかだけでも押さえておくといい。

人間を含めた動物の脳は、進化の根源となる脳幹部から、より表面に近くなるほど高次の機能をつかさどっている。これを基に人間の行動原理がある程度説明できる。

モチベーションを育むためのヒント 2

モチベーションの系（システム）を捉える

モチベーションを点ではなく、系・システムとして見る。その一例として、報酬回路だけではなく報酬回路に関連する体内外のさまざまな現象にも目を向けてみるといい。

体調、コンディション、心理は大いにモチベーションに影響する。健康、睡眠、生活リズムの質を高めることで、モチベーションが高まりやすくなる。

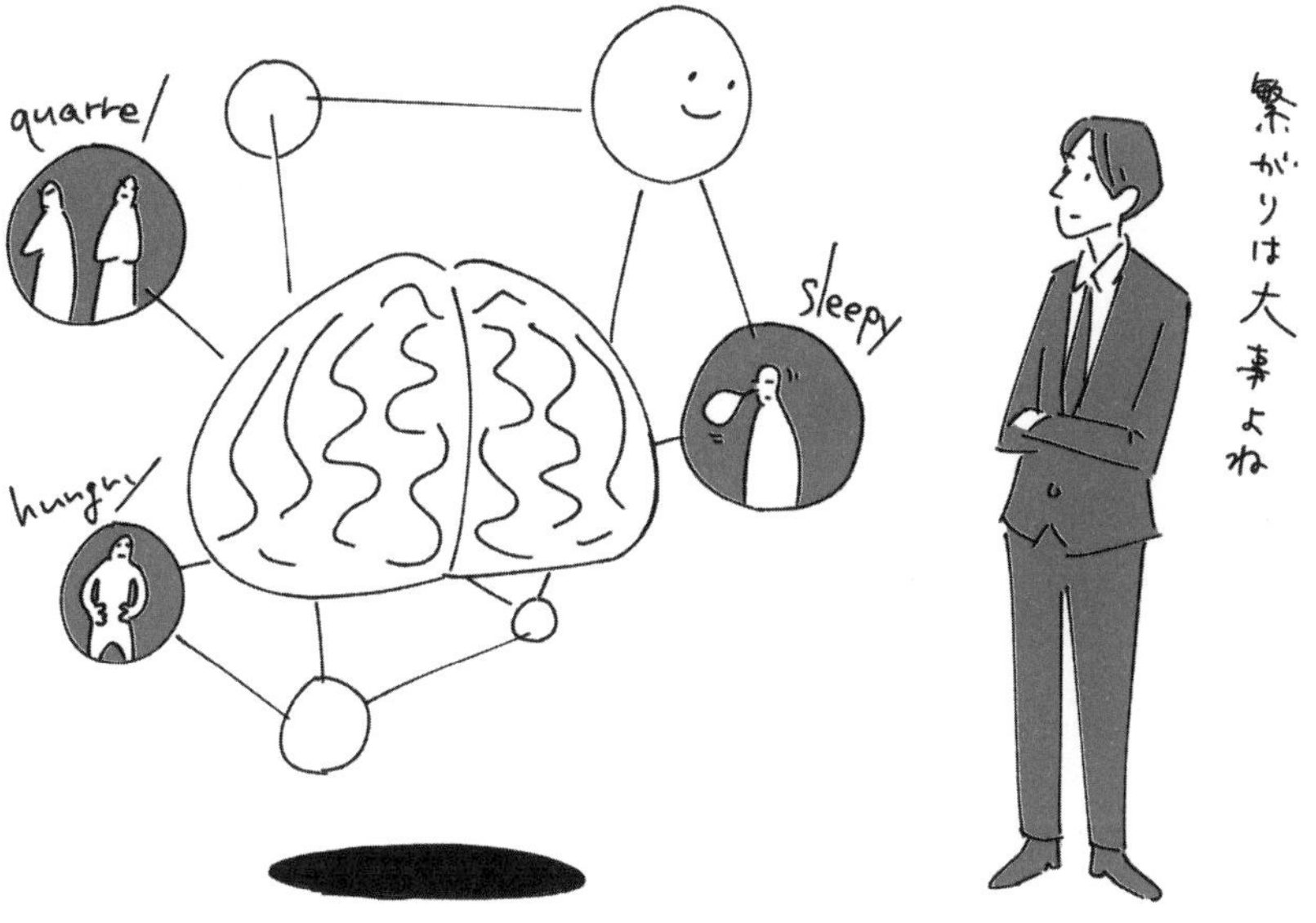

図03 脳の断面図

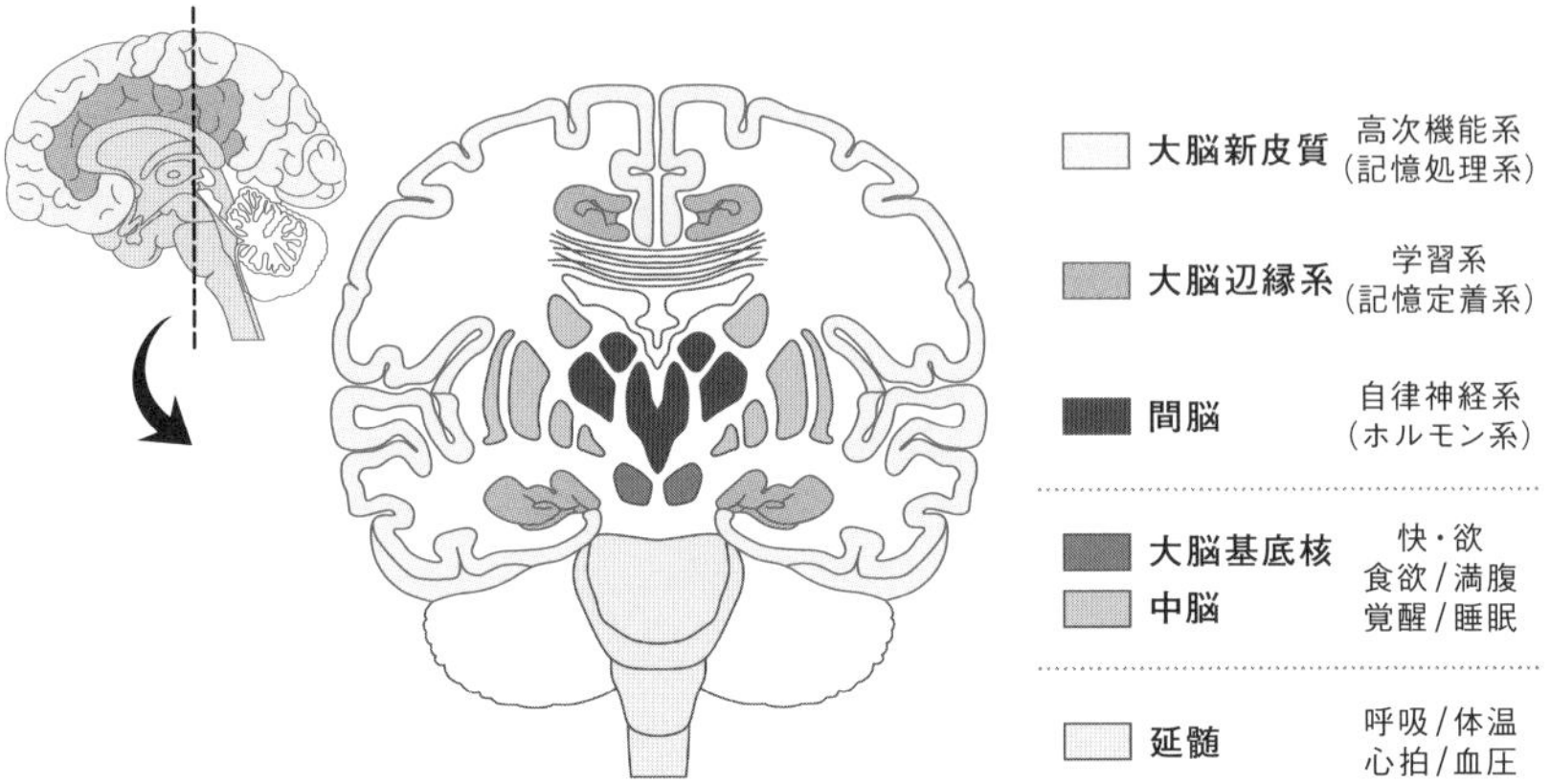

脳の下部には、木の幹のような構造をしている「脳幹」という部位がある。この脳幹は、大きく三つの構造体に分かれていて、それぞれ下から「延髄」「橋」「中脳」と呼ばれている。脳の最下部に位置する延髄がつかさどるのは呼吸、体温調節、心拍など、無意識かつ自動的に行われる生存に必須の機能がほとんどである。また、脳幹の上の方にある中脳や、その上側かつ外側に位置する「大脳基底核」と呼ばれる脳部位は、食欲、睡眠、快感などの機能に深く関わっている。

そして、モチベーションに関わる「腹側被蓋野（VTA＝Ventral Tegmental Area）」はドーパミンを放出するが、この部位は中脳の一領域として存在する。ここがさらに上部の大脳辺縁系や大脳新皮質などの高位な部位に影響を及ぼすことになり、その関係性を見るのがモチベーションを捉えるうえでは非常に重要になる。

脳幹と大脳辺縁系の間に位置する「間脳」は、バイパスとして高次の脳機能と古くからある脳幹をつなぐ。間脳は全身とコミュニケーションを取るため、交感神経、副交感神経といった全身に張り巡らされた自律神経系と連絡を取り合っている。さらに、ホルモンを合成し、化学物質を全身に作用させる機能も持っている。

大脳辺縁系は学習に重要な部位で、海馬（Hippocampus）や扁桃体（Amygdala）が関与し、感情や記憶に深く関わっている。そこを取り囲むようにして上部に存在しているのが大脳新皮質と呼ばれ、クリエイティビティ、収束思考、発散思考などの思考といった高次の脳処理機能をつかさどっている。

このような脳の解剖学的な見地から考察した人のモチベーションの構造を、本書では「神経科学的欲求五段階説」と呼ぶことにする。

脳の機能を見ていくと、古くからある脳機能、すなわち脳の下部の構造がモチベーションとして優先されることが多い。だからこそ、たとえば睡眠不足の状況になると、生存のための睡眠が優先され、高次機能を発動させることが非常に難しい状態になる。呼吸や体温が乱れていると、学習や仕事のモチベーションどころではないのである。したがって、脳幹や間脳などでつかさどる機能のコンディションを整えておくことが、学習系や高次脳処理機能系のモチベーションを引き出すためには重要となる。

03 神経科学的欲求五段階説

ビジネスパーソンであればほとんどの人が聞いたことがあるであろう「マズローの自己実現理論」*は、1943年に発表された「A Theory of Human Motivation」に書かれている。これは非常によくまとまっているが、科学的に見るとマズローの唱えた欲求段階説の上下関係が必ずしも正しいとは限らないケースも数多くある。

ここでは、神経科学の解剖学的な見地から「神経科学的欲求五段階説」を唱えたいと思う。マズローの自己実現理論と照らして人の欲求を探究すると、モチベーションに関するさらに深い理解が得られるだろう。ここでは主に「神経科学的欲求五段階説」について説明する。

*マズローの自己実現理論「生理的欲求」↓「安全の欲求」↓「社会的欲求」↓「尊敬、評価の欲求」↓「自己実現の欲求」と人間の欲求が五つの階層に分けられるという理論［編注］

モチベーションを高めるには生活リズムから

体調、コンディションが重要なのは図4からもわかる。下位にある欲求が中間的な脳部位のモチベーションに大きな影響を与える。健康、睡眠、生活リズムだ。この生活リズムは重要で、脳

図04　神経科学的欲求五段階説

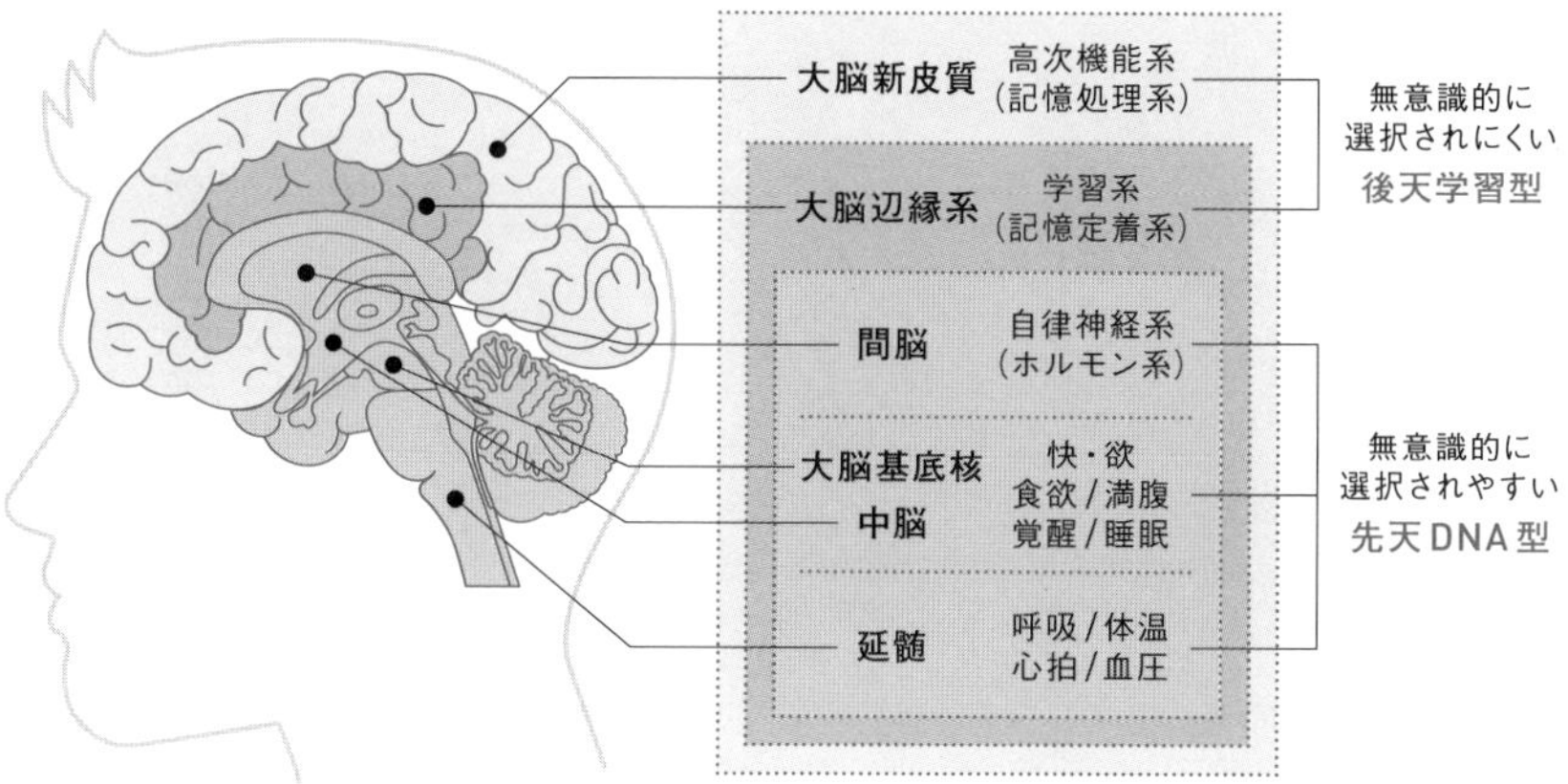

の中にはそのリズムをモニタリングする脳部位があることを考えると、この欲求を整えるのがモチベーションを把握するうえで重要な観点になる。つまりモチベーションを捉えるうえではモチベーションのみについて考えるのではなく、生活リズムや心理的コンディションなどのシステムと合わせて検討していくことも必要なのである。

自分のモチベーションが高まらないと感じた際は、神経科学的欲求五段階説の下部から、自己のコンディションを確かめてみるといいかもしれない。どこかに不調があれば、それがモチベーションに影響している可能性もある。

とりわけ、生活リズムの面でモチベーションに強く影響を与える可能性が高いのが「セロトニン」という脳内の神経伝達物質である。

朝の太陽を浴び、一定の光量を超えると脳内にセロトニンがつくられる。このセロトニンは朝に太陽の光を受けて合成を開始し、最大値を記録すると、昼、夕方、夜に向けて低下していく。減少していくプロセスで分子構造を変え、徐々に「メラトニン」という神経伝達物質が増えていく。このメラトニンが夜に最大値を記録し、睡眠を誘導してくれる素となる。**朝のセロトニン量が多いと、それに比例して夜のメラトニン量が多くなるため、朝に大量のセロトニンをつくることが、夜の良い睡眠につながるのである。**

それだけではない。セロトニンが脳内に一定以上ある状態は、脳に落ち着きを与えてくれる。夕方になると落ち着かなくなったり、イライラしやすく感じたりしたことはないだろうか。それはセロトニンがメラトニンに変換され、十分なセロトニンが脳に行き届いていないことが一因の可能性もある。

つまり、セロトニンはストレスにも関与しているのである。ストレスがモチベーションにも影響を与えているということだ。よって、CHAPTER2でお話しするストレスとうまく付き合うことが、モチベーションにも大きく寄与するのだ。セロトニンについては、改めてCHAPTER2で詳しくお話ししたいと思う。

モチベーションにはエネルギーが必要

モチベーションを神経科学的欲求五段階説で捉えるうえで、とくに重要な概念がある。ピラミッドの下部の欲求にいけばいくほど、生まれたときから脳内の回線ができあがっている状態にあることだ。だからこそ、生まれたばかりの赤ちゃんでも自発的に呼吸ができ、体温も適度に調節されている。これは、生まれてすぐにその強い神経回路がすでに構築されている状態だ。強い回路を持っていると、エネルギー効率が良いというメリットがある。一方、ピラミッドの上部の欲求を満たすために脳を機能させるには、かなりのエネルギーを要する。なぜなら、もとから強い神経回路を持ち合わせていないからだ。

もともとあまり強くない神経細胞が、繰り返し使われてはじめて強固になり、色濃くなって記憶痕跡として残っていく。記憶痕跡の部分では、実際に細胞レベル・分子レベルの変化が起こっている。それはシナプスにおいてレセプターが移動していく変化であり、少しずつグリア細胞からミエリン鞘と呼ばれる構造体に栄養素が送られ太くなっていく変化であり、神経伝達物質を投げる小胞体の数が増えていくような変化だ。記憶痕跡を細胞として成長させる必要があるため、エネルギーが要る。**ピラミッドの上部にある「後天学習型」と呼ばれる部分は、そうしたエネルギーを必要とするため、無意識には選択されにくい。**

ここまでで、モチベーションを再定義してみよう。

私たちが一般的に使っているモチベーションという言葉は、基本的に脳の大脳新皮質にあるさまざまな種類の思考やクリエイティビティに関わる高次機能系あるいは大脳辺縁系に関わる学習機能系に対して使われている。そしてそのときの体内、脳内の変化を認知した状態をモチベーションと呼ぶ。

したがって、一般的に我々が高めようとしているモチベーションは「脳の高次機能または学習に関わる行動を直接的に誘引する、体内及び脳内の変化を認識した状態」と言える。

これが、神経科学的な観点から見たモチベーションの定義である。

ところで、脳の高次機能系にはどのようなものがあるのだろうか。すべてはご紹介できないが、

図05 ブロッドマンエリア

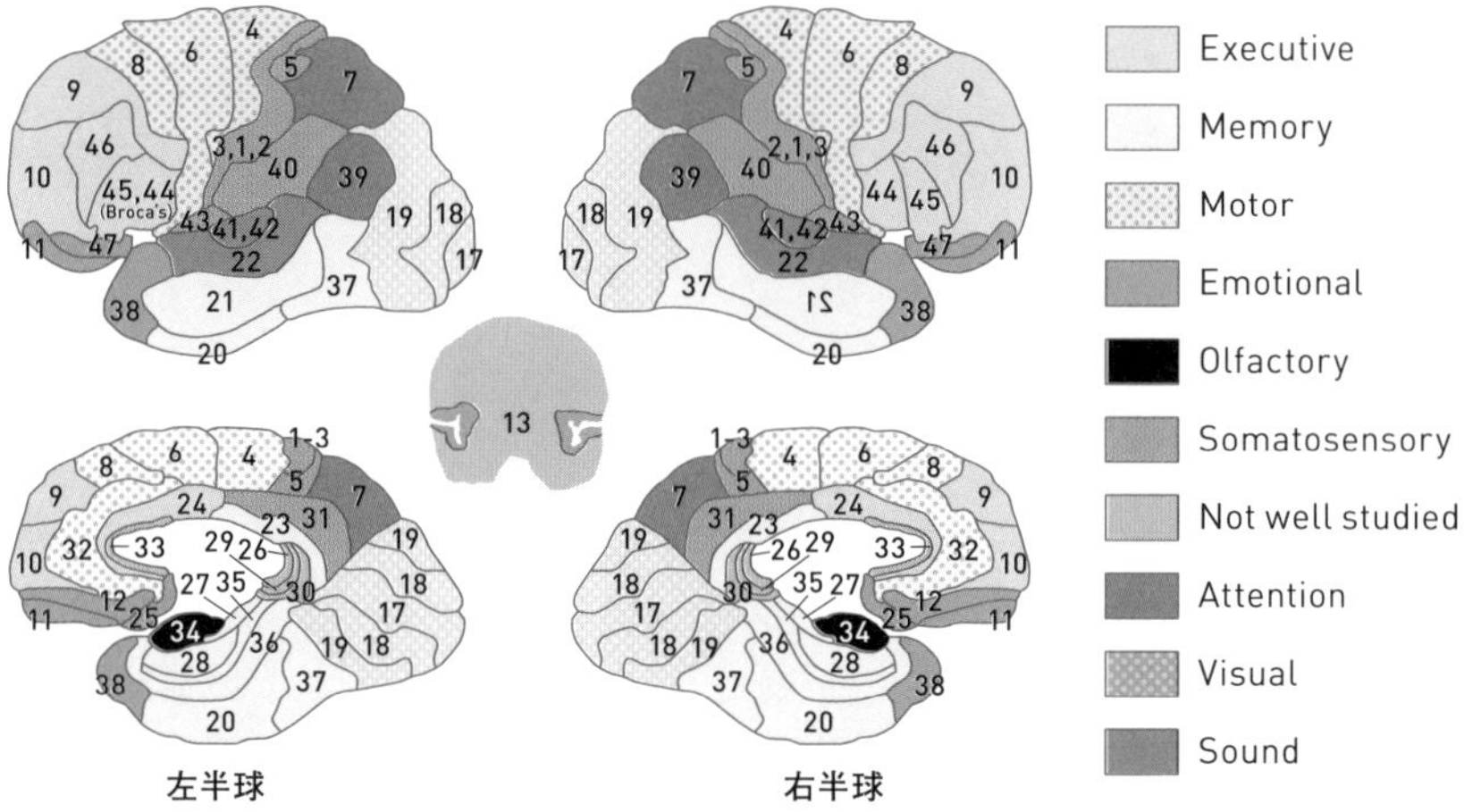

気になる人は脳の「ブロッドマンエリア(Brodmann Area)」を検索されるといい。

ブロッドマンエリアは、大脳新皮質の機能を解剖学的な見地から整理したもので、実に50以上の機能に分類されている。脳の各部位は、大まかにそれぞれの機能が定義づけられている。脳にシワのようなものがあるのを見たことがある人も多いだろうが、それぞれに名前があり、その間の部分にも名前と機能がある。あのシワはランダムのようでいて、誰もが似たようなシワを持っている。

この多種多様な大脳新皮質の機能は、決して一部位だけで活用されるわけでなく、組み合わせて使われる。脳の機能は、大脳辺縁系以下、脳の各部位に存在する機能と組み合わされることで、さまざまな情報処理を可能としているのである。大脳新皮質だけで50以上もの機能に分類され、さらに他の大脳辺縁系、間脳などの機能などと組み合わされば、実に多様な機能となる。それは、マズローの欲求段階説に紹介される機能だけで留まることではなく、実に多様な原始的から高次までの脳機能を生む。

ボトムアップのモチベーションを転用する

別の観点から神経科学的欲求五段階説を見てみよう。

モチベーションには、トップダウン型とボトムアップ型の2種類がある。五段階説の下部の機能ほどボトムアップ的（無意識に近い状態）で誘発され、上部の機能ほどトップダウン的（意識的）に誘引される。

たとえば「お腹が空いた」「眠い」などはボトムアップ型のモチベーションであり、無意識に誘引される。一方「あれを考えてみよう」「この勉強をしよう」などはトップダウン型のモチベーションで、意識的な誘引が必要となることが多い。さて、どちらのモチベーションのほうがあなたに強く作用するだろうか。一般的には、ボトムアップ型のモチベーションのほうが強いとされる。高次の情報処理や学習よりも、生存に必要なモチベーションが優先されやすいのは理解しやすい。しかし、あくまで優先「されやすい」というだけで、必ずしもトップダウン型が優先されることはないと言っているのではない。

このボトムアップ型のモチベーションを制御しつつ、トップダウン型のモチベーションに基づく情報処理を実行に導くのが「自制心」である。先ほども述べたように、**ボトムアップのモチベーションのほうが強く影響しやすいからこそ、自制心を持つことが意図したモチベーションを持つうえで重要なのである。**

これまでは、ボトムアップのモチベーションを抑制し、トップダウンのモチベーションを高めようという考え方が主流だった。それはいまでも有用だが、他の方法も台頭してきた。それは、**ボトムアップのモチベーションをトップダウンのモチベーションの栄養に転用する方法だ。**

先ほど例に挙げた「お腹が空いている」状態のときは「食べ物を食べたい」というボトムアップのモチベーションが働いている。このとき、脳内ではドーパミンが大量に作られていると推定される。**モチベーションのベクトルはともあれ、脳内でドーパミンが作られている状態が現象として存在するので、その状態をうまく活用するのだ。**

具体的なケースとしては、空腹によるドーパミン誘導を「勉強」に「意識的に」振り向けることができたとしたら、学習に対するパフォーマンスは高まる。これは、サブリミナル的な実験をしながらドーパミン誘導をすると、実際に記憶定着が高まる結果が得られる研究の応用である。[*5]

たとえば私の場合、ボトムアップ系の欠乏状態をトップダウン系に生かす方法として、大好きなコーヒーを利用する。大好きなコーヒーが目の前にあるのに、見るだけで飲まない。飲みたいと思っているときに、ドーパミンの量は最大値になる。

ポイントは、まずはこの状態に「気づく」ことが第一段階である。次にその「飲みたい」状態にあるボトムアップのモチベーションを、どこに活用したいのか意識的に誘導する。この「注意のシフト」をトップダウンで指令するのが第二段階である。別の理由で最大化したドーパミンに気づいたときに、自分がいまやりたい仕事に意識を向けることで転用するのだ。ドーパミンが出ている状態は変わらないので、うまくいけばドーパミンの効能をやりたい仕事に活用することが期待できる。これは訓練によって可能になる。

少し空腹感があるときのほうが、仕事や勉強の効率が高い感覚をお持ちの方も多いのではないだろうか。ドーパミンが前頭前皮質に作用し、集中力を高めるからだ。空腹状態のドーパミン性

＊5 Gruber, M. J., Gelman, B. D., & Ranganath, C. (2014). States of Curosity Modulate Hippocampus-dependent Learning via the Dopaminergic Circuit. *Neuron*, 84(2), 486-496

を、自分の意図した対象にうまくシフトできたなら、集中力の高まりも期待できる。

体操競技の内村航平選手は、1日1食しか食べないそうだ。あまり食べないほうが集中できるという。そういうアスリートも多いが、これは理にかなっている。

宗教的に見ても、飢餓や断食によって脳内の反応が変わる可能性がある。それがパフォーマンスなどに影響を及ぼすこともあるだろう。もちろん、宗教的な意味合いはともかく、報酬的な機能も果たしつつも、あなたの意思とは関係なく脳が何かを欲したり、求めたりする状態は、ドーパミンを誘導することで注意力や記憶定着効率を高める効果や、新たなものをクリエイトする能力の増大効果も期待できる。

とはいえ、長期にわたって断食するのは辛い。モチベーションを高めるためにいきなり断食するのは現実的ではない。空腹状態に気づき、注意のシフトをするのに慣れないうちは、単に強いボトムアップモチベーションが優先され、注意力が分散してしまい、パフォーマンスを下げる。

そこでたとえば、まずはお昼休み直前にお腹が空いた状態を認識したら、これはチャンスと考え、残り10分間だけでも集中してみるなどはいかがだろうか。空腹を感じたときのドーパミンを少しずつ活用することから始めるのがお勧めだ。きっとその10分は、高い集中力を発揮するはずだ。

モチベーションを育むためのヒント 3

注意のシフトの活用

ドーパミンを誘う刺激に注意を向けドーパミンを促し、その状態から注意のシフトを実行し、目的のパフォーマンスを高める。

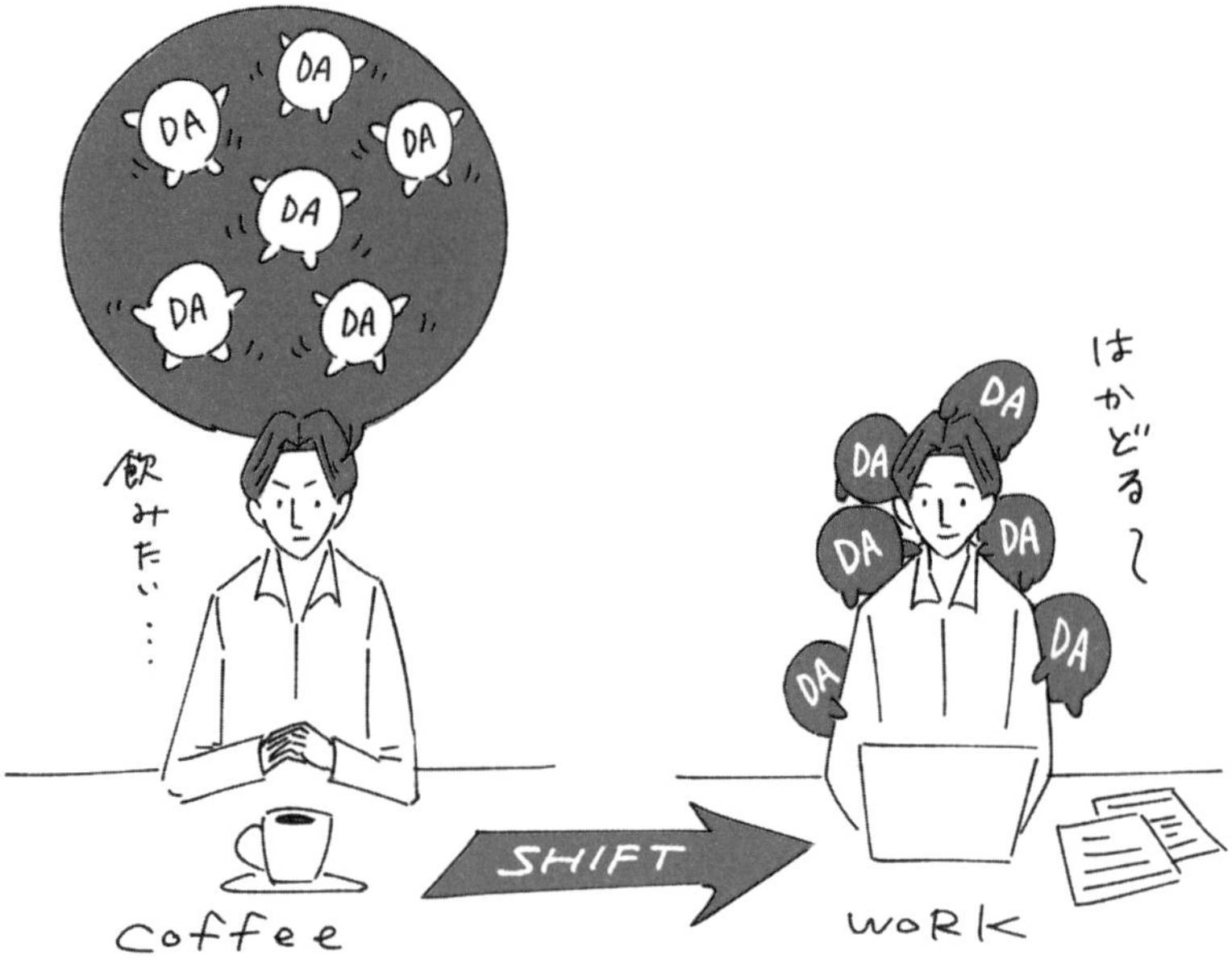

やる気スイッチ「モチベーショントリガー」をつくる

トップダウンのモチベーションを誘導しやすくするもう一つの方法が「モチベーショントリガー」をつくることである。いわゆる「やる気スイッチ」だ。

このやる気スイッチは誰かに押してもらうものではない。自分で押すためのスイッチを、自分でつくるのがポイントである。モチベーショントリガーとは、自分のモチベーションを意識的に高めるための「おまじない」とも考えられる。自分ならではのおまじないをつくるうえでのポイントを、いくつかご紹介しよう。

あなたには、自分のお気に入りの名言や、本や漫画の一節、ドラマやアニメのゾクゾクするようなシーンがあると思う。あるいはお気に入りの音楽でもいい。**実際に見聞きしたり、脳内でそのお気に入りの言葉をつぶやいたり、映像を頭に思い描いたりすることで、あなたのモチベーションは高まっていくだろう。**そのようなお気に入りがない人は、それを探すことが重要だ。

「いやいや、アニメや漫画のシーンで高まるなんてアホらしい」

そうおっしゃる方がごく稀にいる。たしかに、アニメや漫画などに興味がない人にとっては、まったく効果はないだろう。だが、本気で心を動かされ、それらのシーンに強い想いを持っている方なら、間違いなくモチベーションが高まる効果がある。なぜなら、本人にとってやる気が引き出されているのなら、誰がなんと言おうと、それがどこからの刺激であろうと、本人のドーパミンなどを誘導し転用できる可能性があるからだ。世の中には、心を大きく動かされモチベーションを誘発する「あんなふうになりたい」と思わせる名作、名場面が数多くある。

もちろん、アニメや漫画は誘惑が強いため、注意が分散されては効果がない。お気に入りを実際に見聞きしたり、頭で想起した後に、その効果を注意のシフトで活用するのが肝心だ。実際にアスリートなどが、お気に入りのアニメや漫画で自己を高めているという話も聞いたことがある。何も、アニメや漫画でなくてもいい。自分が優れたパフォーマンスしたときの映像を見返して高めることもあれば、憧れのパフォーマーの最高のシーンを見て学ぶとともに、モチベーションを高めているケースもあるだろう。

試合に臨むアスリートが、お気に入りの音楽で気分を高揚させている姿を目にすることがある。そして世の中には「モチベーションを高める音楽」も紹介されている。だが、他人に「モチベーションが高まる」と薦められる音楽を聞くより、自分の感覚で自己が高まる音楽を選択するほうがいいだろう。自分の「モチベーションが高まっている」感覚と、本当に「モチベーションが高い状態」との間にそれほど誤差はないだろうし、何よりも実際に自分が高揚する刺激が大切なのだ。

当然、アニメや漫画、音楽にこだわる必要もなく、他の題材でも、自己の体験でも構わない。どのような題材であろうと、まずは自分の高まるモチベータを探すことが重要である。メタ認知をご紹介した際に述べたように、自分の感覚と感情を大切にし、自分の高まるものを発掘することが重要だ。

モチベータと身体的動作を関連づける

モチベータと関連づけて身体的動作を導入すると、さらにモチベータの効果を高めることができる。モチベータを想像したり、聞いたりしたときに自分ならではの「作法」（ルーティン）をつくるのだ。

その作法は身体的な動きを指し、「Unique but easy（独特だが、簡単）」が合言葉となる。

とりわけ大切なのが、Uniqueness（独特性）だ。独特な動きとモチベータを関連づけるのである。元メジャーリーガーのイチロー選手が打席に立つときの動き*、ラグビーの五郎丸歩選手がプレースキックを蹴る前の動き*の独特性にヒントがある。独特な身体の動きと、自分のモチベーションを高める言葉などを脳に関連づけて繰り返し繰り返し学習させることで、**いつしか独特な作法をすることが、自分のモチベーションを高めるためのスイッチになる。**

なぜ独特性が重要なのか。単に手を挙げるなどの日常的な動作は、普段からいろいろな場面で使われるため、その作法が自己のモチベーションを高めるスイッチにならないからだ。だからこそ、通常は行わないような、自分のモチベーションを高めるための独特な動きをつくることが重要である。祈りのときのように眼前で十字を描いたり、ボールに語りかけたり、さまざまなものが考えられる。

この作法は複雑でも悪いわけではないが、複雑にしすぎると習得に時間がかかるうえ再現性も低くなるデメリットがある。慣れないうちは必ずしもイチロー選手や五郎丸選手のように細かいルールを設定する必要はない。できれば「胸に手を当てて目を閉じて5秒数える」などEasy（簡

*イチロー選手が打席に立つときの動き
打席に立つ前に屈伸、内股で足場を決めてからピッチャーに対してバットを立てる動き［編注］

*五郎丸歩選手がプレースキックを蹴る前の動き
ボールをセットして立ち上がり、後ろに三歩、左に二歩動く。右腕を脇につけ、腕をふり、体の前で手を組む［編注］

単）な作法のほうが最初は取り組みやすい。

とはいえ、簡単な作法であっても、モチベーショントリガーとして習得するのは一朝一夕にはいかない。まずは、自分が高まる言葉や場面、音楽などを特定する。そしてそれを実際に見聞きしたり、脳で想起する。さらに実際に自己の高揚感を脳で表現する。そのときに自分ならではの独特な作法を創造し、脳の中で関連づけることが重要だ。モチベータ、高揚感、独特な作法を「同時に」脳内で繰り返し表現し、脳にその結びつきを学習させるのである。

神経科学の大原則に「Neurons that fire together wire together」という言葉がある。「同時」発火された神経細胞は結びつくという意味である。古くは心理学において「パブロフの原理*」として説明されたことが、神経細胞レベルでも確認された。これを「ヘッブ則*」という。犬に肉を見せるとよだれを垂らすが、鈴の音ではよだれは垂らさない。しかし、肉と鈴の音を同時にシグナルし続けると、そのうち鈴の音だけでよだれが誘発される。これは、鈴の音を処理する神経細胞とよだれを誘発する神経細胞が「ワイヤリング」されたからである。

モチベーショントリガーの獲得においても、モチベータ、高揚感、作法の脳内での同時発火によるワイヤリングが重要であり、そのことを日々繰り返す必要がある。そうすることで、作法がモチベータの役割を担い、高揚感を引き出してくれるのである。

ポイントは、高揚感を意識して作法を繰り返すことだ。単に心ない作法を繰り返しても、何の意味もない。作法には、その時の心のありようが大切だ。モチベーションを高めるための作法であるなら、その状態と作法を同時に繰り返し習得する必要があることには留意していただければと思う。

*パブロフの原理
ベルを鳴らしてから犬に餌を与え続けると、ベルの音を聞いただけで唾液を出すようになるという実験により発見された「条件反射」の原理

*ヘッブ則
「ニューロンとニューロンの接合部であるシナプスに、長期的な変化が起こって信号の伝達効率が変化する」というシナプス可塑性のルール

モチベーションを育むためのヒント 4

モチベーショントリガーのデザイン

やりたいこと、やることの行動前に、自分独自の簡易なトリガースイッチを心を込めてつくり、実行を習慣化する。

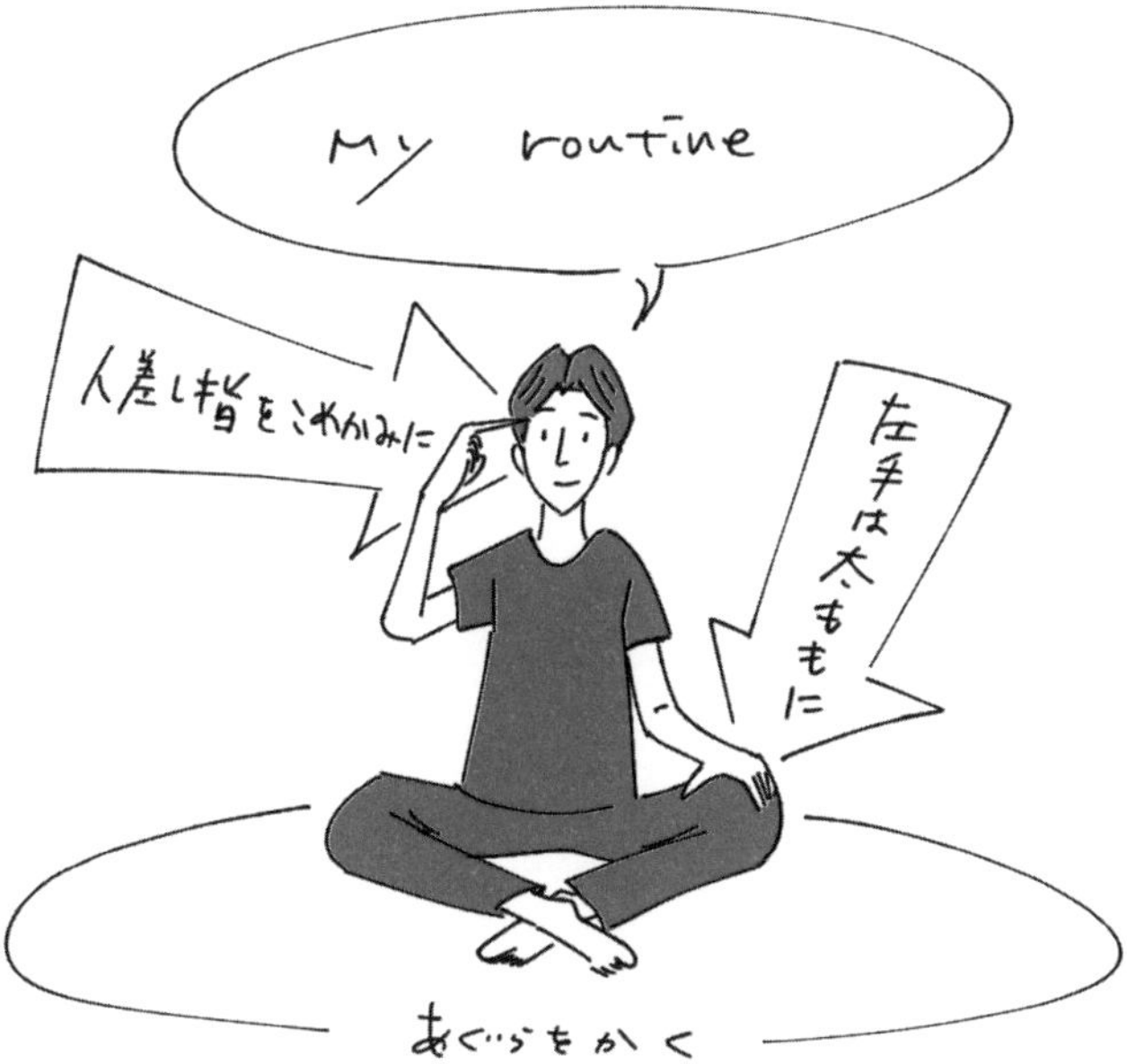
My routine
人差し指をこめかみに
左手は太ももに
あぐらをかく

04 分子の世界から捉えるモチベーション

ドーパミンとノルアドレナリンの違いを知る

脳の中で合成される化学物質を神経伝達物質という。ここで、モチベーションに直接影響を与える二つの神経伝達物質をご紹介したい。

神経伝達物質の観点からモチベーションを捉えるうえでは

①神経伝達物質そのものがモチベーションを高めるような内部環境の変化をもたらす
②神経伝達物質の放出によってそのときの状況を脳に記憶として保存させる
③神経伝達物質によって変化した記憶の状態が、次に神経伝達物質を放出するときのありように影響を与える

という点を理解しておくことが重要である。神経伝達物質と記憶との相互関係のなかで、我々のモチベーションの仕組みは成り立っている。

図06 ドーパミンとノルアドレナリンの役割

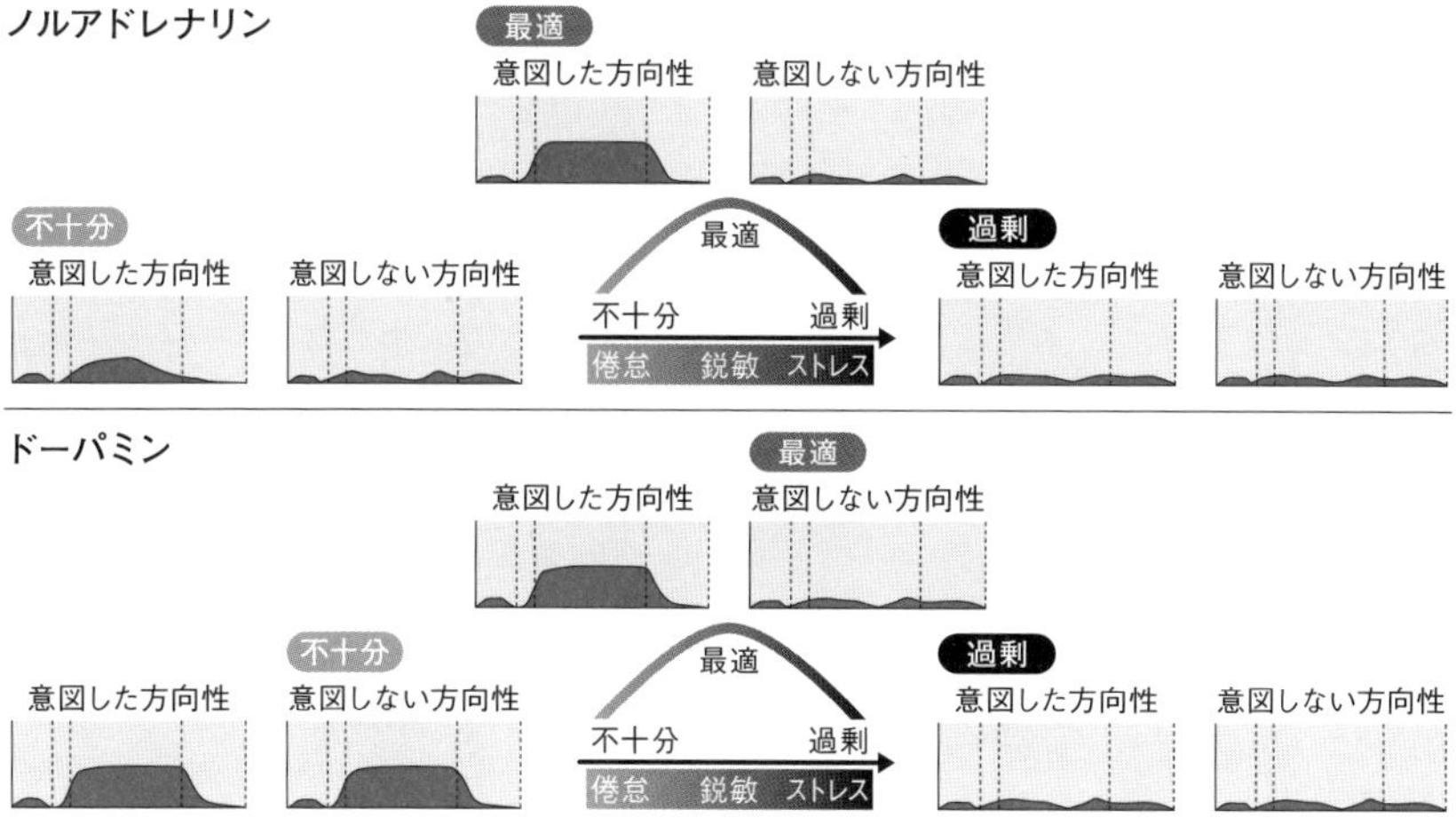

Arnsten, A. F. (2009). Stress signalling pathways that impair prefrontal cortex structure and function. *Nature reviews Neuroscience*,10, 410-22. をもとに作成

モチベーションに関連する神経伝達物質として重要なものは二つある。一つはドーパミン、もう一つはノルアドレナリンである。どちらも我々の行動を誘導するとともに、アテンション（注意）にも影響を与え、パフォーマンスを大きく左右する。

ドーパミンは、基本的に「SEEK（探し求める）」するための情動と説明されることが多い。つまり、シグナルや情報に向かわせるときに放出される。一方のノルアドレナリンは「Fight or Flight（闘争または逃走）」に役割を果たす交感神経と連動して放出されることが多い。どちらも行動を誘引する役割を果たしている。

図6は、ドーパミンとノルアドレナリンのモチベーションに関わる役割を説明している。我々の行動の誘引は、意図した（Preferred）方向性もあれば、意図しない（Non-Preferred）方向性もある。つまり、やりたいことをやっていることもあれば、そうでないこともあるということだ。その

原理が、ドーパミンとノルアドレナリンの放出のされ方で説明されている。

図6から、ドーパミンとノルアドレナリンの量が過小でも過剰でも、我々の行動や認知性が最適化されないことが見て取れる（とはいえ、ドーパミンが薬剤的な調整なく過剰になることは、日常生活の中ではほとんどない）。

また、ドーパミンは数多くある情報から意図しない（Non-Preferred）情報を減らすことで認知性を高めていることがわかる。一方で、ノルアドレナリンは意図した情報（Preferred）も意図しない情報も（Non-Preferred）含めて、あらゆる情報に対して認知性を高めていることがわかる。したがって、モチベーションを高めて何かに集中したり、パフォーマンスを最大化したりするには「ノルアドレナリンの作用」と「ドーパミンの作用」のどちらも必要になる。戦闘態勢的なノルアドレナリンの作用により、情報に意識を向けることは大切だ。そして同時にドーパミンによってワクワクと意図したものを求める心（脳）の状態にすることで、余計な情報に注意を向かわせないようにすることも大切なのである。

ドーパミンとノルアドレナリンのもう一つの特徴に言及しておこう。

ドーパミンが発露すると「βエンドルフィン*」が作られやすくなる。このβエンドルフィンは、脳内アヘンと呼ばれる快感物質だ。一方のノルアドレナリンは、戦うときなどに出る「コルチゾール*」と呼ばれるストレスホルモンを導きやすい。

つまり、何か行動を誘発する要因が出てきたときには、

①「もっと行動したい」という快感を生むβエンドルフィン系

*βエンドルフィン
神経伝達物質のひとつ。モルヒネの数倍の鎮痛効果があり、高揚感・幸福感が得られる

*コルチゾール
副腎皮質ホルモンの一種。適切な量は人体に必要だが、過剰なストレスにより多量に分泌された場合、脳の海馬を萎縮させることがある

図07 モチベーションの4タイプ

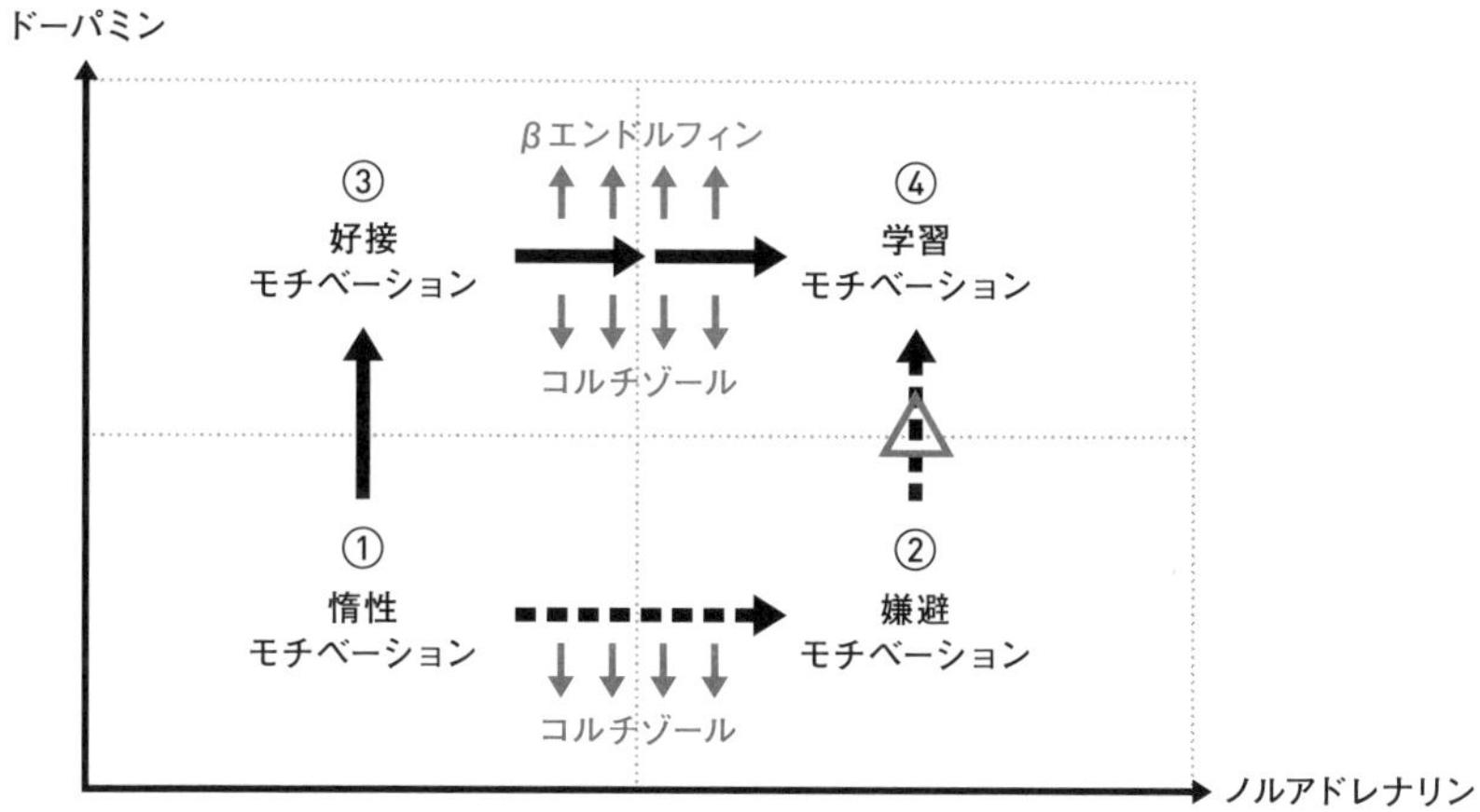

②「もうやめたい」というストレスを感じるコルチゾール系

の二つが拮抗的に働き始める。このバランスが、行動を起こしたときに長続きするか否かを決める指標の一つになっている。

したがって、ドーパミンとノルアドレナリンの関係を知ることは、人間の行動、あるいはモチベーションを知るうえで、非常に重要なポイントになる。

この二つの神経伝達物質の放出の状態から、モチベーションのパターンを四つに整理できる。図7の縦軸はドーパミンの量、横軸はノルアドレナリンの量を示している。ここでは、とりわけ高次機能におけるモチベーションについて説明する。

①低空飛行の「惰性モチベーション」

ノルアドレナリンが少なく、ドーパミンもあまり出ていない左下の象限は、低空飛行の「惰性モチベーション」の状態である。極端例（原点の位置）は「無気力状態」である。これは疾患的と考えられ、このケースに当てはまるのは特殊である。

ただし、少しのドーパミンと少しのノルアドレナリンで行動するようなパターンもこの象限と言える。つまり「大して求めていないけれど、大してストレスも感じない」行動だ。

当初はストレスを感じていても、その状態に慣れたり、習熟に伴ってストレスが低減したりするケースもある。記憶ドリブン＊でパターン行動を繰り返す際には、この象限の脳の状態である可能性が高い。新しい挑戦や学びをしない行動パターンの象限と言えるだろう。

②嫌々何かをやっている「嫌避モチベーション」

ノルアドレナリンの量が多く、ドーパミンが少ない右下の象限は「嫌避モチベーション」の状態である。読んで字のごとく、嫌いで避けたい行動を生むモチベーションで、大して望んでいないことに対して向かう際のモチベーションである。つまり、ドーパミンが出ない状態で、ノルアドレナリンドリブンで行動に向かわせている状態と言える。

この状態は、ドーパミンが出ていないことから「求めていない」状態であることに加え、ノイズに対する注意が向きやすく、分散的になり集中もしにくい状態である。

したがって、学びや仕事のモチベーションとしては効率的ではない。また、ノルアドレナリンドリブンだけの場合は、ストレスも溜まりやすい。なぜなら、ノルアドレナリンが優位なときは、

＊ドリブン
drivenのカタカナ読み。辞書的には「〜に突き動かされた」となるが、「〜を起点とした」「〜をもとにした」という意味で用いられることが多い。［編注］

交感神経の「闘争または逃走（Fight or Flight）」が優位であることが推定され、ストレスホルモンであるコルチゾールを分泌しやすい状態と言えるからだ。

また、過度にコルチゾールが分泌され扁桃体が過活性化すると、前頭前皮質の活動が弱められ、**自分が思い描いたこととは異なることをやってしまう脳の状態に近づいてしまう**。自分の意思が働きにくくなり、やりたくないのにやらされてしまう状態に陥りやすい。

嫌避モチベーションの行動は、継続させることが困難である。多くの場合はストレスが溜まり、その状態から回避したくなるからである。継続するとしたら、強制的に第三者から行動統制されるパターンである。いわば、相手に多大なストレスをかけ、思考を停止させ、従わせる恐怖政治だ。嫌避モチベーションの行動が過剰に繰り返されると、うつ病などストレス疾患を誘引する可能性が高まる。

③ 新しいものに挑戦する「好接モチベーション」

図7の左上の象限は、ドーパミンドリブンの行動である。ドーパミンの量が多く、ノルアドレナリンの量が少ない左上の象限を「好接モチベーション」と呼ぶことにする。望んで刺激や情報に向かう状態で、新しい学びの情報や場に身体を導く。過去の体験から大きな快を得ていることから、「強く求める」行動をとる際には好接モチベーションとなる可能性が高い。

この状態では、ドーパミンが出ているのでノイズに対して注意が向きにくくなる。ただ、一定の集中はできるものの、ノルアドレナリンによる注意の強化は得られていない。そのため、ドー

図08 自己認知能力と実際のテスト結果

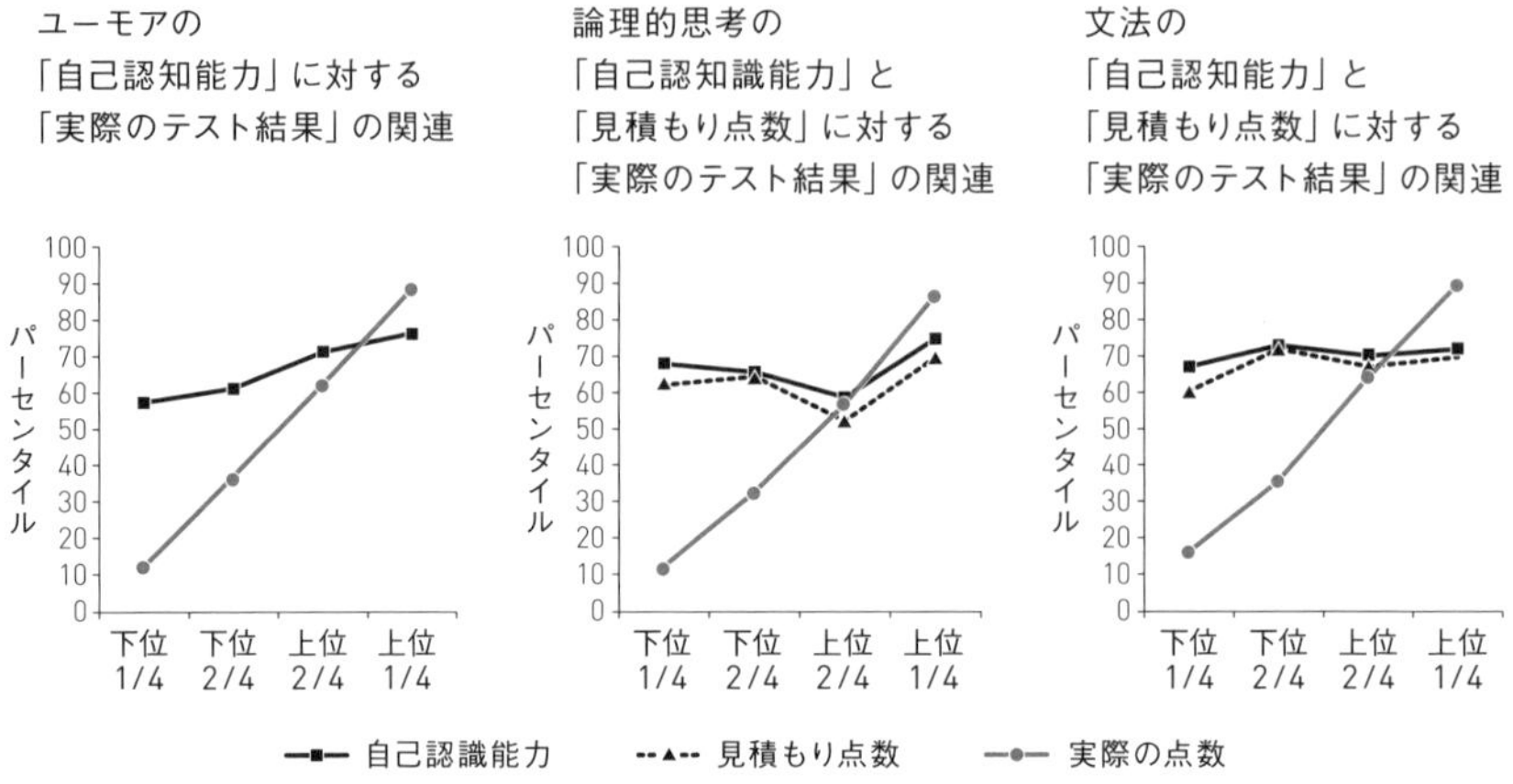

Kruger, J., & Dunning, D. (1999). Unskilled and unaware of it: How difficulties in recognizing one's own incompetence lead to inflated self-assessments. *Journal of Personality and Social Psychology*, 77(6), 1121-1134. をもとに作成

パミンもノルアドレナリンもともに出ているときと比べると認知的なパフォーマンスは劣ると考えられる。やりたいことをやっているはずなのに、集中し切れていないような状態である。

好接モチベーションは、初期の学び、無知な状態に起こりやすい。自己の勝手なイメージから「なんとかなる」とドーパミンを誘導し、そこに向かわせる。このことは、図8に示される人間の自己認知研究からも説明できる（この図は同時に、我々のメタ認知が弱いことも示している）。

ユーモアであろうと、論理的思考であろうと、文法であろうと、点数が低い人は自己の見積もりに誤差が生じやすい。つまり、実際よりも自分はできたと見積もる傾向がある。それは、学びが少なければ少ないほど、自己の至らなさを認知していないため、高く見積もる傾向があるということだ。これは人間の自己認知能力の低さとして説明されてきたが、そうではない。**未熟なものに対し**

ては自己の能力を高く見積もる仕組みがあるからこそ、新しい学びに対しても積極的にトライすることができるのだ。

ドーパミンは挑戦へ向かうトライ（ＴＲＹ）の情動としても知られている。マウスを対象とした実験だが、ドーパミンの量が多いほどより困難なタスクに臨むという結果が出ている。[*6]つまり、挑戦する確率が高まるのである。

さらに、ドーパミンは行動を開始（イニシエーション）する情動としても知られる。一旦行動を誘引し、刺激やシグナルを手に入れると、ドーパミンは出にくくなる。刺激を発見して求める（行動する）前、つまり探している（ＳＥＥＫ）段階でドーパミンは出やすくなる。[*7]

ドーパミンによって情報や学びを得ると、それに伴う快感の発露としてβエンドルフィンが合成される。心地よさを脳に表現し、情動反応記憶として定着させ、次にその情報や近似したものが現れたとき、反応速度を高めるように作用する。

しかし、新しい学びを手に入れるとき、それが困難であればあるほどポジティブなフィードバックを得たり、快の体験を味わったりすることは少ない。その結果、うまくパフォーマンスを発揮できない、目の前の情報が理解できないなど、脳にとってはストレスフルな状態になる可能性が高い。その場合、βエンドルフィンは合成されにくい。そのため、脳はパフォーマンスを高めようと、集中力を高めようとしてノルアドレナリンを誘引する。それでもうまくいかないと、ストレスホルモンを誘引する可能性が高まる。

＊6　Salamone, J. D., Yohn, S. E., López-Cruz, L., San Miguel, N., & Correa, M. (2016). Activational and effort-related aspects of motivation : neural mechanisms and implications for psychopathology. *Brain*, 139 (5), 1325–1347.

＊7　Penner, M. R., & Mizumori, S. J., (2012). Age-associated changes in the hippocampal-ventral striatum-ventral tegmental loop that impact learning, prediction, and context discrimination. *Frontiers in aging neuroscience*, 8

新しい学びに向かえば向かうほど理想と現実の乖離、自己の至らない点ばかりが浮き彫りになる。その結果としてストレスが増大し、それに基づくネガティブな情動反応が引き起こされる。そうなると、新しい学びが継続できずに最初だけ高まったやる気が失われ、すぐに諦めてしまう。

ということは、単にドーパミンによって行動を起こすだけでは、そのまま行動や学びをやめてしまうこともあるということだ。あるいは、最初は望んでいたことでもいつしか「やらされる感覚」が強くなり、図7の右下の象限の「嫌避モチベーション」になってしまうことが多い。

したがって、「好接モチベーション」はそこに留まり続けるタイプのモチベーションではない。行動や学習の難度が高ければ高いほど「嫌避モチベーション」に変わってしまう可能性が高い。高次脳処理機能のモチベーションの観点で言うと、いかに好接モチベーションの状態から右上の「学習モチベーション」に移行させるのかが重要になってくる。

④ 挑戦し続け学びに変える「学習モチベーション」

最後に、ノルアドレナリンとドーパミンがどちらも適度に出ている右上のモチベーションの仕組みを説明する。このタイプのモチベーションを「学習モチベーション」と呼ぶことにする。**この二つの神経伝達物質が出た状態での行動は、伝達物質自体の効果と継続性をもたらすことで、強い記憶を育み、あらゆる学びに最高な脳の状態であるからだ。**

すでに紹介したように、成人の学びはエネルギーを要するため、一定のストレスがかかる。体得する知識、技能の難度が高ければ高いほど、そのストレス値も高いことが推定される。しかし、ストレスの起点となるノルアドレナリン反応は、必ずしも悪いものではない。むしろ、対象シグナルへの認知性（注意や記憶定着率）を高めてくれるポテンシャルがある。ドーパミンドリブンの「好接モチベーション」をベースに、ノルアドレナリンの効果をアドオンした状態が、我々の学びや成長を加速する「学習モチベーション」に導いてくれる。

この二つの神経伝達物質は、単に並列関係ではなく、ドーパミンの分泌がノルアドレナリンに先立つことを忘れてはならない。なぜなら、ドーパミンは行動したり、情報と接したりする前に放出されるものだからだ。その後、実際に情報に接し、行動するときにノルアドレナリンが合成される。

行動を開始する（イニシエーション）際に、それより前に放出されていたドーパミン量が多いと、より困難なことに向かいやすく、集中しやすくなる。さらに、そこで快の情報が得られると、ドーパミン量に応じてβエンドルフィン量も増える可能性がある。

このβエンドルフィンには、ノルアドレナリン分泌に伴うストレス状態を緩和する働きもある。つまり、ストレス状態を平衡状態に戻すホメオスタシス*の役割として機能するということだ。詳しくはCHAPTER2のストレスで紹介する。

さらにホメオスタシス機能としてセロトニンの導入や副交感神経へ切り替えることで、学習モチベーションの状態を維持しやすくなる。我々が学び、成長していくためのモチベーションにと

＊ホメオスタシス
生態恒常性。生体内の器官が外部環境や身体的変化に応じて体温や血液用などの内部環境を生存に適した一定範囲内に維持しようとする性質。
［編注］

って、ストレスとうまく付き合っていくのも重要ということである。CHAPTER2のストレスのセクションでは、そのことも念頭において読んでいただくと、ストレスとモチベーション双方の理解が深まるだろう。

とはいえ、学習モチベーションの状態を維持するための前提は、ドーパミンの量である可能性が高い。ドーパミンがあってはじめて、ノルアドレナリンとの共生、相乗効果につながり、補助的に副交感神経やセロトニンなどが作用して学びの効率化につながるのだ。

嫌避→好接→学習のモチベーションフローを捉える

何か新しいことを学ぶときのモチベーションのフローについて考えてみたい。仮に、学び始めはドーパミンによってモチベートされた「好接モチベーション」の象限に入るとする。だがうまくいかないことにぶつかると、その行動をやめてしまう。または、知らず知らずのうちに「嫌避モチベーション」になってしまう。あるいは、最初の意図、目的、モチベーションの情報が脳に十分に記憶化されていないと、低空飛行の「惰性モチベーション」状態に移行して継続するケースも考えられる。

そもそも新しい学びは、人のストレスや回避性をもたらす傾向がある。そのため、いきなり好接モチベーションに入るケースは少ない。むしろ、まずは嫌避モチベーションで新しい学びに入ることも多い。それが悪いわけではない。嫌避モチベーションでスタートしたとしても、学びや試みの魅力を知ることで好接モチベーションを誘発し、学習モチベーションに至る可能性もあるからだ。

しかし、嫌避モチベーションの状態で新しい学びを始めれば、どうしてもネガティブサイドにばかり注意が向きやすくなってしまう。だからこそ、嫌避モチベーションで新しい学びや新しい試みを行うときに、いかにそれをポジティブな体験にするかがポイントとなる。

新しい学びや挑戦をしたときには、自分のできないことや足りないことが際立つ可能性が高い。だからこそ、自分自身も周りの人も、新しい学びや挑戦に際して誰もが注目しやすいネガティブなサイドばかりに注意が向かないように気をつけるのが大切だ。ポジティブなサイド、できている部分、成長している部分、希望などに注意を向けることが、学習モチベーションを維持するうえで重要なのである。

新しい学びへのモチベーションは、普段からどれだけ新しいものと触れ合っているかが重要なポイントになる。

好接モチベーションから学習モチベーションに向かうときは、ノルアドレナリンを大量に使わなければならない。そうなるとコルチゾールが出やすくなり、コルチゾールが出ると失敗しやすくなる。この失敗をどのように認知するかが、学習モチベーションの状態に進んでいくうえで非常に重要である。

失敗を失敗と気づかない。失敗をないことにすることも多い。失敗を認識できているということは、成長の差分、成長へのポテンシャルに注意を向けられているという証である。失敗の原因を素直に認識し、むしろ成長への栄養素と捉えられるとき、ネガティブな情動反応をポジティブな感情に書き換えてくれる。このような**認知的柔軟性が高い人が、ものごとを継続することができ後日成長する人となる。**

新しいことをやれば失敗するのは当然だ。脳の中にそれについての学習体験が蓄積されていないから、うまくできないのは当然なのだ。そこでコルチゾールを出しすぎてストレス反応に負けてしまうか、コルチゾールをきちんと整えて学習モチベーションにつなげられるか、そこで大きく分かれていく。

モチベーションを育むためのヒント 5

「新」を楽しむ

「新」へのネガティブ反応は、生物として適応的である。現代においては過剰に反応しすぎている可能性を認識し、受け入れる。むしろ、新しい知や体験を心から楽しもうと思い、感じてみる。

失敗を心の中でラッキーにする

新しい試みは、たいてい失敗する。失敗は嫌避の情動や思考を発露しやすい。しかし、失敗に気づけたことは、自己の成長差分を認識できた状態だ。成長の第一歩、ラッキーな出来事と感情の書き換えをする。

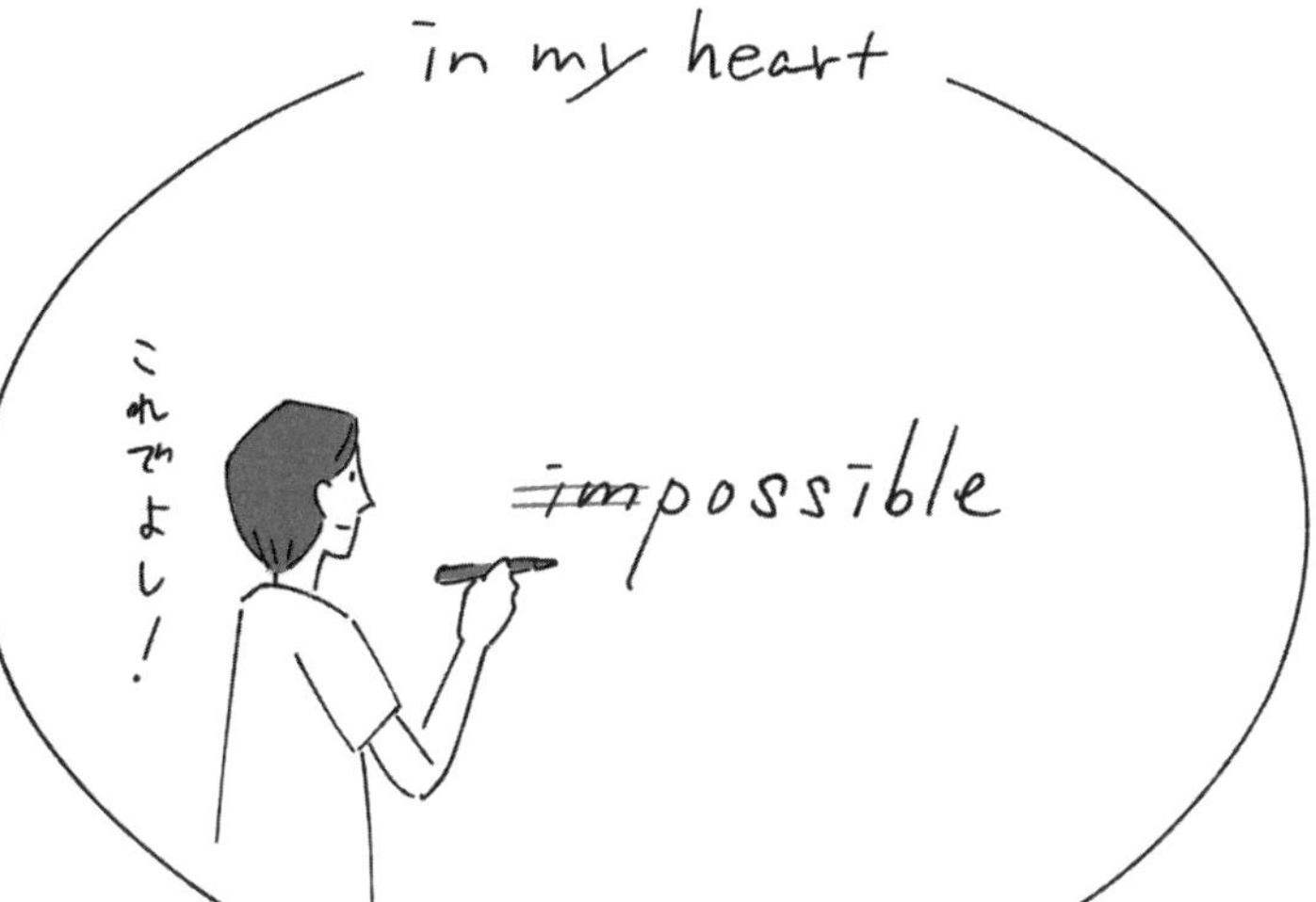

05 モチベーションと心理的安全状態

モチベーションを高めるうえでの重要な観点として「心理的安全状態」が欠かせないキーワードになる。これはストレスとも大きく関わるので、詳しくはCHAPTER2のストレスで解説する。ここでは、モチベーションに関わる点だけを簡単に説明していきたい。

思い描いた行動ができる「心理的安全状態」をつくる

図9の左右の脳の状態のうち、左側は脳が安全で危険がないと判断しているときの状態で、「心理的安全状態」と呼ばれる状態に相当する。この状態は、自分が思い描いた行動を導きやすい。

一方、右側は脳が危険、恐怖、不安を感知し、「心理的危険状態」に相当する脳の状態である。このときの特徴として、扁桃体が過剰活性をしている状態が挙げられる。コルチゾールが扁桃体の二つのタイプのレセプターを埋めてしまう状態が過剰活性で、生命的に危険な状態になったと感知し、前頭前皮質の機能を停止させる。脳は危険を感じると「考えている場合じゃない、逃げ

図09　心理的安全状態と心理的危険状態

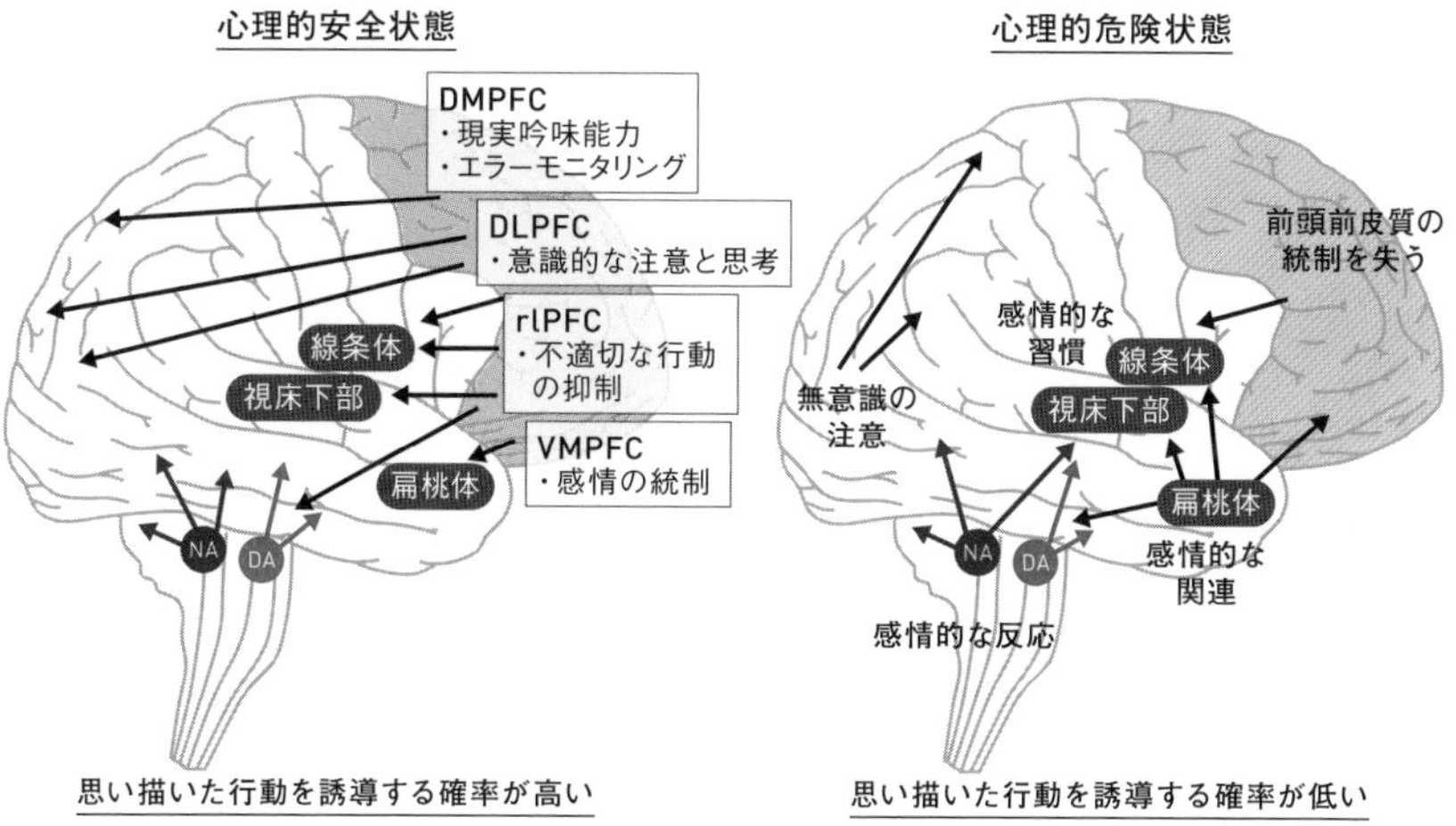

Arnsten, A. F. (2009). Stress signalling pathways that impair prefrontal cortex structure and function. *Nature reviews Neuroscience*,10, 410-22. をもとに作成。ただし、下線部は著者による追記

よ」と命令する。あるいは「戦え」のモードを優先させる。つまり心理的危険状態では、トップダウンの意識的な思考をする機能が失われ、不適切な行動を抑制する機能も失われる。したがって、思い描いた行動とは違った行動をとる確率が非常に高くなる。

こう見ると、心理的安全状態をつくることは、モチベーション考えるうえでの大きなポイントになる。自分のモチベーションは自分の思い描いた方向に活用したいはずだ。だとすると、自分が思い描いた方向にモチベーションのエネルギーを割くためには、前提として心理的安全状態をつくるのが重要だということが端的にわかる。

心理的危険状態になるのは、恐怖や不安が原因であることがほとんどだが、他にもさまざまな原因が考えられる。

一つは、まったく自分の脳内に記憶がない情報だ。新しいもの、異なるものに脳は拒否反応しやすい。自分の考えとは異なる情報、新しい情報は、心理的危険状態の脳を導きやすい。その結果、その情報に回避的になったり、否定的になったりする。何も知らない状態、曖昧な状態は、不安や恐怖を感じやすく、否定的、回避的になりやすい。それは記憶の痕跡がないことが大きな理由になっている。

このような心理的危険状態を心理的安全状態に移行させるには、どのようなことが考えられるだろうか。

まずは、目的やゴールを設定することが活用できる。世の中で、目的やゴールを設定しなさいと言われるのは、それが曖昧だと不安を感じやすく、前進しにくいからである。目的やゴールを設定し、曖昧性を回避できるところは回避することで、心理的に安全な脳の状態に持っていきやすくなる。当然、ゴールや目的を設定することによりドーパミンが誘発され、さらに前向きにモチベーションを支えてくれる効果も同時に期待できる。

また、曖昧無知な状態では不安や恐怖を感じやすい脳の特性を知ったうえで、いかにその状態を受け入れるかも大切である。なぜなら、すべてのケースでゴールが明確になるとは限らないからである。曖昧さやカオスな状態を受け入れ、むしろ楽しめるマインドセットも新しい学びや挑戦には重要なのである。すなわち、ゴールや目的を設定するだけがすべてでないことを認識することも大切だ。

「無知の知」

このような格言がある。無知であることを知る重要性を説く言葉だ。自分が知らないことを知っている、できていないことを知っている状態にも通じる。自分が無知で未熟であることが曖昧であると、より心理的安全状態を乱しやすい。つまり「なんとなく」自分は無知、「なんとなく」自分はできないと感じている状態が、その曖昧性に起因して心理的危険状態を導きやすいのだ。

無知の知により、自己の無知や未熟さの対象の曖昧性が回避され、加えてその認識があれば解決手段が模索され、成長の機会を創出することにつながるのである。

モチベーションが高まる大前提として、この心理的安全状態は欠かせない。心理的安全状態が保たれない限り、新しい学習や挑戦に対するモチベーションは生まれず、ストレスから生命を守るための回避へモチベーションが向いてしまう。

この心理的安全をつくり出すストレスマネジメント能力については、ＣＨＡＰＴＥＲ２で紹介する。

モチベーションを育むためのヒント 6

「曖昧」「無知」を受け入れる

脳の記憶にない「知らないこと」「曖昧なこと」は「新」「異」に伴う恐怖・不安情動を誘導しやすい。その特性を知り、曖昧・無知を受容する。むしろ、成長差分の認知と捉えラッキーと思ってみよう。ゴール・目的を立てる意義はここにある。

心理的安全が大前提

モチベーションが高まる大前提は、心理的安全状態。心理的安全を整えてあげるスキルと心理的安全を自分でつくるスキル、どちらも大切である。

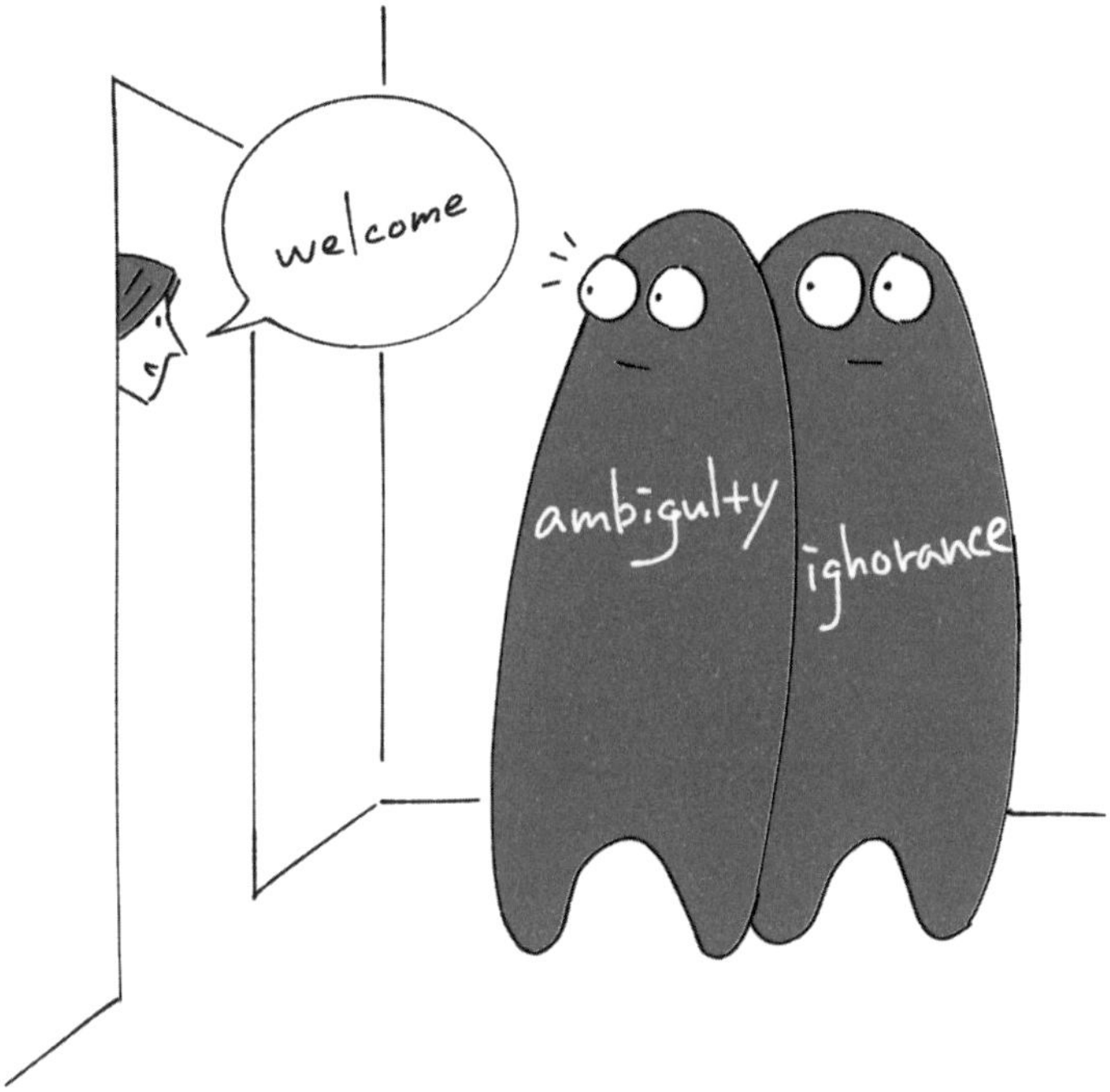

CHAPTER 1　MOTIVATION

06

モチベーションにおけるドーパミンの役割

ドーパミンが高いモチベーションを生み出す

そもそも、なぜモチベーションが重要なのか。

「モチベーションが高い」という言葉はプラスの文脈で使われることが多い。また、モチベーションが高まるのは良いことだと、ほとんどの人が感覚的に知っている。それはたいていの場合「やりたい・やるべき」行動を誘発してくれるところに理由があるのだろう。**さらに言えば、モチベーションが高いと注意力、集中力、記憶定着なども高まる。**また、本質的に高いモチベーションには「快の状態」をつくり出しやすい機能もある。さまざまな面から、モチベーションは重要だと言われているのだ。

神経科学の領域でモチベーションを考えるとき、脳の「報酬回路*」と呼ばれるシステムを参照することが多い。その中心となるのが腹側被蓋野（VTA＝Ventral Tegmental Area）だ。脳のモチベーションの源泉となるVTAは、ドーパミンを放出する神経細胞群としても知られている。

＊報酬回路
快楽や報酬などの情報に対して働く脳の神経回路

図10　VTAからのドーパミン照射

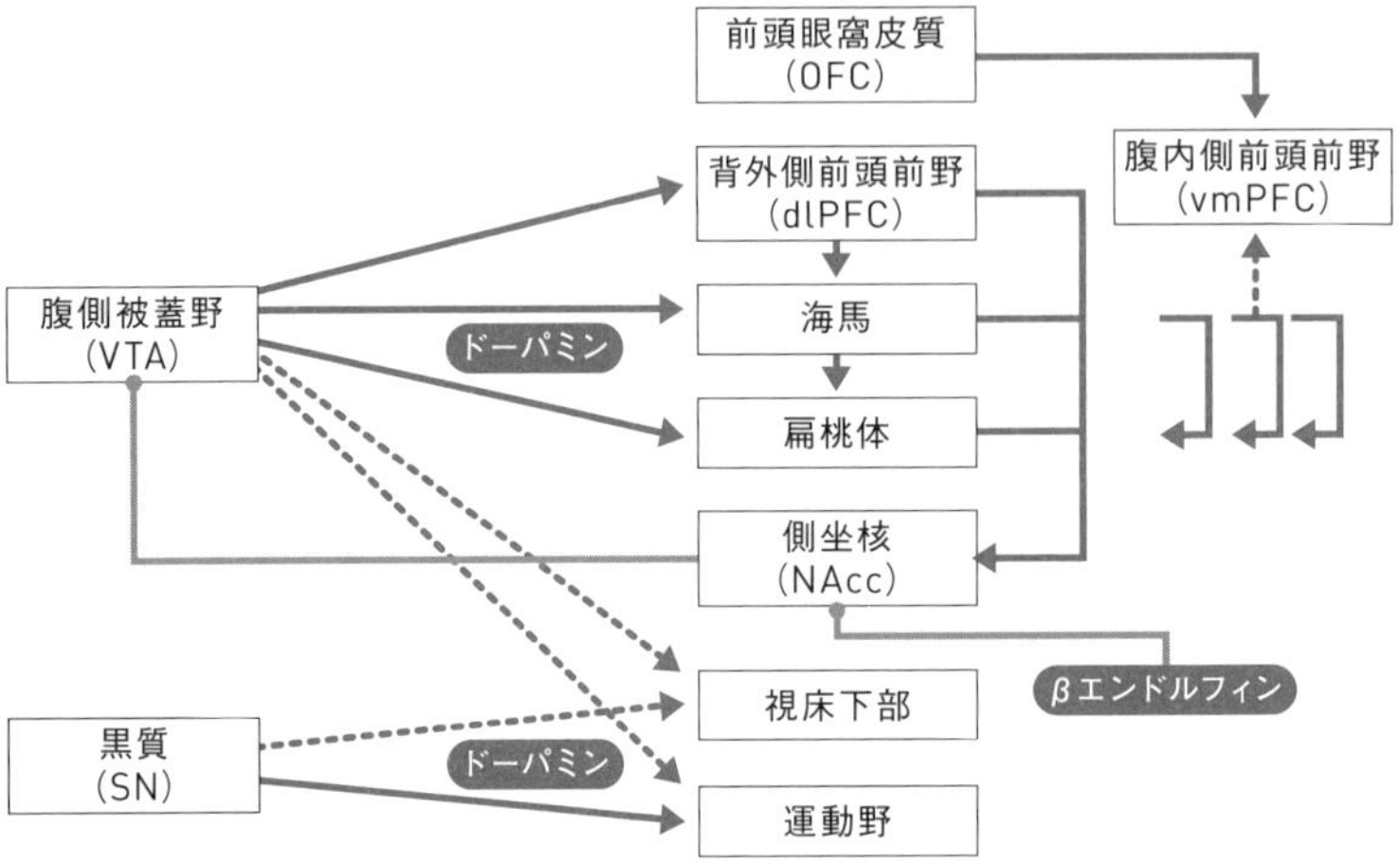

図10は、VTAからドーパミンがどこに照射されているかをマッピングしたものである。これを一つずつ丁寧に知ると、モチベーションについて一段と深く理解できる。

モチベーションが高まっている状態とは、どのような状態なのか。

大きく二つに分けると、ノルアドレナリンとドーパミンが出やすい状態になっていることである。**人間が好奇心を持ったり、何かやってみたいと思ったりしているときには、主にドーパミンが出やすくなる。**一方で、人間が避けたいと思ったり、嫌いと思ったり、たいへんだと感じる作業に向き合うときには、ノルアドレナリンが出やすくなる。これらはすでに紹介した通りだ。

ドーパミンが出ている状態を前提として、ノルアドレナリンが出るのも重要であると紹介した。ここでは、ドーパミンの有用性について、その理由を考察していきたい。

「SEEK」「WANT」「TRY」でモチベーションを整理する

私たちが求めている高いモチベーションは、図10のようにVTAとSN（黒質＝Substantia Nigra）から出るドーパミンの影響が非常に大きいと言われている。

そのうちの状態の一つを「SEEK」の情動と呼ぶ。

簡潔に言えば「自分にとって何かよさそうだ」という、よくわからないがポテンシャルがありそうなところ、つまり快の可能性に近づこうとするのがSEEKの情動反応だ。好奇心、探求心はここからきている。

似たような働きとして「WANT」の情動がある。

すでに快の情動を学習してわかっていることに対し、それをもう一度味わいたいと考える情動だ。この「学習済み」という点は一人ひとりの経験に依存する。そのため、個々人のモチベーションを考えるときには、どのような快の体験をしてきたか、その記憶が重要な役割を果たす。たとえば何かコレクションをする欲求を持つ人は、集めるたびに何らかの快を得ているはずだ。他にも承認欲求など、さまざまなタイプの欲求が整理される。このSEEKとWANTの二つは、分けて理解する必要がある。

ビジネスの文脈などではWANTの重要性が説かれるが、それよりもより高等な情動がSEEKと言えよう。なぜなら、すでに快の体験をしてその情動を知っていることを改めて求め

図11 マウスを使ったドーパミンの実験

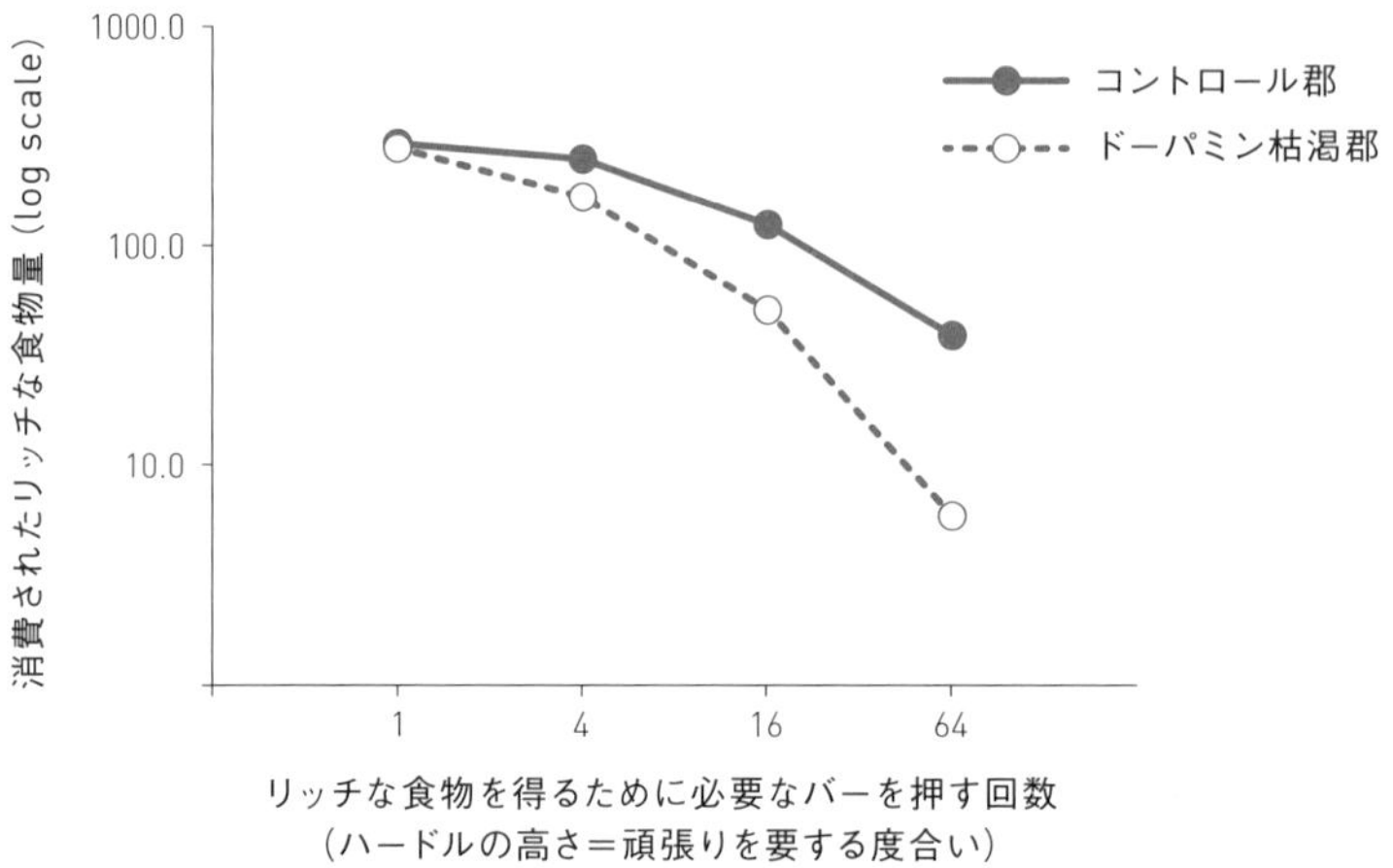

Salamone,J.D., Yohn, S.E., López-Cruz, L.,San Miguel, N., & Correa,M.（2016）. Activational and effort-related aspects of motivation : neural mechanisms and implications for psychopathology. *Brain : a journal of neurology*, 139（Pt 5）, 1325–1347. をもとに作成

るWANTは、それほど苦もなくモチベートされる。しかし、**どうなるかわからない快のポテンシャルにモチベートされるSEEKは、曖昧性のリスクを背負ったうえでのモチベーションだ。**だからこそ、より高位のモチベーションと言える。

ドーパミンが出ている状態では、WANTとSEEKに加えて「TRY」の情動も生まれてくる。ドーパミンは、より困難なタスクに挑戦してみようと考える状態に導いてくれる。

図11はマウスを使った実験だ[*8]。図の横軸は「リッチな食物を得るために必要なバーを押す回数」で、つまりは「頑張り度数」「たいへん度数」を表している。縦軸は「消費されたリッチな食物量」を示す。つまり、頑張れば頑張るほどリッチな食物が得られやすい。

結果は図の通りである。実線はコントロール群で、普通のマウスの結果だ。一方、白抜きの点を結んだ破線は、ドーパミンが出にくくなっ

*8 Salamone,J.D., Yohn, S.E., López-Cruz, L.,San Miguel, N., & Correa,M. (2016). Activational and effort-related aspects of motivation : neural mechanisms and implications for psychopathology. *Brain : a journal of neurology*, 139 (Pt 5), 1325–1347.

たマウスを使っている。

2本のグラフからわかるのは次の2点だ。

①ドーパミンが枯渇していると難しく困難なことに対するチャレンジ意欲がなくなって諦めやすくなり、簡単なことをやってあまりリッチではないけれどもそこそこの食べ物をゲットしてしまおうとする

②反対にドーパミンの枯渇度合いが少なければ少ないほど、頑張ってリッチな食べ物を得ようとする

この実験から、**より困難でたいへんな作業をやってみようと思う情動に対して、ドーパミンが一役買っていることが説明できる。**

一般的には、コルチゾールが出たことでやめたくなる感情が出てくるものだ。しかし、その感情を抑え、何とかＴＲＹしようとするモチベーションにつながりやすいのもドーパミンの効果である。

ドーパミンは集中力を高める効果もある

モチベーションが高まっている状態、ドーパミンが高まっている状態は、他にもさまざまな利点があると考えられている。それを理解するには、ドーパミンが脳の解剖学的な位置で、どのような部位にどう作用しているのかを知ることが欠かせない。

ＶＴＡはｄｌＰＦＣ*をはじめとする前頭前皮質に作用する。

*ｄｌＰＦＣ
背外側前頭前野。価値記憶やエピソード記憶、感情記憶をふんだんに参照し、過去の経験から類推して判断する。自ら意思決定するときに使われる。

誰でも「3・4・5・4・2・1」と言われたら、すぐに頭の中で「3・4・5・4・2・1」と言えるだろう。ランダムな文字配列でも、数秒間であれば頭の中に残しておける。しかし、30分後までそのランダムな数字を覚えていることはほとんどできない。この短期記憶をつかさどるのがワーキングメモリ（WM）だ。一般的に、ワーキングメモリは5から9文字ぐらいであればランダムな文字を頭の中に置いておけると言われている。

ドーパミンには、短期記憶を頭の中に留めておくための情報処理能力を高めたり、余分な情報を排除したりする効果がある。その結果、自分が注意を向けたいと思った対象だけに向ける「トップダウン的な注意力」が高まる。それによって集中力が高まり、思考力をも高める。さらに、ワーキングメモリが高まることで、脳に表現することのできる情報の幅を広げ、発想力も高めてくれる。

ドーパミンが記憶定着効率を高め、学習効果を高める

ドーパミンは記憶に関連する脳部位の海馬と扁桃体にも照射される。

海馬はある出来事のエピソードや事実といった「エピソード記憶」を保存する。海馬が記憶に関連する脳部位ということはご存じの方も多いと思う。

一方、人間の親指の爪ぐらいの大きさの扁桃体も、記憶に関連する脳部位だ。扁桃体は、出来事があったときの「感情的な要素の記憶」を保存する。

この二つの脳部位は解剖学的につながっていて、密接な関係を持つ。**ある出来事を思い出すと、**

それに伴う感情も引き出される。この仕組みについては「海馬が上流、扁桃体が下流」という言い方をされることが多い。ある出来事を思い出したあとに、そのときの感情が蘇ってくるのは、あなたの感覚とも一致するのではないだろうか。

ドーパミンが放出される「求めている」状態とは、ある情報に興味関心があるために、脳が「知ろう、学習させよう」と反応している状態である。ドーパミンが海馬や扁桃体に照射されると、神経細胞同士が強い結びつき（長期増強）を形成するように働く[＊9]。

つまり、記憶に残りやすいということだ。

だからこそ、我々が何かを学ぶときには、まず興味関心を持つことが大切であるし、それが脳が学びをする状態なのである。そして、誰かに何かを学んでもらうときに、「いかに興味関心を持ってもらうのか」が相手の学びに大きな影響を与えることは、多くの人が経験していることだろう。

とはいえ、学ぶ内容に興味関心がない場合もあると思う。しかし、**ポイントは「学びを行っているとき」にドーパミンが放出されているか否かである。**極論すると「学ぶ内容そのもの」に興味関心がなかったとしても、「教える人」に対する興味関心が高いためにワクワクしたり、場や雰囲気によって心躍るような状態になれば、学びは促進しやすいと考えられる。

大好きな指導者や恋焦がれた先生の授業などで学びが進んだ経験がある人もいるかもしれない。先生のために頑張ろうと思って実際に頑張ることができたのも、ドーパミンとそれに伴うβエン

＊9　Sheynikhovich, D., Otani, S., & Arleo, A. (2013). Dopaminergic Control of Long-Term Depression/Long-Term Potentiation Threshold in Prefrontal Cortex. *The Journal of neuroscience*, 33(34), 13914–13926.

ドルフィンの効果が高いためと考えられる。

βエンドルフィンによって学習行動が継続される

ドーパミンは集中力、発想力、学習効果を高め、我々のパフォーマンスや生産性を向上させてくれる。だが、単に一過的に高まるだけでは困る。そこで、脳にはドーパミンの放出を手助けする仕組みが存在する。「脳内アヘン」「快楽物質」と呼ばれるβエンドルフィンである。

ドーパミンは側坐核（ＮＡｃｃ）*にもシグナルを送る。ＮＡｃｃはドーパミンの分泌が必要なくなると、ＧＡＢＡという抑制系の神経伝達物質をＶＴＡに放出し「その対象から離れよ」と指令する。βエンドルフィンには、このＮＡｃｃを抑制する役割がある。

つまり、何かを求めて対象に触れたり関わったりすることで「楽しさ、気持ち良さ」などの快楽を感じると、βエンドルフィンが放出される。それにより「ＶＴＡを抑制するＮＡｃｃが抑制される」ことでドーパミンがつくられやすい状態を維持してくれるのだ（こうした抑制系を抑制する仕組みを「ディスインヒビッション」と呼ぶ）。

快の情報が学習の体系の中で芽生えると、その快を維持し続ける仕組みが脳の中で動き始めるということだ。何かを体験したときに心地良い感覚を覚えるのは、行動を継続していくうえで非常に重要な役割を果たす。

この仕組みから、我々が何かを学んだり、パフォーマンスを発揮したりする際に「楽しい雰囲

＊側坐核（ＮＡｃｃ）
快感・報酬・意欲・嗜癖・恐怖の情報処理に重要な役割を果たす部位であると考えられている。

気を感知する脳の状態」をつくることの重要性がわかる。脳がドーパミンの効能を長続きさせてくれるからだ。

その観点から考えると、グループで何かをする際に一般的によく使われる「アイスブレイク」をする意義が見えてくる。緊張感を解き、心理的安全状態をつくり、前頭前皮質*を働きやすくするだけでなく、楽しい状態をつくることで脳の集中状態を継続させるからである。しかしポイントは、そのアイスブレイクにより、本当に楽しい状態になれているか否かだ。形式化され、脳が楽しい状態になれていなければ、効果は期待できない。

我々が仕事をしたり、勉強をしたりするとき、ノルアドレナリンに由来する緊張感も有効だろう。しかし、より効果的なのは「自分で求める」ドーパミンに加え、βエンドルフィンによって脳が楽しんでいる状態になることだ。集中力が継続し、記憶定着効率も高まり、効率の良い学習が可能となる。

またモチベーションは、行動するときの第一歩としても非常に重要だ。実際にドーパミンが運動野に作用して探索、接近、獲得するための身体的な行動を導いてくれる。

ここまで紹介してきたようなドーパミンを中心とする仕組みが脳の中ではうごめいていて、体験、価値、モチベーションを高めてくれる。そして、学習を記憶する海馬と扁桃体にもドーパミンは働きかけている。以上の点をしっかり押さえておくと、モチベーションを考えるうえで非常に有効な知見に触れられる。

＊前頭前皮質
おでこの裏あたりにある脳の前側の部分。ワーキングメモリー、反応抑制、行動の切り替え、プラニング、推論などの認知・実行機能を担う。また、高次な情動・動機づけ機能とそれに基づく意思決定過程も担っている。さらに社会的行動、葛藤の解決や報酬に基づく選択など、多様な機能に関係している。

07 モチベーションを高めるための「気づき」

体験学習と価値記憶で直感を鍛える

人間はある出来事と、そのときに生じる感情を何度も繰り返し体験すると、海馬と扁桃体とは別の脳部位でも情報を保存する働きが始まる。腹内側前頭前野（ｖｍＰＦＣ）*は、前頭前皮質の底側の中間寄りにあるが、自分の経験から培った価値ある事象の記憶痕跡を留めることがわかってきている。

前頭葉の側腹面に位置する前頭眼窩皮質（ＯＦＣ）*という部分が、記憶化された価値を引き出す。これが「報酬予測」である。ＯＦＣが過去に記憶化された価値を参照し、いま目の前にあるものは自分にとって価値があるものか否かを見分け、即座の判断を導いてくれる。

しかし、**価値として記憶化し、瞬時の意思決定を導くには、何度も繰り返し経験し、記憶が強く強く痕跡化されるまでのステップを踏まなければならない。**人間の価値観が簡単に身につかないのは、繰り返しの体験のなかでいくつもの出来事と、それに伴う感情が何度も何度も染みつい

*腹内側前頭前野（ｖｍＰＦＣ）　前頭前皮質の底側の中間寄りにある脳部位。自分の経験から培った価値ある事象の記憶痕跡の「価値記憶」をとどめる。直感の「ＧＯ」という判断にも関わる。

*前頭眼窩皮質（ＯＦＣ）　前頭葉の側腹面に位置する。過去に記憶化された価値を参照し、いま目の前にあるものは自分にとって価値があるものか否かを見分け、即座の判断を導く「報酬予測」を行う。

て、ようやく形成されるものだからだ（もちろん、出来事と感情の発露の度合いによって、どのぐらいの時間がかかるかは異なってくる）。

体験学習とはエピソード記憶*と感情記憶*の「和分」である。体験学習を繰り返すことで、脳の中での独自のパターン学習により価値記憶へと変遷し、ｖｍＰＦＣに保存され、その状態変化により、ある事象を価値として認識できるようになると、脳はそれに対し「ＬＩＫＥ」という反応を示すようになる。

ＬＩＫＥとＷＡＮＴは似ているが、少し異なる。ＷＡＮＴは「欲する情動反応」であるのに対し、ＬＩＫＥは「学習済みの快の認知的な判断」を含んでいる。

このＬＩＫＥは「直感」に近い。

直感とは、自分にとって対象が快か否か、つまり「ＧＯ」なのか「ＮＯ ＧＯ」なのかを瞬時に判断するものだ。その判断基準にも、体験学習を通じた価値記憶化が大きく影響する。直感に関しては、「ＧＯ」を腹内側前頭前野（ｖｍＰＦＣ）が、「ＮＯ ＧＯ」を下前頭回（ＩＦＧ*・inferior frontal gyrus）という前頭前皮質の他の部分が担っている。

直感と聞くとどこかスピリチュアル的で何の根拠もなさそうに思える。しかし、あなたにも即座に「好きか嫌いか」を判断するときのような、直感が発動したときの感覚に身に覚えがあるだろう。それは、脳の中で実際に物質的な現象が引き起こされている何よりの証である。

ただし、直感がどのような記憶に由来しているのかについて認識するのは困難だ。それは脳が

＊エピソード記憶
「個人が経験した出来事に関する記憶」。たとえば、昨日の夕食をどこで誰と何を食べたかというような記憶に相当する。

＊感情記憶
個人が経験した出来事に付随する感情の記憶。単に出来事の記憶だけを記憶するのではなく、その時にどう感じたのかも記憶する仕組みを持っている。

＊ＩＦＧ（下頭前回）
前頭葉の一部。行動の抑制に関与したり、言語処理や話をする際にも活動が認められている。

生物的な仕組みにより記憶情報をパターン化する仕組みがあり、その自然現象を認識することは、自分の記憶化が進む過程を認識することと同等に難しいからだ。

しかし間違いなく直感も、脳がこれまでの経験から学習してきた帰結としての反応である。それを「直感だから」「感覚だから」と軽んじてはいけない。むしろ、直感力を高める学習をすることによって、我々の意思決定能力はより迅速に高められる。

そのためには、普段から自己の感覚や感情に目を向ける必要がある。自己の行動や意思決定の際にどのような感覚があったか、どのように感じたかを認識し、その行動や意思決定による最終的な結果も把握しておく必要がある。意思決定や行動のプロセスにおける脳の状態と結果を関連づけた学習が、直感力を高めてくれる。

モチベーションを育むためのヒント 7

直感を観察する

直感は、自分の価値記憶を探るいいヒント。自分の直感を観察し、モチベーションの材料とモチベーションを阻む材料を知る。

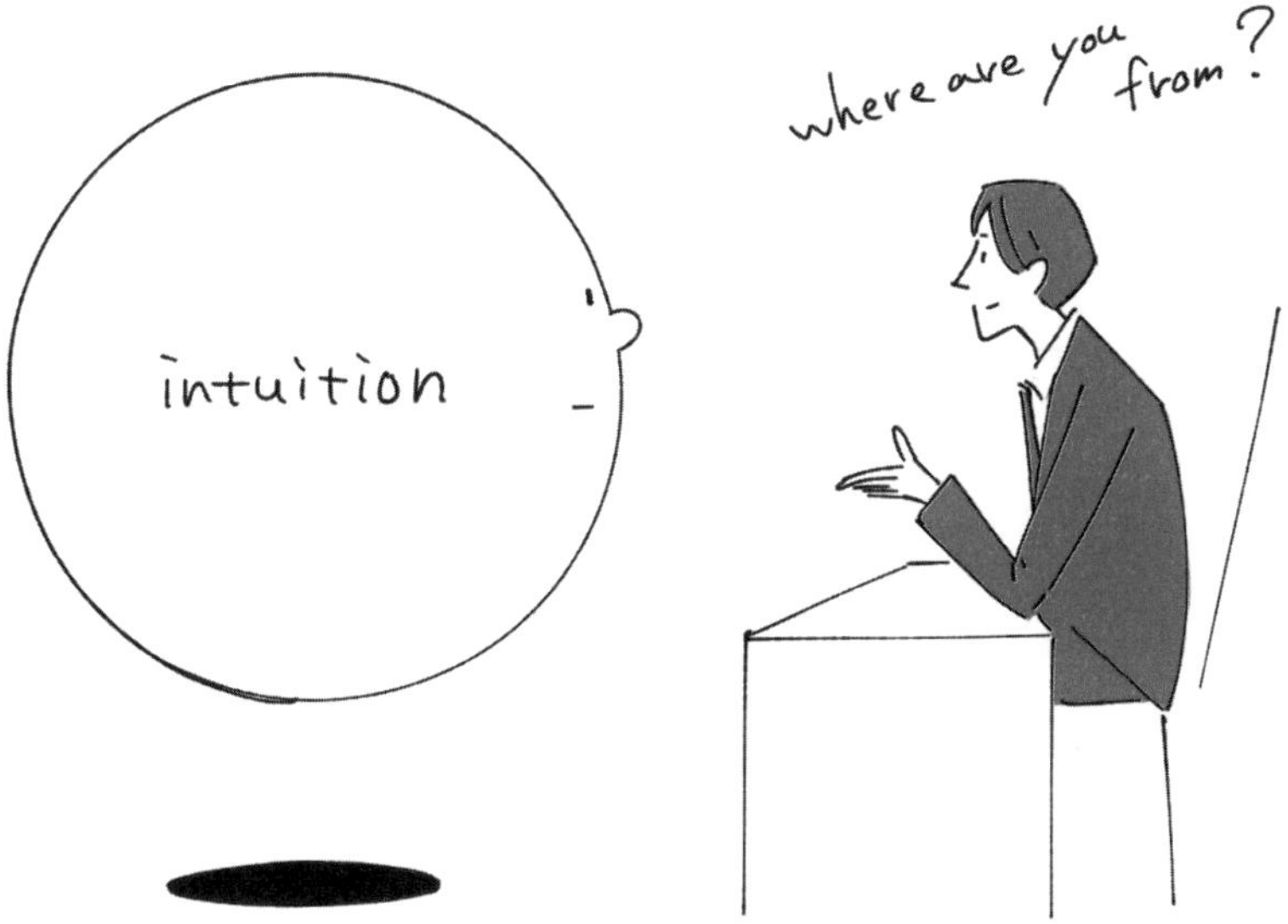

何を感じたのか、自分の状態に気づけるようになる

モチベーションが高まっている状態は、さまざまにある。それがどのように引き出されるかについては、ＳＥＥＫ・ＷＡＮＴ・ＴＲＹ・ＬＩＫＥの四つの情動を押さえておくといいだろう。また、ドーパミンを促している状態を知るのも重要だ。「自分がＳＥＥＫ・ＷＡＮＴ・ＴＲＹ・ＬＩＫＥを感じているときはドーパミンが出やすい」と知っておくのは、自分の快の予測、報酬予測に役立つ。そのため、自分のＳＥＥＫとは何か、自分のＷＡＮＴとは何か、自分のＴＲＹとは何か、自分のＬＩＫＥとは何かを整理するのは、モチベーションを高めていくうえで有効だと言える。

「脳はファクトを重視する」

一般的には、そう書かれた文献が多い。しかし、脳はファクト以外にも感情などの非言語的な情報を取りあつかっているし、その影響力が非常に強いことも知られている。したがって、非言語的な部分にもしっかりと目を向けたうえで、非言語的な反応を言語化してみる行為が重要になる。

ビジネスパーソンは、日記、日報、月報など、さまざまな振り返りを行っている。そこに、実際に起こった出来事を書くのも重要だが、同時にそのときに何を感じたか、なぜそう感じたのかを考え書き留めるのも大切である。脳にとっては、感覚や感情も行動に直結する重要な仕組みであり、機能だからだ。

ドーパミンの効能をうまく自分のものにするために、自分がどんな時に「ドーパミンが出ているのか」ということを認知できている状態は助けになる。そのためには、普段から自分がワクワクしているような状態に気づけるようになるのが欠かせない。自分の内側へのアウェアネス、気づきを高めることが効果的である。

また、自分がワクワクしている、うきうきしている状態に気づけたら、それを「気づいた」だけで終わってはいけない。もう一度思い返して、その瞬間を味わって「刺激によってうきうきワクワクする脳の回路」と「思い返してうきうきワクワクすること」による二つの局面からドーパミンを誘導できるようになることが、ドーパミンの効能とうまく付き合うためには必要となる。それが、よりいっそう脳の中でモチベーションを高めやすい状態にしてくれる。

モチベーションが高まっている状態の自分の内側の反応に気づき、味わい、そしてある時、その高まりを思い返すことは、モチベーションを高めやすい脳の状態にするトレーニングとしては欠かせない。

モチベーションを育むためのヒント 8

ドーパミンを促している状態を知る

自己がSEEK、WANT、TRY、LIKEを感じているときはドーパミンが出やすい状態。その状態を知ることは、自己の快予測、報酬予測に役立ちドーパミンを誘導しやすくなる。

うきうきワクワクを大切に

ドーパミンが出てうきうきワクワクしている状態は、行動を誘発してくれることに加えて、注意力、集中力、想像力、記憶力、思考力などを高めてくれる。ワクワク時間を大切に。（注意シフトの有効活用も）

感情と友だちに

脳は出来事や事実など言葉で説明できることだけでなく、その時々の感情状態も、非言語的記憶として保存する。したがって日々の振り返り、学びにおいて自己の感情にもよく目を向け、仲良くしていく。

ドーパミンを促している状態に気づき味わう

うきうきワクワク状態はパフォーマンスを高める。自分のうきうきワクワクを知り、脳にもっとその状態になってもらうためには、普段の自分がうきうきワクワクした状態になったときに気づく習慣を身につける。そして、気づいた瞬間にその状態を味わい、脳への学習を強化する。

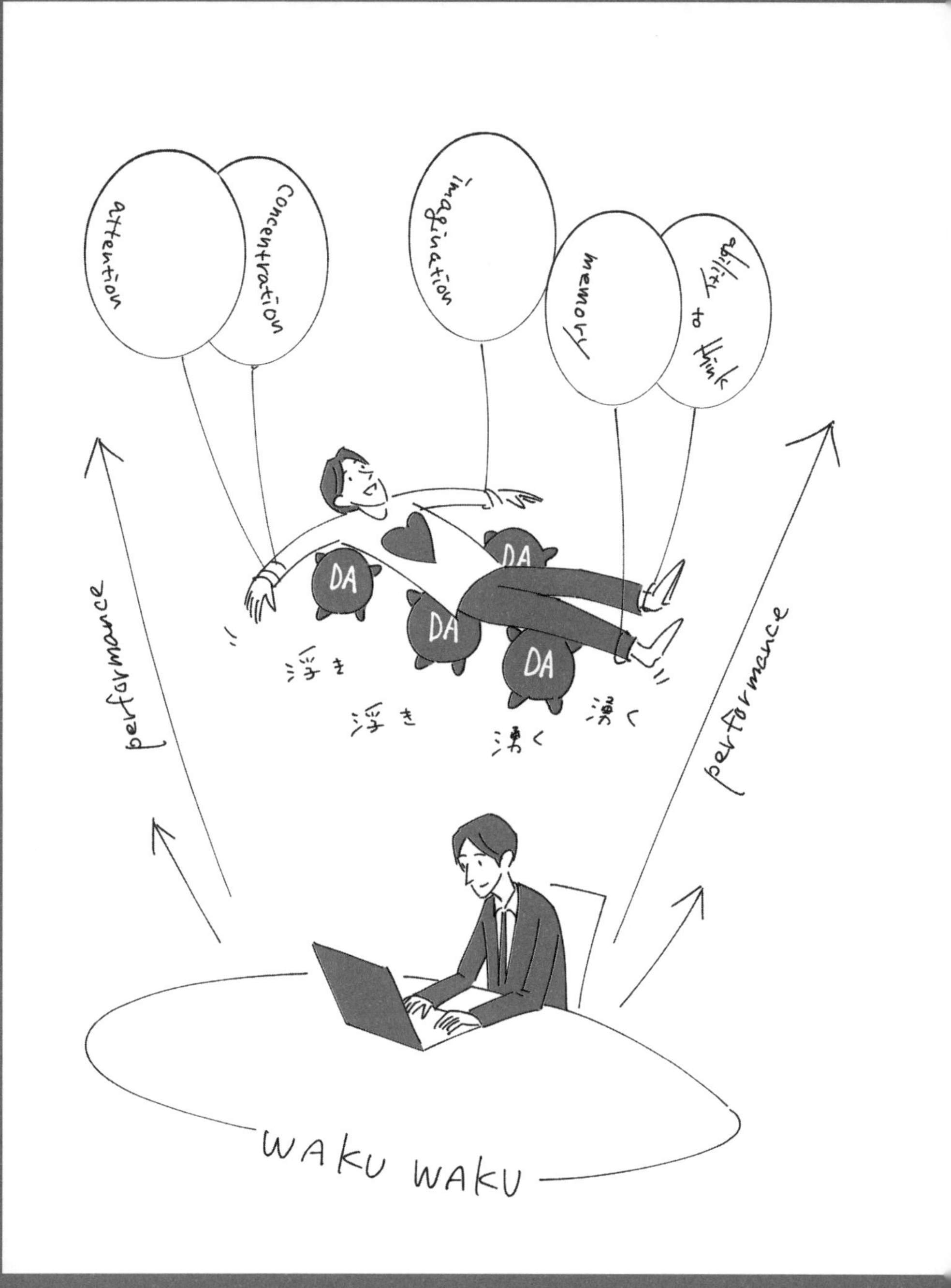
attention
concentration
imagination
memory
ability to think
performance
DA
DA
DA
DA
浮き
浮き
湧く
湧く
performance
WAKU WAKU

意識的に「良いところ」を見つける

ポジティブな感情の表面積を増やすのも重要だ。つまり、快情動を発露するタイミングを自分でつくり出すのだ。目を向けてみると、いろいろなタイミングでポジティブな情動が出ているはずだ。ポジティブな反応をどれだけ見つけられるかは、自分のトップダウンの注意の向け方次第である。

ここで気をつけなければならない点がある。ポジティブな情動を生み出し、自分の生産性や能力を高めようとする際に、誰かに頼らないようにするのだ。

「楽しい空気をつくってくれ」

「集中できるように面白い話をしてくれ」

他力本願のままでは、いつまで経っても成長はできない。

誰かに受動的に楽しさを引き出してもらえないと学べない人は、すぐに受動的に楽しめる娯楽に誘引され、学びが継続しにくい。一方、自分で能動的に学びや楽しさや新しい発見を見出せる人は、どんどん成長していく。自分で求めるドーパミンと、楽しめるβエンドルフィンの効果を活用できるからだ。それらが新しい学びに伴うノルアドレナリン性のストレスを心地良いものに変え、パフォーマンスも高める。

したがって、自分で楽しみを見出す能力は極めて重要だ。

とはいえ、なかなか学習を楽しめない人は、まずは日常を楽しがるところから入ってみるといい。日常生活での心地良い体験のなかから、楽しい、気持ち良い感情などに意識的に注意を向けるところから始めてみてほしい。

朝、いい天気だったとしても、それに気づいて気持ちよくなれるか、何気なく通り過ぎてしまうのかは、結局のところ本人次第である。何かを飲んでいるとき、何かを食べているとき、おいしいと感じながら飲食するのか、ただ機械的に飲食してしまうのか、そのタイミングは自分でしか作れない。

「何かがおかしい」

人の脳は、自分にとってネガティブなことが起こりそうなときのセンサリングは発達している。生きていくうえでネガティブな情報は危険を避けるための重要な情報だからだ。

つまり、人は「できないところばかりに目が向いてしまいやすい」性質を持っている。他人にフィードバックするときに至らないところばかり見てしまうのは、脳としてポジティブな情報よりネガティブな情報を発見する機能のほうが発達しているからだ。

とはいえ、もちろん脳にはポジティブな情報を見つける機能もある。ただし、脳の中で自然に育まれているわけではない。ほぼ無意識に活動する「エラー検知」「粗探し」といったネガティブな情報を発見する機能があり、そちらが優先されてしまいやすいからだ。

だからこそ、**意識的に良いところを見ていくのは、重要なトレーニングになる。**これを「いいとこセンサー」と名づけたい。普段使いづらい脳機能を、意識的に使うことで、脳は育まれていく。

たしかに、できなかったことに対して「なぜできないのか」「どうしたらできるようになるのか」という学び方もある。ネガティブな情報なので自分でも簡単に気づくことができるうえ、周囲の人も指摘しやすい。ただし、それだけでは脳が自分の足りないところばかり学習することになってしまう。それでは、学びのモチベーションを阻害する。

しかし我々は、できた部分に対して「なぜできたのか」「どうしたらもっと良くなるのか」を考える前向きな学び方もできるはずだ。たとえテストの点数が１００点満点のうち10点だったとしても、10点できている部分からの学びもあるはずだ。

できた部分に注意が向けられ、それが脳の記憶として書き込まれていくと、自己肯定感が高まり、学びのモチベーションにつながる。とはいえ、ただ何となく褒めたり、ポジティブなフィードバックをかけたりしても効果は薄い。「できた部分、理由、もっとよくなる点」を詳細なエピソードと、そのときの感情を含めて脳に学習させることが重要だ。決して難しいことではない。「できた部分」にも注目することで、学びのベクトルが増えるし、学びのモチベーションも高まりやすい脳の状態になる。

「いいとこセンサー」の活用は、単に自己の成長につながるだけではない。自分が日々生きている時間の表面積に、幸せの時間を増やすことでもある。

自分の生きている時間をどのように使いたいか。どのような情報に意識を向け、どのような情報に包まれて生きていたいかについては、自分で選択できる。

つまり、自分の人生を幸せに向かってリードしていくことにもつながるのである。

モチベーションを育むためのヒント 9

ポジティブな感情の表面積を増やす

日々、ポジティブな感情を意識的に探し、意識的に味わってみる。少し目線を変えると、たくさんの「素敵」に気づける。

いいとこ探しセンサーを鍛える

ネガティブなこと、できていないこと、不完全なこと、リスクの高いことを探る脳機能は、デフォルトで整っている。それに対してポジティブな側面、良いところを見出す脳機能は、意識的に学習していく必要があり、より高次の脳機能だ。意識して自分と他人の「いいとこ探し」の習慣化を楽しむ。

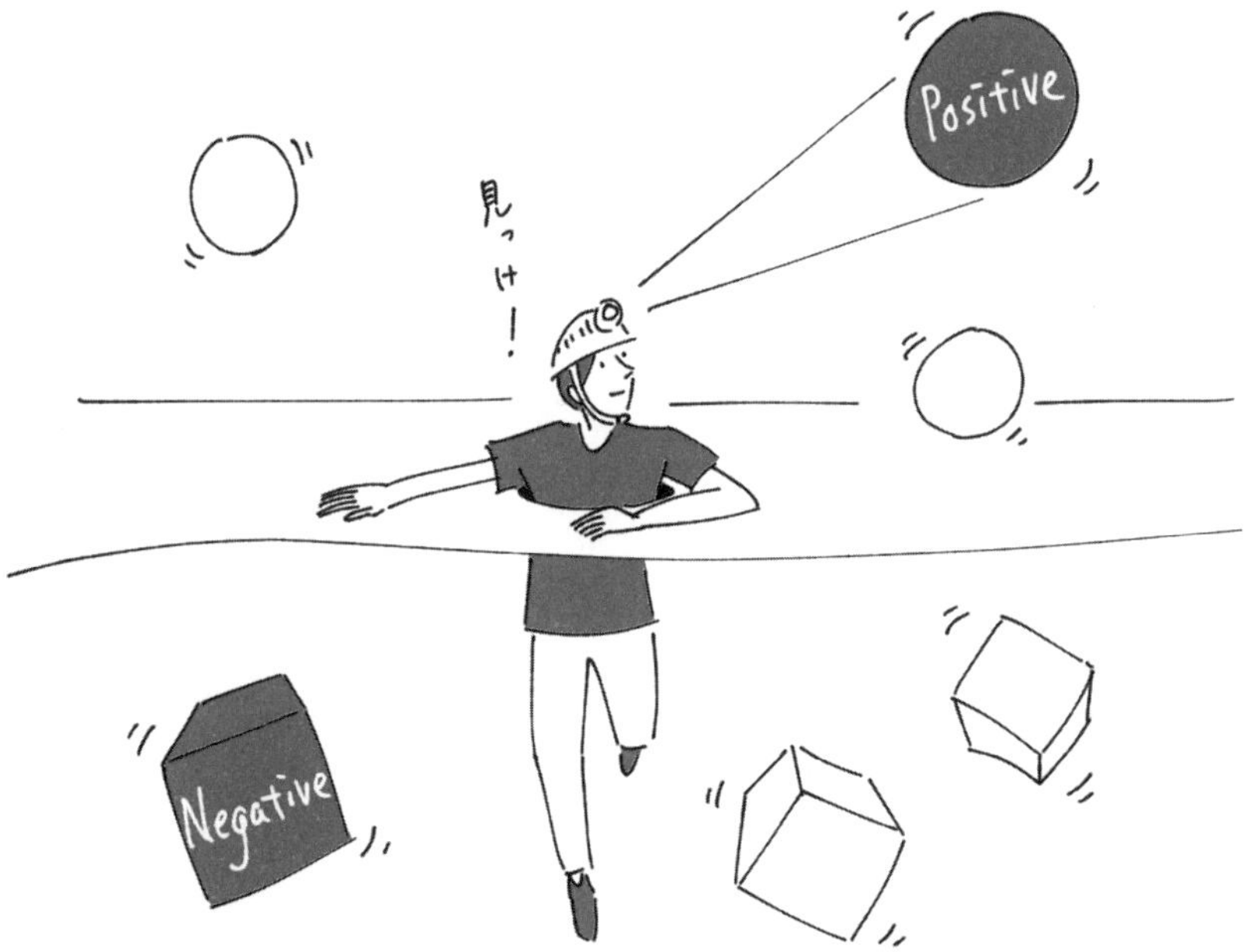

08　モチベータを整理する

モチベーションを生み出す四つの情動

すでに見たように、モチベータはモチベーションの直接原因となるモチベーション・メディエータを誘引する情報である。それは外部の刺激であることもあれば、脳をふくむ体内からの情報のこともある。

外界にある情報で、ドーパミンの放出を促してくれそうな刺激にはどのようなものがあるだろうか。答えは「一人ひとり異なる」である。それは、一人ひとりの体験が異なり、それに伴う反応も異なり、記憶情報が異なるからだ。

とはいえ、どのような情報がモチベーションを高めやすいかについては、「どのような情動のときにドーパミンが出やすいか」がヒントになる。

あなたも「自分はどのような情報に反応しやすいか」「どのような情報がそれぞれの情動を引き

出しているか」を再認識し、整理してみるといいかもしれない。

モチベータを整理するうえでポイントとなる四つの情動をもう一度整理しておこう。

一つ目は「ＳＥＥＫ」させるものだ。ＳＥＥＫは追い求める、探索する心模様である。「学びが得られるかもしれない」「おいしいものかもしれない」「楽しいことかもしれない」など、何らかの快のポテンシャルを誘引する存在がＳＥＥＫの情動を引き立て、ドーパミンを出やすくする。実際に経験していないことも快の期待があればＳＥＥＫの対象になりうる。

あなたのＳＥＥＫの対象には、どのような情報が多いだろうか？

どのような場面が多いだろうか？


二つ目は「ＷＡＮＴ」である。

「学習済みの快」に向かわせる外刺激が、ドーパミンを誘導する。すでに実際に脳の中で学習されてきたことなので、自分にとって何か良いことがあるのはわかっている。ＷＡＮＴは比較的わかりやすいはずだ。まさに「欲しい！」と思わせる存在が、ドーパミンを誘導する。しかし、まだ言語化できていないＷＡＮＴもあるかもしれない。脳や心が求めているＷＡＮＴを探求してみてほしい。


三つ目は「ＬＩＫＥ」だ。

学習済みの快の認知として、「これは良いものだ、好きだ」という感覚がある。価値的な記憶から引き出されるＬＩＫＥの感覚が刺激となり、ドーパミンを誘導する。あなたが「好き！」と言

図12

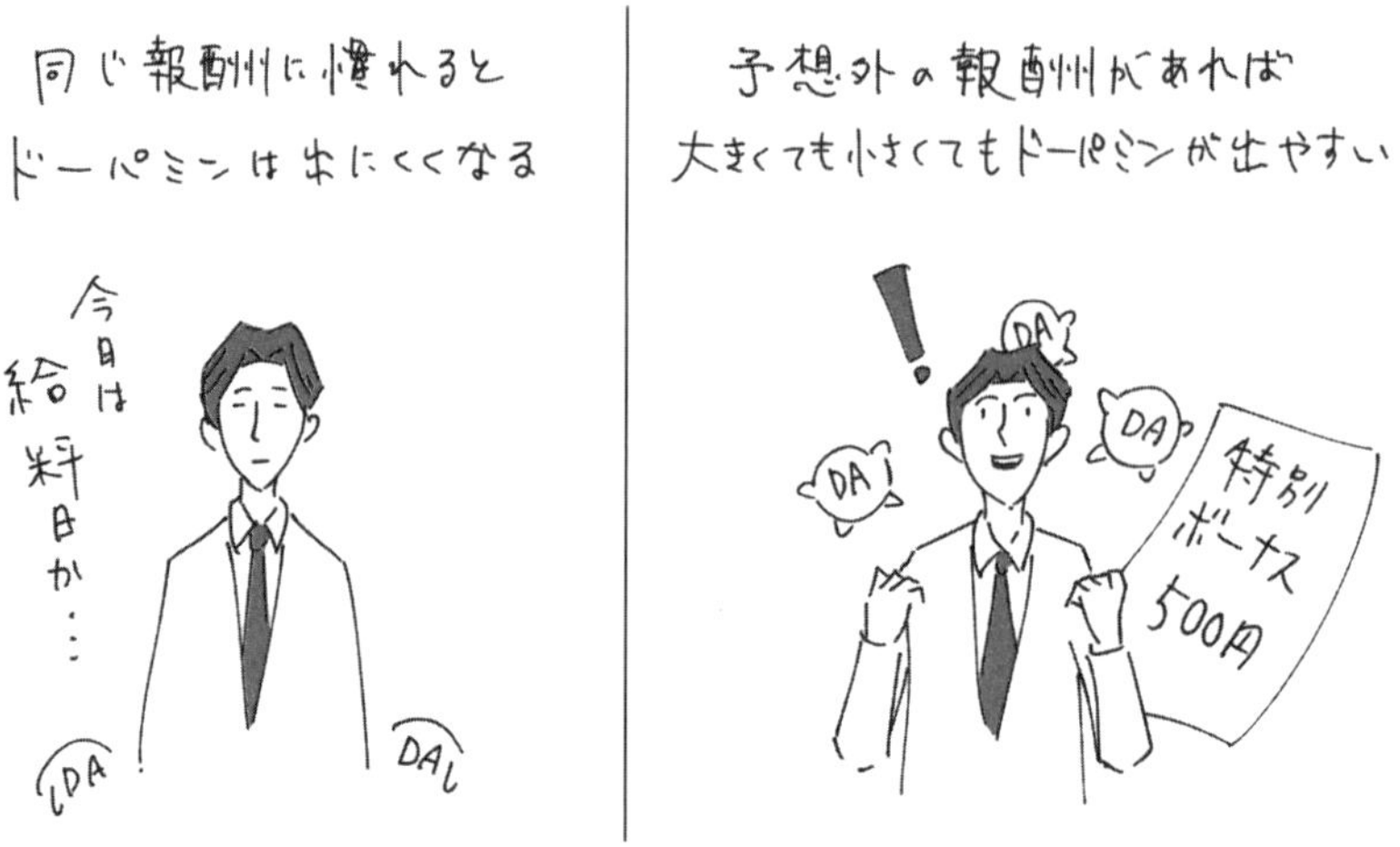
同じ報酬に慣れると
ドーパミンは出にくくなる
今日は給料日か・・・
DA
DA
予想外の報酬があれば
大きくても小さくてもドーパミンが出やすい
DA
DA
DA
特別ボーナス500円

えるものの多くは、言語化されていることが多い。しかし、その「好き！」がどれだけ世界に溢れているかは認識できていないこともある。ＬＩＫＥを意識しながら周囲に注意を向けてみるといいかもしれない。その際に重要なのは「でっかい好き！」だけでなく「ささやかな好き」も大事にすることだ。「ささやかな好き」を見出す能力が身につけば、些細なことでも快を感じられ、モチベーションを高めやすくなる。

四つ目は、少し毛色が異なるが、「期待値、予測値差分」である。これもドーパミンを誘導するうえで、重要な外部のモチベータになる。

マウスの実験でも、報酬が大きければ大きいほど予測値差分が大きくなり、ドーパミンが出やすくなることが確認されている。[*10]しかし、たとえ報酬自体が小さくとも、新しく、予測差分が大きければ、ドーパミンが多く分泌されることも確認されている。[*10]

*10 Penner, M. R., & Mizumori, S. J., (2012). Age-associated changes in the hippocampal-ventral striatum-ventral tegmental loop that impact learning, prediction, and context discrimination. *Frontiers in aging neuroscience*, 8

ただ、報酬を受け取ることに慣れてしまうと、ドーパミンは出にくくなる。後述する「お金に対するモチベーション」で詳しくお話しするが、何度も同じ金額を報酬として与えられると、ドーパミンは出にくくなる。

反対に、自分が期待した以上の報酬を受け取ったときは、その金額が大きかろうが小さかろうが、ドーパミンが分泌されやすくなるのだ。また、期待値より金額が少なくなっても、ドーパミンがある程度分泌されることがわかっている。

つまり、ドーパミンは予測差分に応じて放出されるのだ。それは、自己の予測に反することは、ポジティブであれネガティブであれ、自己に学習を促すために必要だからだ。そして、慣れによる、予測差分を生まない状態が、ドーパミンを生み出しづらい脳の状態と言える。

ドーパミンが放出される原理は、基本的に期待値、予測値の差分による。

新しいものや異なるものはもともと情報がないので、差分が生まれやすい。ポジティブに裏切られれば大きくドーパミンが放出され、ネガティブに裏切られてもドーパミンが出る。ただし、ネガティブに裏切られた場合は恐怖や不安が勝ってしまうので、モチベーションが高い状態とはまったく違う脳の状態になってしまいやすい。

これを53ページの4象限モチベーションマトリクスで言えば、新しい情報や自分の考えと異なるものが現れたとしても、そのことを受容する認知的柔軟性があると、ネガティブな情動が抑制され、その対象に興味関心が湧きやすい「好接モチベーション」が発露しやすい状態となる。すなわち、興味や関心をもつ感情や、好奇心というのは、新しいものや異なるものに対して、心理的安全状態を保ち、なおかつドーパミンが出ている状態と言えよう。

サプライズがなぜ我々の記憶に留まりやすいのだろうか。それもこの期待値、予測値差分とそれに伴う脳の反応によって説明できる。

期待や予想と異なることが生じると、それが嬉しいことでも辛いことでも、いずれにせよ、脳がその差分を感知し、ドーパミンを放出し、その事象を学習させようとする。

ポジティブに裏切られれば、喜びからβエンドルフィンが合成され、ドーパミンを合成しやすい脳の状態に導くため、記憶に残りやすくなる。サプライズパーティなどが記憶に残りやすいのはその典型だ。

一方で、ネガティブに裏切られても差分が生じて、一過的にドーパミンは放出されるが、長続きしない。しかし、感情記憶が書き込まれる扁桃体自体が活性化し、不安などの情動を導くために、結果としてこちらも記憶に残りやすい。

また、期待や予測を裏切った差分がポジティブでもネガティブでも、いずれにしても記憶に残りやすいことが、その事象を時間をおいても思い出させる確率を高める。そして、記憶を想起することと自体が、ますますその記憶を強めることにも寄与するのである。

これが予測値、期待値差分が記憶に残りやすい仕組みと言える。

頭の中でモチベーションを生み出す六つの「内モチベータ」

一方、外側からの情報ではなく、内側からの情報、すなわち脳の使い方でドーパミンを誘導する方法も神経科学の観点から考察してみよう。

モチベーションを育むためのヒント 10

ドーパミンを促している状態を知る

自己がSEEK・WANT・TRY・LIKEを感じているときにドーパミンが出やすい状態となる。その状態を知ることは、自己の快予測や報酬予測に役立ち、ドーパミンを誘導しやすくなる。

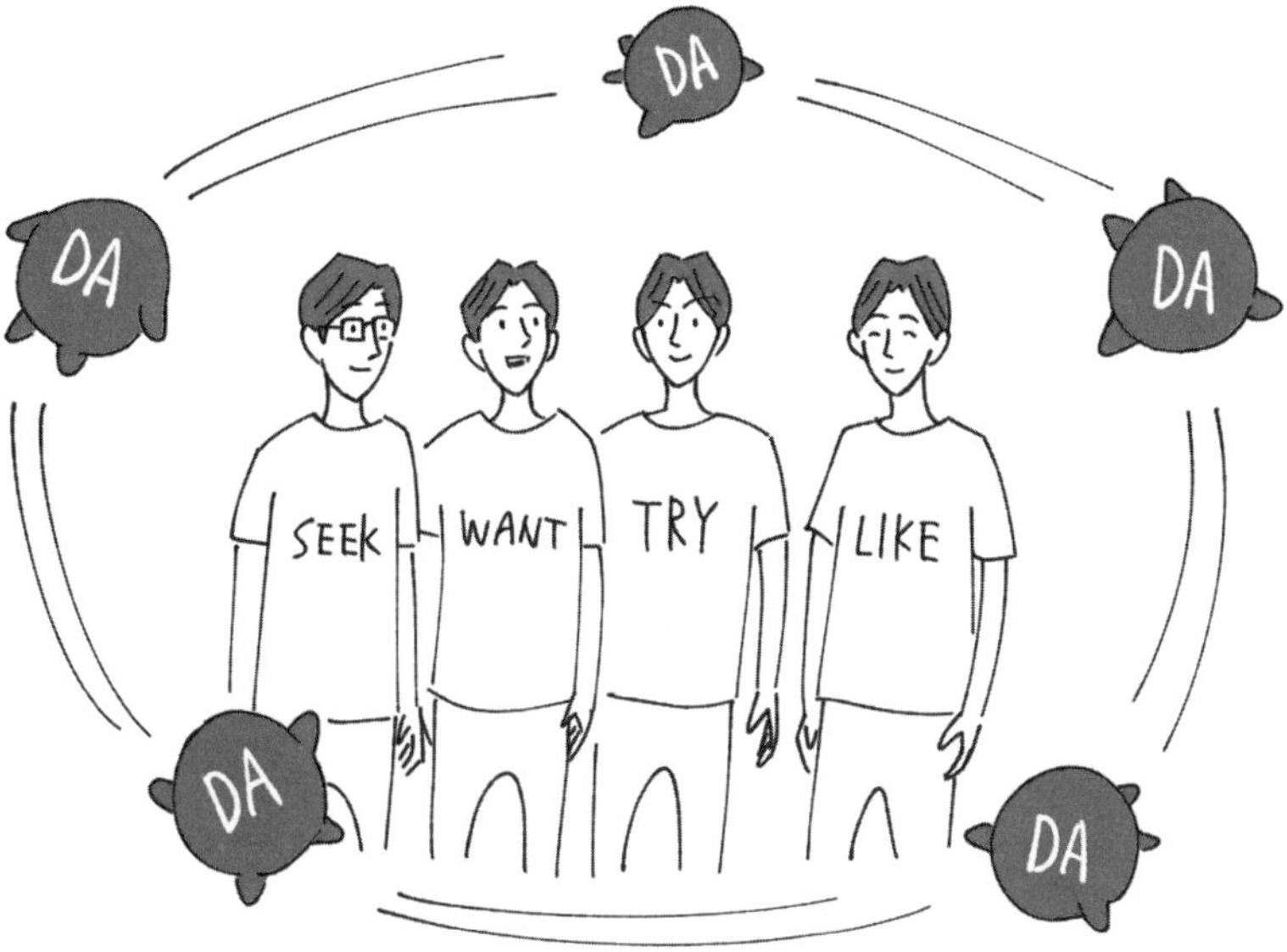

ただし、脳の中の情報をあつかうため、それが活用できるか否かは、個々人の脳の記憶の状態、あるいは「記憶をつなぎ合わせ脳で表現する想像力」を要することを留意しておきたい。

具体的には単に自己の体験した出来事やファクトの記憶だけでなく、そのときどきの感情も記憶として保持しておく必要がある。とりわけモチベーションの観点からは、できないところだけではなく、できた行為、嬉しい出来事、ワクワクした出来事、それらのエピソードに加えてポジティブな感情記憶を脳に強く持つほど、内モチベータは活用しやすくなる。

頭の中でドーパミンを誘導しうる脳の情報処理機能を六つご紹介しよう。

一つ目は、ｄｌＰＦＣ*を活用し、意識的に過去の快の体験を引き出す方法である。海馬におけるエピソード記憶だけでなく、扁桃体における感情記憶の引き出しを強く意識することが重要だ。これを記憶の「味わい」と呼んでいる。自分がワクワクしたときのことを、まさに思い出すことがこれにあたる。

二つ目は、ＯＦＣ*による「報酬予測感」である。報酬予測感とは「なんだか報酬（メリット）がありそうだ」と確信できる前の段階で、そのような認識をもたらす情動反応だ。自己と向き合い、普段から自己の内部環境とのコミュニケーションが行われていると、自己にとってポジティブなシグナルへの誘引、いわゆる「引き寄せ効果」が高まる可能性がある。この報酬予測感に気づきやすくなるからだ。なんだか言語化できないが、「そちらに向かいたい、向かおう」と脳や身体が反応するような状態が、それにあたる。直感の一種とも言えよう。

三つ目は「報酬予測」である。過去の記憶のデータベースから未来の報酬を予測することによ

＊ｄｌＰＦＣ
背外側前頭前野。価値記憶やエピソード記憶、感情記憶をふんだんに参照し、過去の経験から類推して判断する。自ら意思決定するときに使われる。

＊前頭眼窩皮質（ＯＦＣ）
前頭葉の側腹面に位置する。過去に記憶化された価値を参照し、いま目の前にあるものは自分にとって価値があるものか否かを見分け、即座の判断を導く「報酬予測」を行う。

るモチベーションだ。報酬を意識することで、ドーパミンがより誘導されやすくなる。ただ何となく木曜日の仕事をしているケースと、「よし、今日と明日を頑張れば楽しみな週末だ！」と報酬をエネルギーに変えるケースでは、脳の効率が異なる。快の情動をもたらす休みやお金が得られることを、過去の経験から類推するのが報酬予測の一般的な使い方だ。もちろん、休みやお金だけが報酬予測ではない。あなたに何らかの快をもたらすものを報酬として予測できれば、ドーパミンは誘導されるだろう。

四つ目は、「希望」である。我々は過去に体験したことがなくても、何かいいことが起こるのではないかという「予測想像」「妄想」を持つことができる。根拠のない自信や、漠然とした希望もその類である。

希望とは、基本的にはどうなるかわからないことに対して前を向かせる脳の機能である。脳のデータベースに根拠がないからといって否定されるものではない。むしろ人類に新しい発見や開拓を可能としたのは、データベースに先例のない状態で前を向かせるこの脳機能のおかげだ。

ただし、それは簡単ではない。なぜなら、新しい挑戦は知らないことばかりで脳のエネルギーを大量に消費するからだ。また、可能性といったポジティブな側面よりも、リスクジャッジメント*機能が優先される。なかなか希望は持ちにくいのである。

本当の意味で希望を持っている状態は、神経科学的には「不確かさドリブンの探索機能」と説明される。これは、単にSEEKしている脳というより、リスクも認識したうえでSEEKし、それでも前に向かわせようとする脳である。前頭前皮質の中でも最先端に位置するrlPFC*の役割によって引き起こされる、内側から誘発される高等な脳の情報処理を要するモチベータだ。

*リスクジャッジメント
リスク（不利益）を予測し、見極め、判断すること。

*rlPFC
脳の最先端部分にある前頭前皮質の一部。「メタ認知」で自分を俯瞰視するときに活用される。また「不確かさドリブンの探索機能」を引き起こす役割などもつ。

五つ目に、ｖｍＰＦＣ*にある強固な「価値記憶」も重要な内側モチベータとなりうる。**好きなものや大切にしていること、価値として認めているものなどを頭の中で想起している状態である。**自分が好きな名言、会社のビジョンなどが価値記憶として残っていれば、その名言やビジョンなどで自分を高めることは可能である。もちろん、そこにたどり着くためには、膨大な体験につながる記憶痕跡を刻み込む作業とエネルギーが必要になることはすでに述べたとおりである。

六つ目に「快の予測」もモチベータとして機能する。

報酬的に得られるものだけでなく、自分があることをしたら気持ちよくなるだろう、すっきりするだろう、おいしいものを得られるだろう、楽しい思いができるだろうなど、**あらゆる快の感情、状態を予想したり想像したり妄想したりしたときにも、ドーパミンは誘導されやすいと言えるだろう。**

脳の内側の仕組みから考えると、これらどれもが内モチベータとなりうる。

外モチベータも内モチベータも、自分の活用しやすいモチベータを探してみたり、新しいモチベータを開拓してみたり、いずれにせよそのような脳の情報処理を活用し続けることで、モチベータは活用しやすくなる。

1日のスケジュールの中にいくつか自分のモチベータを散りばめてみることがおすすめだ。自分のスケジュール帳を眺めてワクワクできるように、自分で自分の生きる時間を豊かにしてみると、それが仕事や勉強などにも間接的に効果をもたらすだろう。

また、とくにお気に入りのモチベータには愛着を持って愛でる感覚も活用できる。自分のこだ

*腹内側前頭前野（ｖｍＰＦＣ）
前頭前皮質の底側の中間寄りにある脳部位。自分の経験から培った価値ある事象の記憶痕跡の「価値記憶」をとどめる。直感の「GO」という判断にも関わる。

わりがあるものは、それを求める自分がいる。すなわち、その愛着あるものからドーパミンが誘導され、それが自身の発揮したいパフォーマンスにも転用される可能性があるということだ。ぜひ楽しんで、自己のモチベータの探索をしていただければと思う。

モチベーションのために期待値をコントロールする

ドーパミンが生まれる基本的な原則は、期待値や予測値の差分だ。ところが、あまりにも期待値が高すぎると、アウトプットに対してそれほど差分が出ないため、ドーパミンは出にくくなる。だとすると、**自分の予測値や期待値を下げておくと、うまくいった場合の差分が大きい分だけドーパミンも出やすくなる。**

誰かに何かをお願いして、あるいは仕事を依頼して、その期待値を意識的に下げてみるスキルである。これは、他人に期待するなと言っているのではない。自分のストレスとモチベーションのマネジメントとして、そういう脳の情報処理のあり方も身につければ、自分の中に新しいオプションを持てる。

すなわち、「相手に対する期待値を低めに見積もっておくこと」と、「相手に対して期待感を出すか出さないか」は、まったく別の文脈である。相手に対する期待値を頭の中で低くコントロールしても、相手に対して「期待していないよ」と言ってしまったら、相手のモチベーションを下げてしまう危険性がある。あくまでも、自分の中での期待値と予測値の調整である。

同様に、自分自身に対して期待を持ちすぎると、うまくできない自分ばかり見てしまいモチベーションが下がってしまうこともある。自分に期待し、高い目標を持つのも大切だが、**自分に対する期待をうまく自分で調整できる脳のファンクショニングスキル***を持っておくのも、**モチベーションにとっては非常に重要だ。**高い目標、ゴールのイメージにワクワクしつつ、段階的な目標やゴールも設定し、いかに自己のできた部分、成長した部分に注意が向けられやすくするのかという工夫も重要だ。

モチベーションの観点から考えると、自己の成長やできた部分からの学びができるようになると、ますます未熟な部分や足りない部分からの学びも促進されると考えられる。

*ファンクショニングスキル Fanctioning Skillのカタカナ読み。機能的スキル。一般に、身体性を伴うようなスキルのことを指すことが多い。

モチベーションを育むためのヒント 11

予測・期待の調整

時に、予測や期待を低めに調整してみる。時に、他人に望みすぎない。時に、自分への期待を持ちすぎない。できていること、できたことにも十分に目を向けてみる（他人へ期待感を出さないこととは別。自分の脳の中での期待値の調整である）。

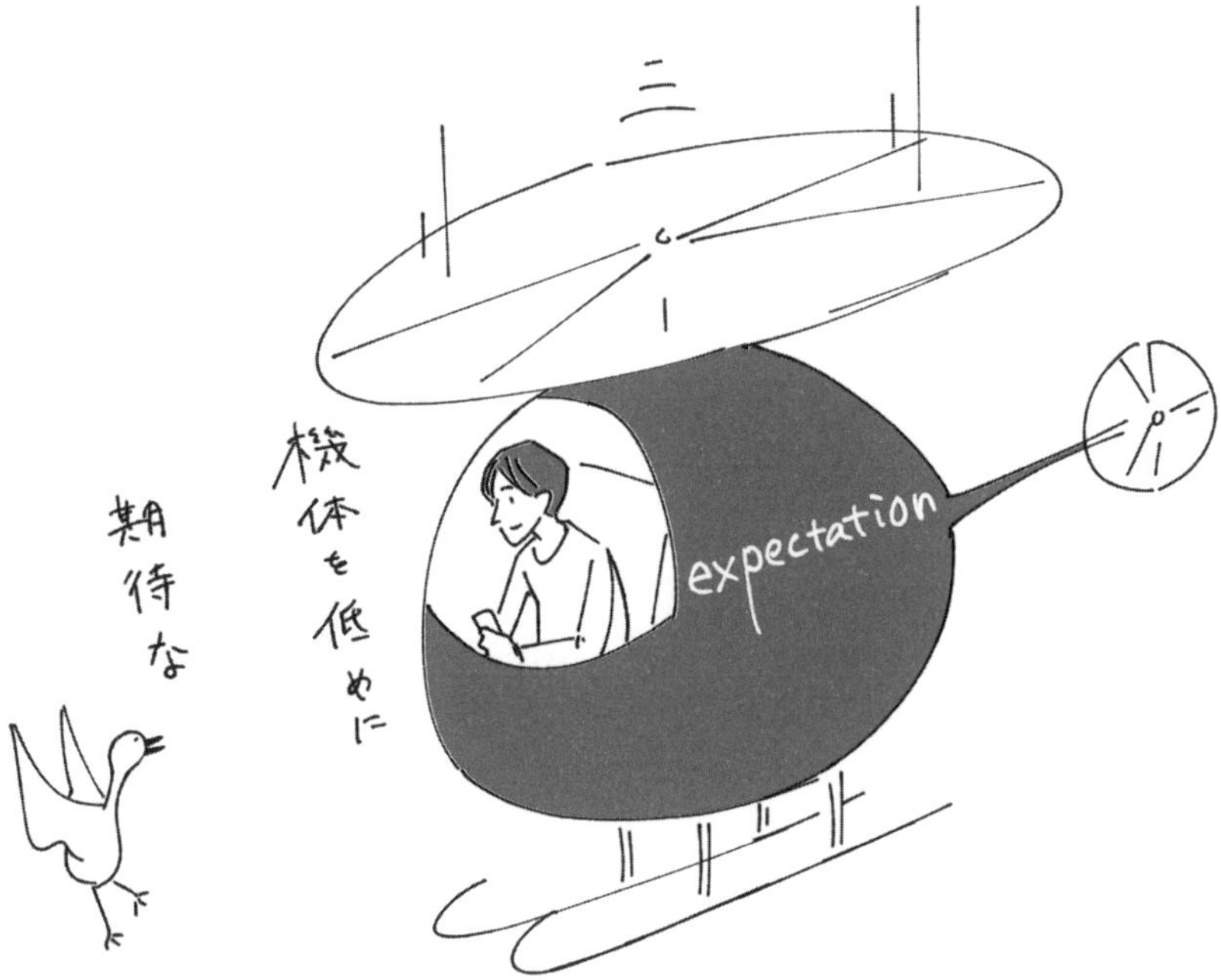

09 モチベーションと痛みの関係

痛みもモチベーションになる

本文を読み進める前に、次のページにあるイラスト（図13）を見て、共通点を探してほしい。

左側のセクシーな女性はＳＭを表していて、右側に並ぶのは辛い食べ物だ。

正解は、どちらも「痛み」である。辛みの信号は痛みとしてシグナルされ、脳内で共通の回路を使っているので近似した信号になる。

痛みを感じながらも、人間の行動特性としてこの二つに「はまってしまう」人、繰り返す人が少なからずいる。その人たちの脳は「痛み信号」を送っているにもかかわらず、はまってしまったのだ。そこにはどのような原理があるのだろうか。これも、脳の中の報酬回路を深く見ることで、さまざまなヒントが見つかる。

図13

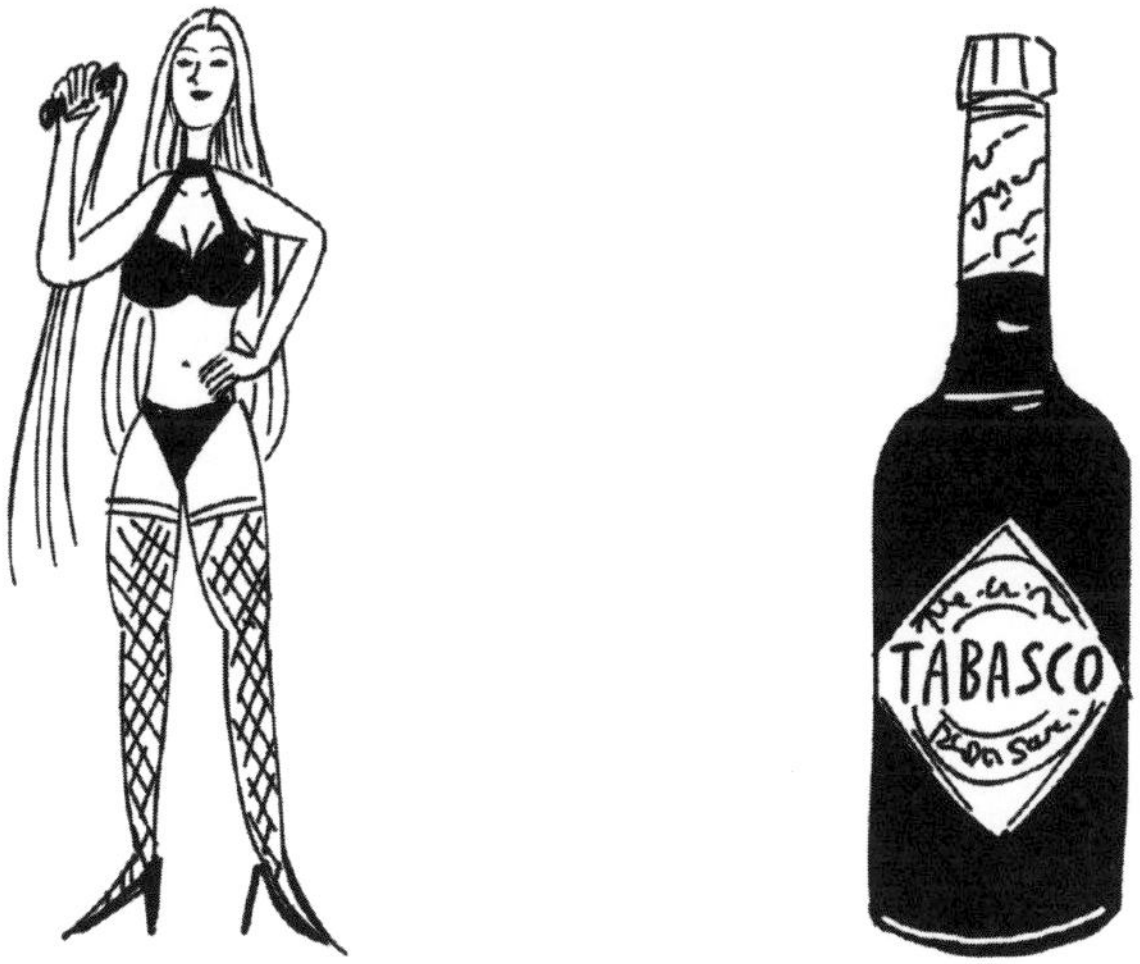

次のページの図14の上側についてはすでにお話ししたが、痛みは下側が関わる。

あなたの周囲にも、非常に辛いラーメンにはまってしまう人がいるのではないだろうか。相当に辛いと、普通は口の中が痛くなるほどの刺激を感じるはずだ。辛いラーメンを食べたときに、初めは痛み信号を受け取っているからだ。しかし、そのラーメンはおいしいという快楽も同時に引き起こしている。辛いという物理的な痛み信号を受けてなお、快楽という心理的な反応が同居した状態だ。かつその物理的な痛み信号には、実際の危険がないため脳が安全を学習し、痛みの信号に慣れる。そのため、辛いラーメンを食べてしまうのである。実際に、動物実験でも物理的痛みには慣れてストレスが低減するが、心理的痛みには慣れずにストレスが増幅しやすいという研究もある。[*11]

個人の性的嗜好のため実態をつかむのは容易ではないが、ＳＭにはまってしまう人も相当数いると思われる。これも同様に説明できる。ＳＭを実施している最中には、おそらく通常時に受けたら

＊11 田中正敏『ストレスの脳科学』講談社

図14　痛みと快感の関係

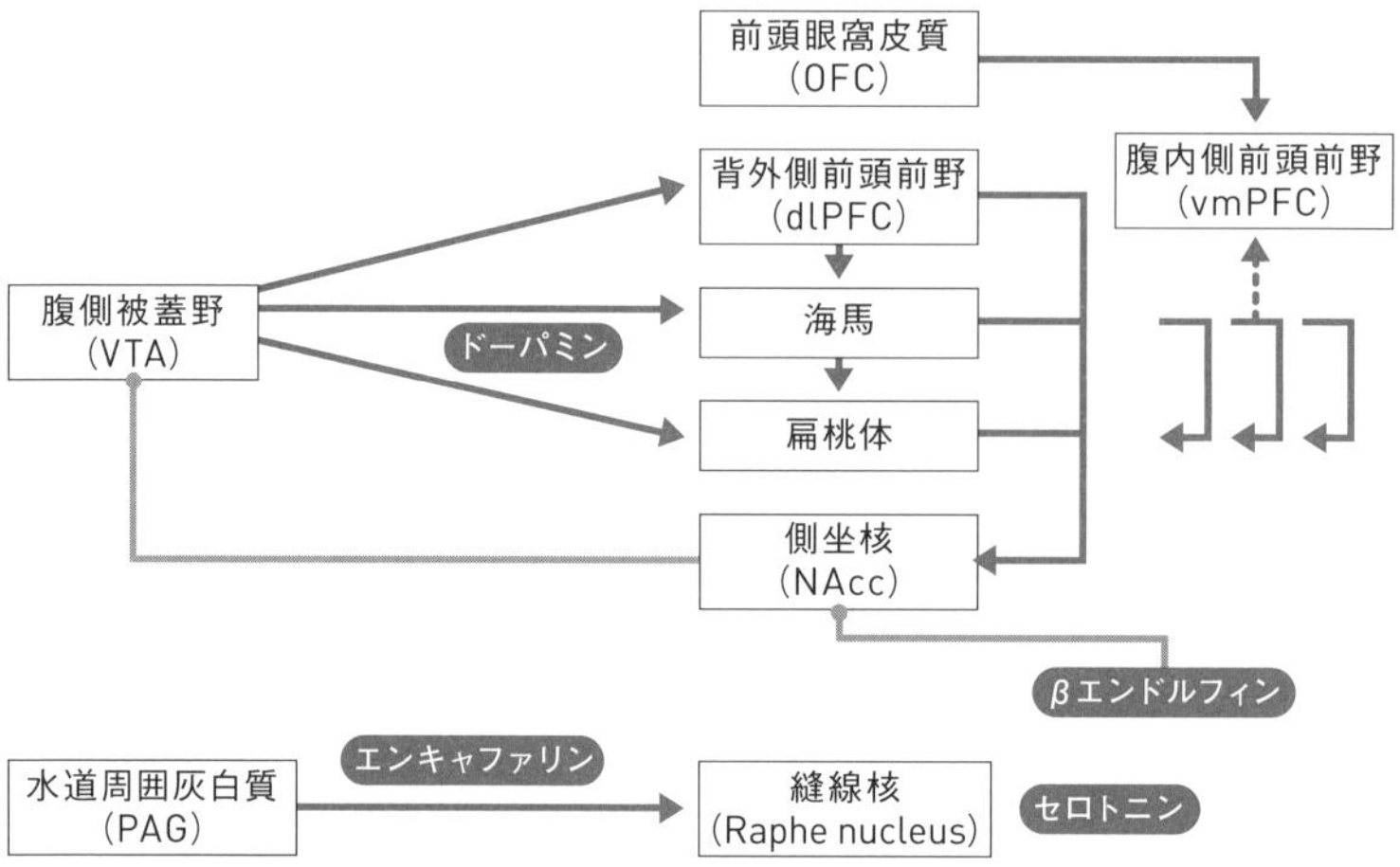

単なる痛み信号でしかない刺激が、性的興奮状態を引き起こす。辛いラーメンと同じように、痛みと快楽が同居するからだ。実際には危険がない痛みと、痛みへの慣れ、そしてそれ以上の快感状態が、一部の人をSMに駆り立てる。

　しかし、これだけではなぜ「はまって」しまうのかの説明にはならない。とはいえ、痛み信号を伴う快楽に人がはまってしまう原理についてはある程度説明できそうだ。その原理を突き詰めると、痛みを伴う快楽がより快楽を高めることがわかる。

　その答えとして考えられるのは、痛みを感じる際に痛みを和らげようとする化学物質が放出され、その化学物質に快楽性があることだ。**おいしい、気持ち良いことによる快楽物質に加え、痛みを和らげる快楽物質が脳や身体内に放出されるために、より快楽性が高まると推定される。**

　具体的には、痛み信号が送られると中脳の水道周囲灰白質（PAG）*からエンキャファリン*、同じく中脳の縫線核（Raphe nucleus）*からセロ

＊水道周囲灰白質（PAG）
中脳水道の周囲に広がる細胞集団。痛覚抑制作用・情動行動・自律神経系の変動・体温調節・呼吸・発声・性行動・排尿・睡眠・覚醒などの機能に関与する。

＊エンキャファリン
モルヒネのように麻酔・鎮静作用をもつペプチド（アミノ酸が複数個結合したもの）。摂食・飲食行動を誘起するとも考えられている。

＊縫線核
中脳から脳幹の内側部に分布する細胞集団。セロトニン細胞の分布とほぼ重なる。睡眠覚醒リズム・歩行・呼吸、注意・報酬にも関与する。

トニン、視床下部からβエンドルフィンなどの神経伝達物質が放出される。これが大きく痛みを感じているときに脳内で行われている情報処理である。

同時に「辛いラーメンはおいしいという情報」「性的興奮を高められる情報」が入ってくることで、図14の上側の仕組みも使われている状態になり、脳内では大量のドーパミンとβエンドルフィンがつくられやすい環境になる。さらに、痛みのシグナルが入ってきたときに、脳内では次の機会に備えるため、痛み情報の学習をしなければならない。記憶定着を促進するためにも、期待値差分が大きい痛みを伴う状態は、大量のドーパミンがいっそうつくられやすくなる。

そして、快、気持ちいい、おいしいなどの快楽状態によって大量のβエンドルフィンが出やすい状態にもなる。ドーパミンとβエンドルフィンが影響し合うと、さらにβエンドルフィンが出やすくなるほか、痛みの緩和のためにもβエンドルフィンが出るので、脳内では大量のβエンドルフィンがつくられやすい環境になっている。快楽物質の壮大なパレードが行われている状態だ。

この現象を可能としているのは、何度か強すぎない辛みや痛みを体験し、それが脳内で「害がない」「危険ではない」と学習する経験である。学習を重ねていくうち、脳内は痛み信号に対して「害がない」「危険ではない」という情報を提供するから、脳の中には心地良くさせる伝達物質が蔓延する。その時点で脳が「それは痛みではない」と学習すると、痛みを和らげる伝達物質が出ているにもかかわらず痛みを感じないため、快が非常に大きくなる。その大きな快が「価値の記憶」として定着していくことから、さらに痛みを望み、痛みの程度はエスカレートしていく。これがはまるとエスカレートするメカニズムで、辛いラーメンはどんどん辛く、SMもどんどんエスカレートしていく可能性が高い。

似たようなメカニズムで動くのが「ランナーズハイ」の状態だろう。

マラソンなどランニングをしている間、脳には筋肉や関節などからさまざまな状態の情報が数多く送られてくる。苦しい状態が続くなか一定程度の苦痛を超えると、快物質が大量に出た状態になり、苦しいはずなのにハイな状態になってしまう。これも、痛みのメカニズムとかなり近いことが行われているはずだ。

洗脳のメカニズムも似ているはずだ。

痛みや苦しみが与えられた状態から、救いなどの大きなポジティブな情動をもたらす状態が投げかけられると差分が大きくなり、痛みや苦しみに代わって快の情報が大きな情動反応として記憶痕跡化する。宗教的な文脈で辛い状態からの救いが強い信仰に代わるのは、このような脳内のメカニズムによるところも少なくないかもしれない。

家庭内暴力（ＤＶ）もそう考えられる。

ＤＶを受けているのに、なぜ一緒にいるのか理解できない人は多いだろう。ＤＶをしている人が相手に痛みを伴わせたそのあとに、優しく抱きしめて愛を与えると、暴力と優しさのギャップが大きい分だけ快の記憶痕跡化も進めてしまう。だからこそ、なかなか離れられない可能性があると思われる。

このように、痛みと快とモチベーションは関連し合っていると考えられる。

苦痛をたしなみ、モチベーションを高める

これまで身体的な痛みについて見てきたが、脳にとっては身体的な痛みと精神的な痛みは密接な関係がある。同じような脳部位で情報が処理されるからだ。当たり前のことだが、他人を痛めつける行為は決して許されない。ただし、自分自身が「痛みと快」に対してうまく付き合うことができれば、モチベーションにとって重要な示唆が得られるかもしれない。

そもそも、何かを成し遂げようと努力しているとき、かなり苦しい状態や精神的な苦痛を体験しているフェーズがある。そのフェーズに耐えるエネルギーもドーパミンの役割になる。**苦しいフェーズがあるからこそ、何らかの達成や満足を得て、快が発露することになる。**そのギャップが大きければ大きいほど、ドーパミンの発露にとっても価値の記憶痕跡化にとっても、重要な要素になっていく。

心の痛み、心の苦しみに耐えることで、その後ポジティブで大きな快が得られる事実がわかっていれば、むしろ痛みや苦しみがあるからこそ、もっと楽しめるはずだというモチベーションにつながる可能性がある。痛みや苦しみや辛さを感じたときには、人生を豊かにするラッキーなシグナルかもしれないと考え、それをモチベーションとすると効果的だ。

このときの重要なポイントは、苦しいフェーズがあるからこそ、大きな快が得られると本気で信じ込み、強く望むことである。それが願望の力の一つでもある。

苦しければ苦しいほど、人は目の前の苦しさにとらわれやすくなる。そこで「成し遂げた際のポジティブなイメージ」を願望として意識的につくり出し、ドーパミンを誘導して前に進む必要がある。願望とは、成し遂げていないことを脳内でつくり出す作業だ。そのためにも、脳や身体で快の反応をもたらす想像力と妄想力が必要だ。これは、高等な脳の情報処理の一つと言えるだろう。

だからこそ「苦痛をたしなむ」発想が必要になる。

もちろん、苦痛は辛く、投げ出したくなるものだ。それでも、**ときには自分で自分を追い込み、その苦痛、辛さを受け入れてみる。するとと、苦痛を体感したあとに通常以上の大きな差分が生まれ、大きな喜びを得られる可能性を高める。**どうしても挑戦したいこと、やり遂げたいことに関しては、苦痛を感じたときはむしろラッキーな状態と俯瞰視し、耐えることを楽しんでみる。そうすれば、高いパフォーマンスを出しやすくなるかもしれない。

ただし、絶対にやってはいけないのが、他人を追い込むことだ。

このメカニズムを知り、自分で決めて自分でやるからこそモチベーションが高まるのであって、**他人に強制されると逆に怒りを覚えたり、ストレス反応を過剰にし、パフォーマンスを下げたりする可能性が高い。**他人を追い込まず、あくまで自分で望んで、自分で自分を追い込むことをうまく活用してみてほしい。また同じ理由から、あなたが他人に強制されたことで追い込まれている場合は「苦痛をたしなもう」と無理をしてはいけない。

自分で自分を追い込んでいい人は、自分で自分に優しくできる人だ。自分で自分を和らげ、休息させ、ストレスマネジメントができる人である。それができない人が自分を追い込むと、ストレスが過剰な状態になり、心理的危険状態に陥り、パフォーマンスを落とすなどネガティブな作用しかない。だからこそ、CHAPTER2で述べるストレスを十分理解してうまくつき合う術を身につけることは、モチベーションを最大限活用するうえでも重要なのである。

一方、ストレスマネジメントをある程度体得でき、意識的に自分で自分を追い込めているなら、自分で自分を追い込むために、自ら頼んで他人に追い込んでもらってもよい。自分で自分を追い込むのは非常にたいへんである。甘えや逃げがすぐに出るからだ。よほどの自制心と精神力が必要となる。甘えや逃げをうまく制御できないと感じたら、さらに成長するために誰かに支えてもらうのも一つの手である。

この手法は、アスリートによく見られる。

重いバーベルを上げるとき、脳は身体より早く「もう無理だ、やめよう」と回避しようとする。しかし、身体的にはまだパフォーマンスできることのほうが多い。自分で持ち直せるのならばそれでもいいが、できなければトレーナーをつけて精神的な支え、追い込みをかけてもらえばいい。

昔の人たちの学びは、かなり追い込まれた状態で行われていた。しかし、自分が師事する師匠には自ら好んで追い込まれに行っているので、高い学習効果があったはずだ。**人に強制される学びと自分で望んで追い込まれる学びは、学びという文脈では一見同じに見えるが、実際には脳の仕組みは異なり、効果も大きな差が出るだろう。**

苦痛に耐えること、苦痛をたしなむことは、成長を加速させる。

自分で決めた苦痛、自分で決めた苦しみは、私たちを強くする。

苦痛を感じているときにがんばると、脳内ではさまざまな快楽物質やドーパミンを含めた成長伝達物質がオンパレードの状態になっている。いわゆる「フロー」状態に近いかもしれない。苦痛、苦しみというどん底状態と快の間には大きな差分が生まれるから、ドーパミンも通常より大量に分泌されるだろう。ドーパミンは学習、記憶定着、効率化を担うから成長を促してくれる。

苦難の状態から何かを達成すると、差分でドーパミンが出やすくなるため、学習効率も高まる。この苦難に耐えることの価値を学習するのが、次への大きなモチベーションになっていく。より困難なことにもトライする脳をつくっていく。苦痛や痛みはネガティブな要素だが、モチベーションに関しても大きな役割を担っていると言える。

「ありがとう」という言葉は、「有難う」と書く。この言葉は、苦難や災難などの難があり、姿を表すことも伝えてくれているのかもしれない。きっと難は、愛を、我々の強さを、成長を支えてくれる一要素なのだろう。

モチベーションを育むためのヒント 12

苦痛をたしなむ

時には自分で自分を追い込み、その苦痛、辛さを受け入れる。苦痛後には通常以上の快感を得られることを知り、ラッキーな状態と俯瞰視し、耐える状態を楽しむ。他人を追い込まない。あくまで「自分で自分を」追い込むのがポイントの一つ。

苦痛に耐え、たしなむのは成長を加速させる

自分で飛び込んだ苦痛、苦しみは我々を強くする。苦痛時の頑張りは、成長伝達物質のオンパレード。どん底から快へと大きな差分を生み、通常以上のドーパミンを放出、快も増幅する。それが次なる苦難へのモチベーションにつながり、人を大きく成長させる。

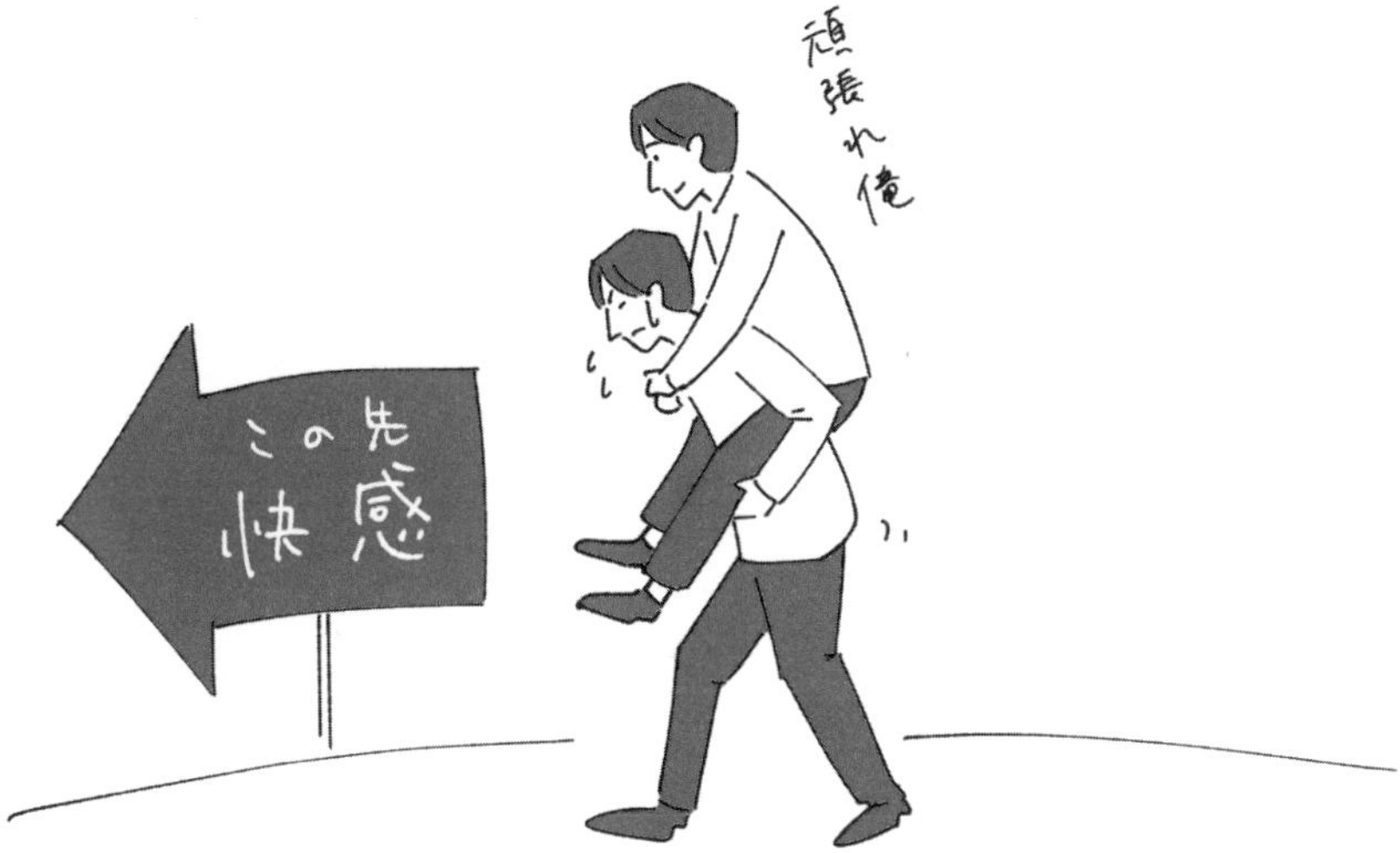

10 お金とモチベーションの特殊な関係

我々にとってお金は重要だ。モチベーションを高めてくれるものとしてお金を一番に思い浮かべる人も多いだろう。ここでは、お金についての脳内の情報処理がどのような特異性を持っているのか考察してみたい。

お金は脳にとって特異な刺激物

生まれたばかりの赤ちゃんがお金を見て「おお、これは価値あるものだ」と感嘆することは絶対にない。お金は、先天的に価値あるものとして脳内にインプットされているわけではない。成長していく過程で、後天的に価値あるものとして学習される。

成長するプロセスにおいて、すべての生物は無数の体験を重ねていく。ある出来事Aに関するポジティブなエピソードが、エピソード記憶Aとなる。それに付随した感情が、感情記憶Aとして脳の中に痕跡として残る。その記憶が自分にとって好きなものであれば、同じような体験を繰り返す。すると、脳の中ではポジティブなエピソード記憶と感情記憶が太い回路で結ばれ、セットの「価値記憶」として保存、蓄積される。

ところが、大人になればなるほどこの価値記憶を伴う快の体験をお金で買える構造に直面する。むしろ、**価値記憶化された快の体験を、お金以外のもので代替することはなかなかできない。その意味で、脳にとってお金は非常に特異な刺激物となる。**

さまざまな価値記憶化された快の体験がお金で買えるとなると、その価値記憶はお金と結びつくようになる。お金は脳の中で種々の価値記憶と結びつく特殊な存在なのだ。まさに「Neurons that fire together wire together*」の原理で説明できる。さまざまな価値ある体験とお金が同時発火することで、お金の脳での立ち位置が、他に例を見ない存在として脳に居座る可能性が高いのだ。

そうなると、お金がモチベータとして有効になるかという疑問が湧く。

全員が全員そうなるとは限らないが、たしかにお金は価値として頭の中で記憶痕跡を残しやすい。したがって、報酬予測を導いてモチベータとして役立つ可能性は非常に高い。外刺激として目の前のお金がドーパミンを誘導しやすいからこそ、あり得る原理だと考えられる。

ただし、問題がないわけではない。マウスのドーパミン実験では、報酬が大きくても慣れた刺激にはドーパミンが出ない結果が出た。**人間の世界でも、毎月支払われる給料、かつ毎月金額が変わらないと、ドーパミンは出にくくなるだろう。**最初の給料にはワクワクしたのに、そのうち当たり前化して、ワクワクしない自分がいることを感じたことがある人は多いはずだ。

重要なのは、予測差分、期待値差分である。これがドーパミン誘導の基礎である。予想外、ま

*Neurons that fire together wire together
「共に発火すれば、共に繋がる」異なるニューロンが同時に発火することでニューロン同士の結びつきが強くなる。ヘッブ則（48ページ参照）のこと。

たは経験したことがない金額が、お金によるドーパミントリガーとなる。

宝くじは、当たるかもしれないし当たらないかもしれない。まったく報酬予測が立たない。だからこそ、ドーパミンは出やすい。さらに、もしかしたら数億円という経験したことのない金額を得られるかもしれない。その差分もドーパミンを大いに誘導する。

道端で1000円拾うのも、ケースとしてはなかなかないからドーパミンが出やすい。逆に言えば、経験の少ない金額、経験の少ない場面に遭遇しない限り、外刺激としてお金からドーパミンを誘導するのはなかなか難しい。そうなると、現在の給料制ではドーパミンの誘導はあまり期待できないだろう。

お金はモチベータとして、外刺激としてもちろん効果を発揮する可能性は高い。だが、あらゆるケースでモチベーションを高めるとは言えないだろう。

一方、内刺激はどうだろうか。頭の中で行うお金の報酬予測は「これをやると、これぐらいの金額をもらえるかもしれない」と考えることだ。

数字としてのお金は定量化されて非常にわかりやすく、予測が立てやすい。予測と結果も一致させやすい。来月の給料が50万円だと言われれば、50万円とわかってしまうから、期待の差分を生むのが非常に難しくなる。だからこそ、飽きたり慣れたりしてしまい、内刺激でもドーパミン誘導が難しいケースが非常に多い。

自分の予測や期待値はわかりやすいため、ポジティブに裏切られることがあればドーパミンを誘導しやすい。その環境が常につくられれば誘導として有効かもしれないが、現実問題としては非常に難しい。

反対に、少しでもネガティブに裏切られると、お金は強く価値記憶化されていることから、怒り、悲しみ、不安、恐怖という強い感情が湧き起こってしまう可能性が高い。場合によっては生存に関わるレベルで脳の中に保存されている人もいるはずだから、より大きな怒り、悲しみ、不安、恐怖でネガティブな情動反応を示す。お金はそのような性質を持っているため、期待が裏切られれば心理的危険状態を導きやすく、集中力も記憶力も行動力もマイナスになってしまう。

お金が他のモチベータと異なるのは、脳の神経回路が種々の記憶と結びついて強い記憶を持つことによって、お金に対する価値観がその人の認知的柔軟性を規定する点だ。ほかのことに関しては受容できたとしても、ことお金に関する限り、ネガティブな情動反応を示すことも考えられる。お金はそれだけ特異で、強力な脳の配線をつくっていると考えられる。

それでは、お金を特殊な存在として扱ったとして、これをモチベータとして使えるだろうか。私は短期的なモチベータとしては使えるが、長期的には難しいと考える。なぜなら、後者の場合には、報酬に慣れる前にお金を少しずつ増やすことで変化をつけなければならないからだ。有限なお金でそのような設定をするのは難しいだろう。

お金だけがモチベーションにならないよう設計する

記憶痕跡化のなかで、脳は記憶情報を一般化していく性質がある。私たちが報酬としてお金の設計を上手に行わないと、学習モチベーションには導けないと言えそうだ。

図15　記憶痕跡と一般化

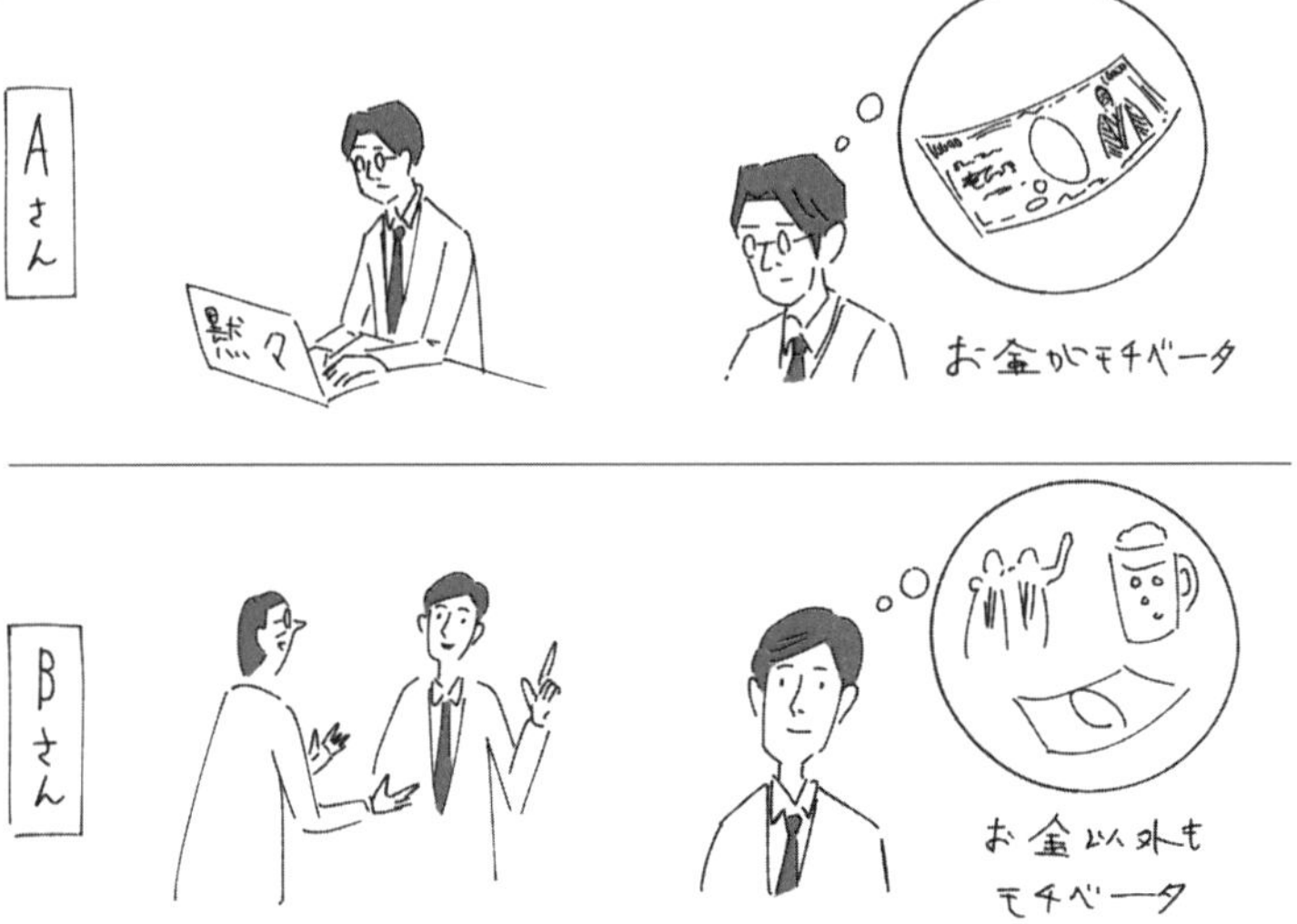
Aさん
黙々
お金がモチベータ
Bさん
お金以外も
モチベータ

Aさんと Bさんがいるとしよう。AさんとBさんは、同じようなプロジェクトに従事している。

Aさんはさまざまな場面で時間軸に沿って体験をエピソード記憶として変換し、その痕跡が脳内に残されていった。ただし、取り立ててポジティブな体験があったわけではない。最終的に、プロジェクトが終わったときにポジティブな情動が得られるお金をもらった。

一方のBさんは、プロジェクトで一緒になったメンバーが楽しい話をしてくれたり、一緒に楽しく食事をしたりしながらプロジェクトを進めた。つまりBさんは、ポジティブな情動がプロジェクトの体験の中で得られている。もちろん、最後に金銭的な報酬も支払われた。

Aさんの場合、さまざまなエピソード記憶があるなかで、ポジティブな感情記憶はお金から得たものがメインとなっている。一方のBさんに関しては、さまざまな経験量は同じだったとしても、蓄積しているポジティブな感情の記憶がバラエティに富んでいて、非常に「カラフル」な状態である。ポジティブな感情記憶に関して、お金の割合はほんの一部だ。

次にAさんとBさんが同じようなプロジェクトに従事するとき、それぞれが行動するモチベーションは何か考えてみよう。Aさんの場合はお金がモチベータになっている。お金がないと、行動の源泉になりにくいタイプである。

一方のBさんは、さまざまな快のポジティブな体験をしてきて、その一部としてお金があるにすぎない。むしろ、他の行動モチベータのほうが強いこともあるだろう。**人に貢献したり感謝されたりする体験があって、そこに快感情が数多くあれば、それがモチベータとして作用し、行動に移ることも考えられる。**したがって、予測されやすいお金というモチベータだけでなく、そのほかの体験におけるポジティブな感情の醸成によるモチベータをもつ方が、より高いモチベーションを導く可能性が高くなるということである。

さらに言えば、結果のみにポジティブな感情が芽生えるような設計では、結果に対してしかモチベーションが湧かない。これが悪いわけではないが、そのような人は結果がどうなるかわからないことに挑戦する脳にはならない。

一方、結果に対するポジティブな感情を大切にしつつも、プロセスにおける価値、快感、喜び、やりがいを大切にする人の脳は、たとえ結果がどうなるかわからなくても、やること自体に意味、意義、楽しみを見出し、新しい挑戦をする脳と言える。

実際には、我々の日常において、結果が見えていることなどほとんどない。もしあるとしても、そのようなことは機械か人工知能がやってくれるようになるだろう。これからの時代は、ますます結果ドリブンの脳だけでなく、プロセスドリブンの脳が重要になるだろう。

モチベーションを育むためのヒント 13

お金は感情を揺さぶる

お金は脳に強固な価値記憶として保存されていることが非常に多い。大きく感情を揺さぶる。欠如は大きな不安・恐怖を導き、嫌避のモチベーションを生みやすい。

お金は予測しやすい

何回も経験した報酬は、その報酬をピタリと予測することが可能になりやすく、ドーパミンを誘導しにくい。脳の報酬への慣れである。もちろん、予想外かつ経験の少ない場面での報酬は大きなドーパミン誘導を促す。

プロセスに快感情を散りばめる

一連の学習、体験、プロジェクトなどにおいて、結果だけでなくプロセスに快情動のモチベータを散りばめる。脳がその学習、体験、プロジェクトをどのように記憶化するかに影響する。それは、未来の学習、体験、プロジェクトに対する非言語的な「何のために」に影響を与え、モチベーションを高める。

プロセスなくして結果なし

プロセスへの価値付けがモチベーションを高め、プロセスに力が入ることで成長を促進する。その結果として、成果を高めることにも寄与する。

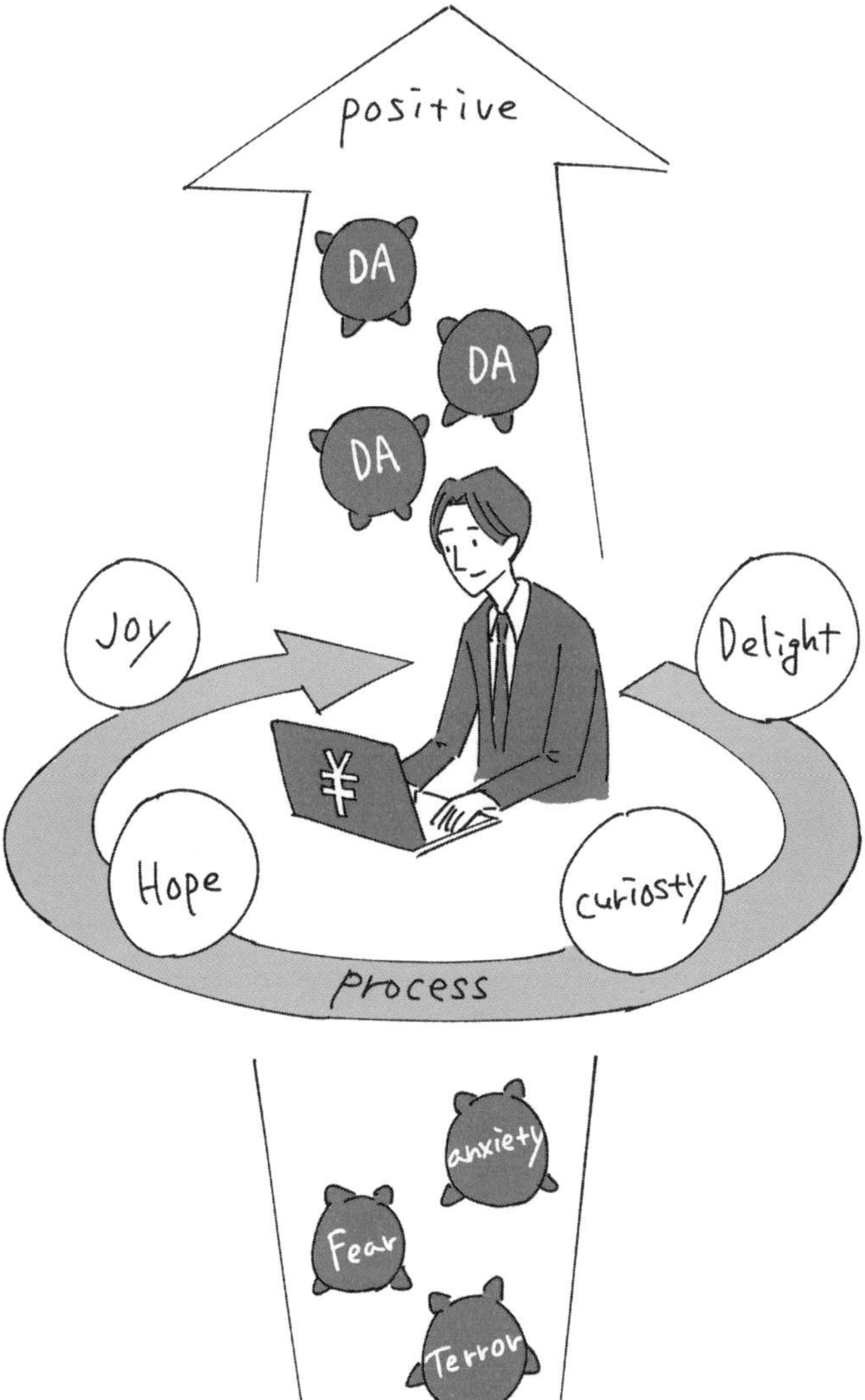
positive
DA
DA
DA
Joy
Delight
¥
Hope
curiosty
process
anxiety
Fear
Terror
negative

11　モチベーションをマネジメントする

図15のケースを見ると、脳には出来事だけでなく、そのときの感情の情報がより重要であることが示唆される。これは、普段の私たちのあり方にも大きな影響があると考えられるので、簡単に説明しておきたい。

同じくAさんとBさんがいるとしよう。図16は、XさんがAさんとBさんとともに過ごしたときの体験の一部を切り取ったものである。

Aさんに対しては、あまりよくないところを見たり、聞いたり、接するなかで感じた経験が多い。ときにはポジティブなこともあるが、Xさんの印象的には、Aさんはネガティブな記憶として残っている状態である。仕事はできて素敵だと思うことがたまにあったとしても、普段の素行や振る舞いに違和感があると、このような記憶がXさんの脳の中に残っているAさんに対しての情報となる。

一方のBさんに関しては、さまざまな出来事を体験する時間はAさんと変わらないものの、それぞれの接点の中でポジティブな記憶痕跡を培ってきた。何気ない気遣いや優しさ、直接仕事と関係ないなかで見聞きする振る舞いに好感が持てるなど、Bさんに対してはポジティブな感情の

図16　普段の在り方の大切さ

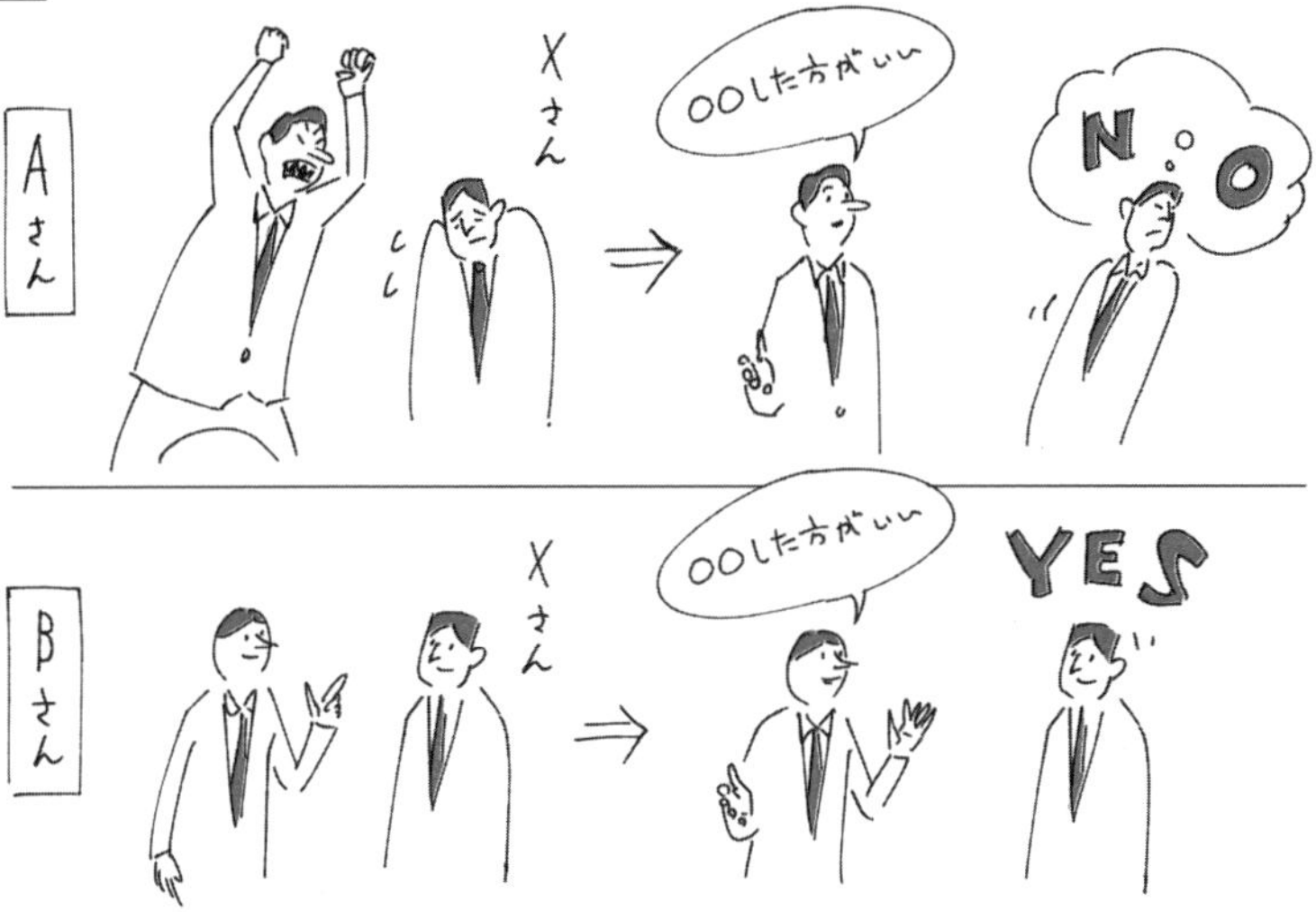

記憶が残る。

こうなると、Xさんの行動にも影響が出やすい。Xさんにとって Aさんは、嫌避モチベーションが働いてしまう。一方のBさんは、好接モチベーションが働く。

ビジネスの文脈では、とりわけ仕事ができるか否かばかりが注目されやすい。当然それも大切だろうが、人が人を判断する情報はそれだけではないことを留意する必要がある。

フィードバックはお互いの関係性が大切

想像してみてほしい。

Xさんにとって、Aさんにフィードバックをされるのと Bさんにフィードバックをされるのでは、どちらが好ましいだろうか。同じフィードバックでも、Aさんに言われると素直に聞き入れられないが、Bさんに言われると素直に聞き入れられやすいのではないだろうか。フィードバックを受ける本人にとって、誰に言われるかは非常に重要なことだ。普段、行動をあまり見る機会がない人や、ネガティブなところばかり見ている人にフィードバックをされても、頭の中に入ってこない。嫌避モチベーションが働きやすくなるからだ。一方、普段の言動、行動、振る舞いからポジティブな印象を感じている人からであれば、どんなにネガティブなフィードバックをされたとしても、受け入れやすい。つまり、フィードバックをする側とされる側の関係性が非常に重要ということだ。**普段の関係性がない、あるいは悪いままフィードバックをしても、相手が受け入れられる状態になっていないケースも多い。**

逆の立場で考えると、フィードバックを聞く側はどのようなモチベーションでフィードバックをしてくれる人との関係性を築くのがよいだろうか。たとえネガティブな印象を抱いている相手だったとしても、「自分のためになるフィードバックもあるはずだ」という姿勢で臨んだほうがあなたの成長の可能性を広げるだろう。「普段、あの人はまともなことをやっていないし、自分の仕事について理解もなしに言っている」などと拒絶しては、貴重な学習の機会を失ってしまうかもしれない。そのためにも、フィードバックをする側、される側ともに、普段の振る舞いやあり方に気をつけることも重要だ。そうすることで、より円滑なコミュニケーション、成長の連鎖を形成していけるはずだ。

モチベーションは一人ひとりまったく違う

本書のはじめで触れたメタ認知は、自分を客観的に知る能力が重要ということだった。その理由は、一人ひとりが異なる体験をするため、脳に書き込まれていく情報、記憶が異なるからである。すなわち、あなたがどんな体験をし、それに伴ってどう感じたのか、その情報のありようが、あなたのモチベーションのあり方にも影響するのである。

たとえばディナーパーティーに対するモチベーションを考えてみよう。あなたはディナーパーティーに前向きだろうか。あるいは苦手と感じるだろうか。もちろん、どんなパーティーなのかにもよるだろうが、そんな時に我々に「なんとなくGO」「なんとなくNO GO」と判断させる脳の働きがある。それは、これまで培ってきた体験の情報を脳が一般化する仕組みによって引き起こされている。個別の体験の記憶ではなく、たとえばこれまでのディナーパーティーの体験を脳が俯瞰的に判断して、「GO」や「NO GO」の感覚をもたらしてくれる。つまり、それまでの体験の感じ方をパターン化し、感覚をもたらしてくれている。

しかし、ここで留意していただきたい点は、脳の感覚は必ずしも確率論的ではないということである。ディナーパーティーで嫌な体験をしたことが、10回中ほんの1回だけであっても、それが強い感情記憶として残っていれば、当然それに引きずられたモチベーションが発露されるのである。

このように、人のモチベーションのあり方は、体験とそれに伴う感情の発露のあり方が大いに影響し、誰一人として同じような体験をし得ないとするならば、一人ひとりのモチベーションの発露のあり方が異なることは自明ではないだろうか。そのため、どんなに優秀な人、偉い人の話でも、そのモチベータが必ずしも当てはまるわけではない。だからこそ、自分自身で自分の出来事と感情の発露のあり方、自分の内側に強く存在する体験の記憶、価値記憶や価値観などをしっかりたどっていく作業があなた自身があなたのモチベーションとうまく付き合ううえでは重要となる。メタ認知し、自己と向き合うことがモチベーションにおいて大切なのは、あなたのモチベーションを高める要因のヒントは、外側にだけあるのではなく、あなたの内側、脳に刻まれた記憶にあるからだ。自己の高まりを感じさせる瞬間への気づき、そんな体験の記憶の検索、あなたの中に眠るそれらの情報を引き出すことで、ますます自分のモチベータに気づきやすくなり、あなたの脳を、モチベーションが高まりやすい状態に導いてくれるだろう。

「何のために、何をやろうとしているのか」を明確にする

そもそも、モチベーションは自分が何かをやるための原動力である。だからこそ、自分がやろうとしていること、やっていることを深く知るのはとても大切なことだ。

モチベーションを高めるための大前提として、あまりにも何も知らない状態、曖昧な状態は不安や恐怖の情動を高め、脳の機能を有効活用できなくする。やろうとしていることを深く知るのは、その不安や恐怖、曖昧さを取り除いてくれる一つのツールになる。

実際に「やろうとしていることを深く知る」とはどういうことなのだろうか。

ただ単に、上辺だけ知ればいいわけではない。ファクトベースで知ればいいわけでもない。みんながやっていることを参照すればいいわけでもない。やろうとしていること自体を自分の脳の中で経験や記憶と関連づけることが、本当の意味で深く知ることである。

モチベーションを育むためのヒント 14

改めてメタ認知の大切さを意識する

一人ひとりの脳の記憶痕跡は非常に多様。自分の脳の記憶が自分のモチベーションを生み出す源泉。自分のやってきたこと、大切にしていることを見つめることはやはり大切。

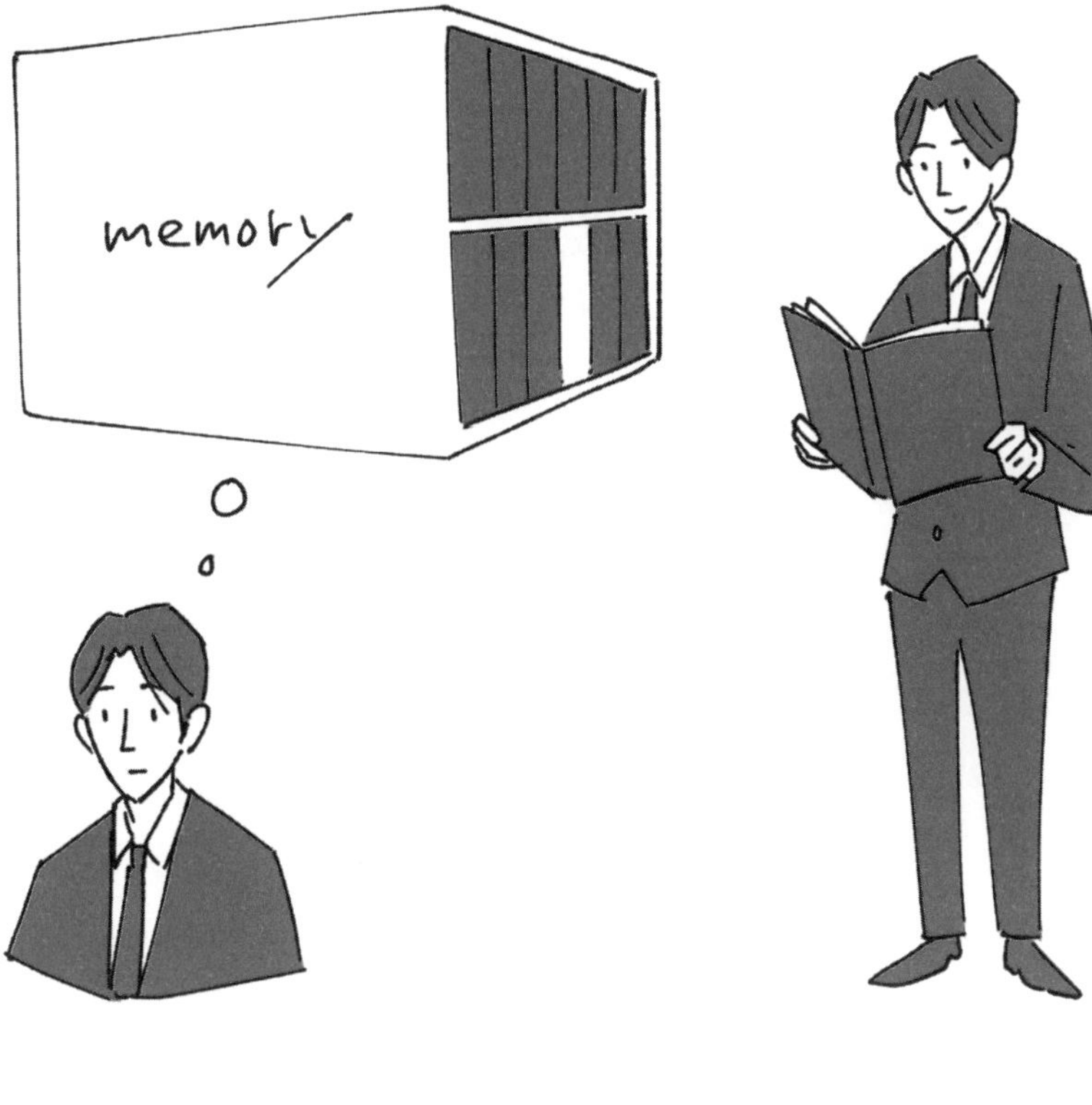

仕事の場合、自分がやってきた過去の経験を参照し「なぜこの仕事をするのか？」「何のために必要なのか？」を考えることが第一歩になる。そのときにどのような出来事があり、付随してどのような感情が芽生えたかをしっかりとたどる必要がある。よくあるのは、先輩や上司など過去に誰かがやっていて「この仕事はこういうものだ」と教えてくれるケースだ。それも知ることの一つの方法だが、その情報が自分の脳内で記憶として参照され、どのように理解できるのかが重要になる。これが世に言うところの「自分ごと化する」ということだ。

もちろん、自分ごと化するのは重要だ。ただ、あなたは「自分ごと化」を適切に説明することができるだろうか。あまりにも漠然としているので、私はこう定義したい。

「自分の脳内にある過去のエピソード記憶、感情記憶、価値記憶を振り返り、目の前にあるモノ・コトと関連づける作業」

自分の過去の経験を振り返ると、そこには感情的な要素も出てくる。その感情がネガティブであるために行動するモチベーションが湧かないこともあるだろう。価値記憶をたどってその行動には価値がないと判断し、行動しないほうがいいとモチベーションをストップさせることもあると思う。反対に、感情的な要素を引き出すことによって「やらなければならない」と決意したり、価値記憶を動力として「やるべきだ」と行動が誘発されたりすることもある。

やろうとすることを深く知ることというのは、すなわち、やろうとすることを自己のこれまでの体験や価値の記憶と紐付け、まさに「やろうとすることを自分とリンクさせる」作業のことなのである。

モチベーションを育むためのヒント 15

やること、やっていることを自分の脳で知る

やること、やっていることを知るのは、無知や曖昧に起因する不安や恐怖を取り除くためにも大切。さらに、やること、やっていることを自分の過去の記憶（エピソード記憶、感情記憶、価値記憶）に関連づけて解釈することで、自己の感情を動かし、モチベーションにつながる。これがいわゆる「自分ごと化」の仕組み。

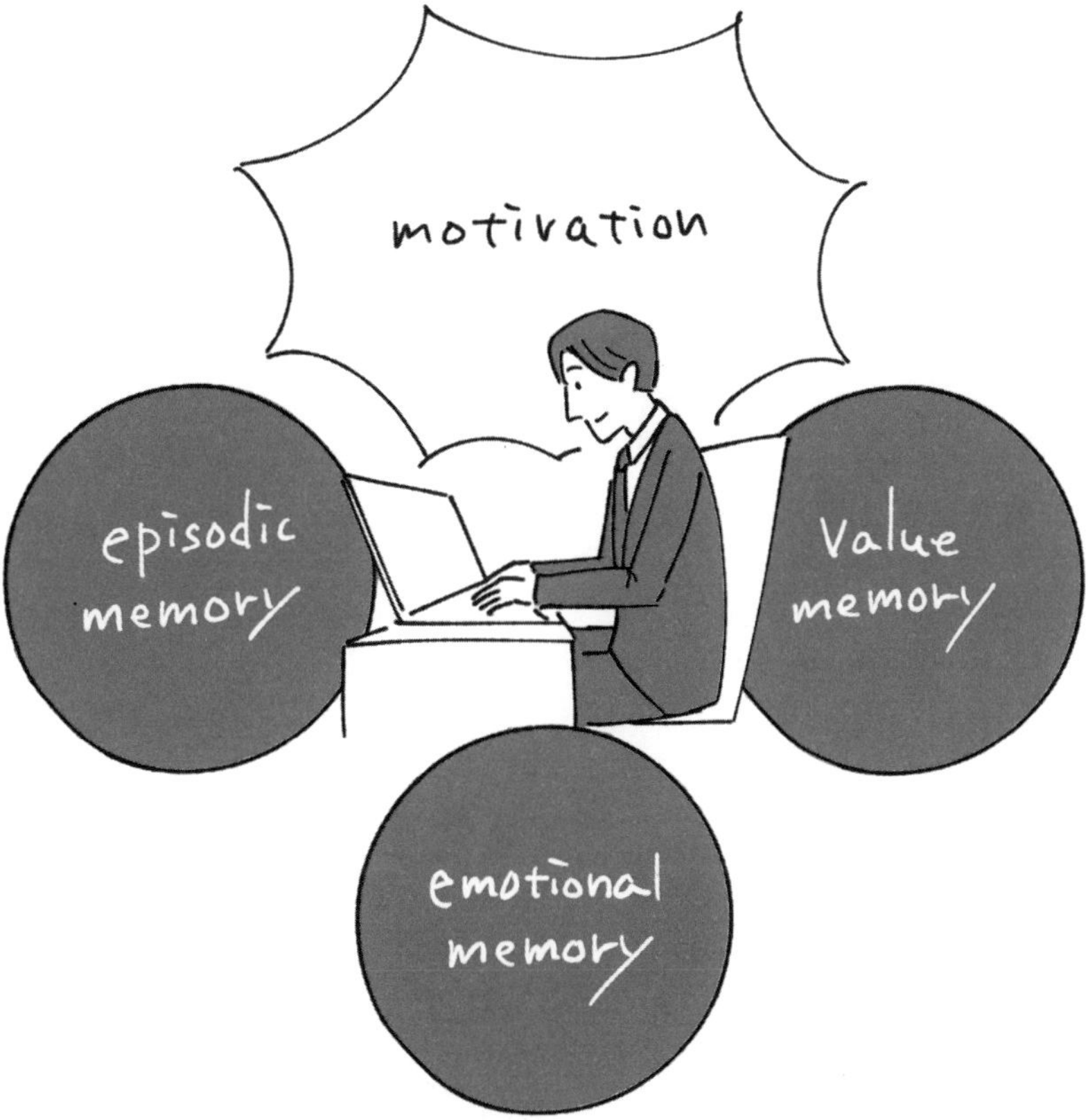

自分の脳で決めてこそ、モチベーションは高まる

モチベーションを高めるうえでは「自分の脳で決める」のが重要だ。

人間が自分の行動を最終的に意思決定して行動に移すときに使われる脳の部位は、背外側前頭前野（ｄｌＰＦＣ＊）である。このｄｌＰＦＣは、価値記憶やエピソード記憶、感情記憶をふんだんに参照し、過去の経験から類推して判断する。**しかし、誰かに言われて意思決定するとき、この脳機能は使われない。**この脳機能を使うためにも、自分の脳を使って自分で決めるのが重要なのだ。[＊12]

考えるとは、思考的な要素が多いと思われがちだ。しかし、過去の出来事を振り返りつつ探るのも、思考の重要な一要素だ。そのときに、過去の出来事に対して自分が抱いた感情の情報まで汲み取って意思決定するのがポイントだ。過去の出来事をしっかり振り返るからこそ、感情的な要素、自分の価値観が出て「よし、やろう」というモチベーションにつながりやすくなる。

この脳内の仕組み、機能を使うと、成長が加速する。頭の中では「こうやると、こうなるだろう。だから、こうやってみよう」という情報処理や予測をしている。それを元に何かを体験すると、脳の中でイメージしていたことと実際の現象として起こったことの間に差分が生まれる。その差分がドーパミンを誘導するので、学習効率を高めてくれるからだ。**誰かに言われて事前に脳を使わなければ、準備段階がない状態でいきなり体験することになる。すると、予測したうえで臨むより差分が弱まるため、学習効率は低くなってしまう。**

＊12 Qiu, L., Su, J., Ni, Y., Bai, Y., Zhang, X., Li, X., et al. (2018). The neural system of metacognition accompanying decision-making in the prefrontal cortex. *PlOS Biology*, 16(4), e2004037.

＊ｄｌＰＦＣ 背外側前頭前野。価値記憶やエピソード記憶、感情記憶をふんだんに参照し、過去の経験から類推して判断する。自ら意思決定するときに使われる。

「勉強するときには、予習が大事」

それは勉強だけに限らず、あらゆる学びに通ずる。ある物事の想定を立てる、準備をすることも同様に大切だ。dlPFCを使って予測をしたうえでインプットするのか、何もせずにインプットするのかによって、学習効果に大きな差が出るからだ。そうすると、たとえうまく行かなくても、準備していた分だけ何がうまくいかなかったのかが明確になりやすい。曖昧、不明瞭に基づくストレスによるモチベーション低減を回避しやすくなることで、学びや成長のモチベーションを保ってくれるのである。準備しているからこそ、失敗しても、成功のポテンシャルに注意を向けやすくなるのだ。その準備こそが、自分で自分のやることを決めるということである。その試行錯誤が、学びと成長の原動力となるのである。

違和感と葛藤はモチベーションの大きな糧となる

違和感と葛藤もモチベーションにとっては非常に大切だ。

違和感にはポジティブなイメージを抱かない人が多いかもしれない。しかし、これも脳の優れた機能の一つだと言えるだろう。むしろ、違和感を抱いたらラッキーと思えるぐらいになれるといいのではないだろうか。

ある情報が脳内に入ったときに、前帯状皮質（ACC）が、すでに脳内に刻み込まれている情報とずれていたり、おかしいと感じたりするときに活性化する。言語的には説明できなくても、非言語的な感覚として脳に違和感を届けてくれる。[*13]

＊13　Bush, G., Luu, B., & Posner, M. I., (2000). Cognitive and emotional influences in anterior cingulate cortex. *Cognitive Science*, 4 (6), 215-222.

モチベーションを育むためのヒント 16

自分で決める

自分で意思決定し行動する。これは自分の脳を活用し、自分の脳で考え、感じ、決断することである。つまり自己の出来事記憶、感情記憶、価値記憶を参照して決めることだ。だからこそ、感情がドライブしてモチベーションが高まり、脳の行動への想像、想定と実際の現象の差分を生むことで学習、成長にも寄与する。他人に言われてやる行動は、この脳機能をまったく使わない。

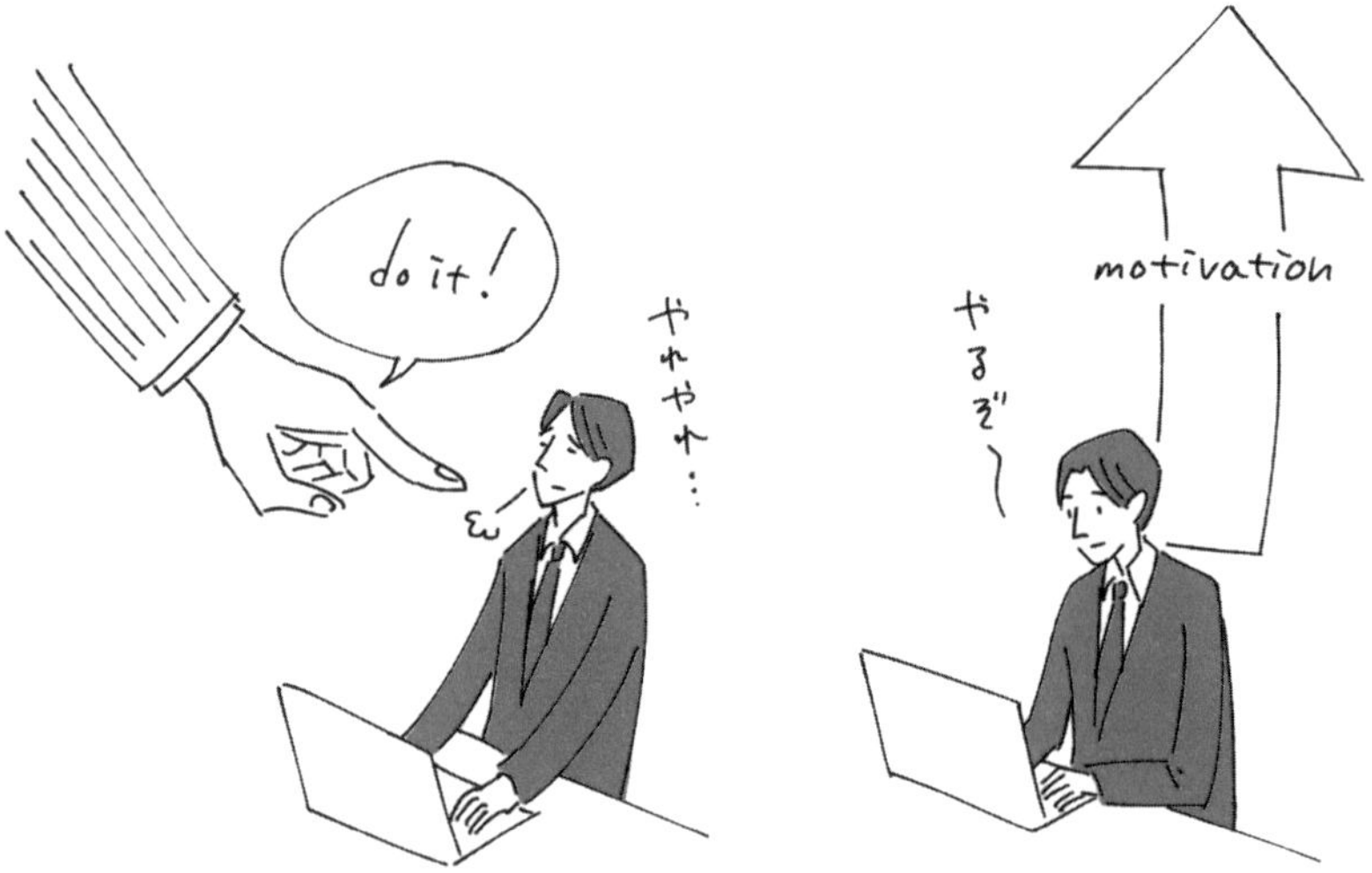

したがって、ＡＣＣの非現言語的なお知らせに気づくことができれば、あなたの判断材料のベクトルが増えることになる。違和感などの感覚は、論理的でない、とないがしろにされやすいが、脳がこれまでのデータベースから割り出した、脳の生物学的な論理による情報提供である。それが本当に活用できる情報か否かが重要なのではなく、違和感を活用できるような脳に成長することが望まれる。

そのためには、まず自己の違和感を大切にすることだ。それはまぎれもない、あなたの経験からくる大切なお知らせだ。それに気づけたなら、その違和感はどこから来るのか、その言語化や探究の先に、新しい発見や、課題発見の種が見出され、あなたの直感力を高め、瞬発的な意思決定力も高めてくれる可能性がある。

葛藤状態も、脳にとっては非常に重要な機能である。脳内のさまざまな部位で「ああでもない、こうでもない」と複雑な処理が行われているからだ。この葛藤状態を止めてしまうのが「過保護な状態」である。葛藤を止めてしまうのは親かもしれないし、上司かもしれない。自分で考えさせず、何でも教えてあげてしまったり、苦しいときにすぐに助けてあげたりすることだ。

自分で葛藤し、自分の脳内で葛藤状態を解決して実際に行動するからこそ、成功しても失敗しても学びが深まる。考えたうえで行動するからこそ差分が生じ、差分が生まれるからこそドーパミンも出やすくなり、ドーパミンが出ているからこそ学びや学習の記憶定着効率が高まるのだ。

過保護になって手を出してしまうと、葛藤状態による脳内での情報処理まで止めることになる。これでは、脳は育まれない。いつも誰かに保護されて生きていけるのであればいいが、親や上司は常にいるわけではない。仕事をするうえで、生きていくうえで自ら意思決定して行動していくタイミングは数多くある。そのとき、**葛藤状態を経た脳による意思決定能力が培われていないと、**

自分では何も行動できない人間になり、モチベーションを高めることもできない状態に陥ってしまう。

葛藤状態を数多く味わい、それでも自分で感じ、考え、意思決定することを経験し続けてはじめて「GO」か「NO GO」かの意思決定が素早く直感的にできるようになる。もちろん、葛藤は苦しい。私も好きではない。しかし葛藤状態に直面したら、「これを乗り越えれば自分は成長する」と捉えみてほしい。それだけで心持ち、すなわち脳はリラックス状態となり、よりモチベーションが高まりやすい状態になるはずだ。

自信を持つためには、違和感を擦り合わせて一致させる

自信を持つこともモチベーションにとっては重要な要素だ。自分を信じることの大切さはよく言われるが、脳の機能から見ても、自信を持つことの重要性が説明できる。

「自信を持つ」と言ったとき、「漠然とした自信を持つ」というのも一つの解釈かもしれない。しかし、より具体的に「自分がいまやっていることに、どのようにして自信を持つか」「自信を持っている状態がどういうことなのか」について考察してみたい。

自分がやっていることについての情報は、脳内に入ってくる。この情報は、「いままでどのようなことをやってきたか」という過去の体験の記憶や、「自分の大切にしていることは何か」などの価値記憶と参照される。そのとき、いま自分がやっていることが、過去にやってきたこと、大切

にしていることと一致しているかどうかが、自信を育むうえで大きな影響を与える。

自分を信じるためには、「自分のやっていること、やろうとしていること」を、「自分のやってきたことや大切にしてきたこと」と結びつけていく必要がある。

しかし、我々はやっていることに一生懸命であると、つい自分のやってきたことや価値観などをないがしろにしてしまうこともある。そんな時に違和感としてお知らせをしてくれるのが、ＡＣＣである。自分がやっていることが、脳にある情報とは違う方向、おかしな方向に向かっていると、違和感を発露してくれる。

違和感を感じた時は、きっと自分の大切にしている考え方、目的、これまで積み上げてきたことの差分があるはずだ。そんな違和感を大切にしながら、擦り合わせていくなかで、自分の脳の情報と、実際の言動が一致していき、自分を信じられるようになっていく。

また、自信を持つためには、当然自己のできている、うまくいっている情報を自分の脳に書き込んでいく必要もある。自分の粗探しばかりしていてはいつまでたっても脳はあなたを信じる状態に導いてはくれない。自分のポジティブなサイドに意識的に注意を向けることも自信を育むためにはやはり必要だ。

自分のやっていることが、自分の大切にしていること、やってきたことと擦り合わされ、ずれがあったらそれに気づいて修正をかけ、実際に行動しながらポジティブな出来事、それに伴うポジティブな感情もしっかりと見る。このサイクルがうまく回っていくと、ようやく自分に自信が持てる状態になる。

モチベーションを育むためのヒント 17

違和感を抱きしめる

違和感、葛藤も脳の優れた機能。違和感は、脳の記憶痕跡から導き出されたエラー予測の非言語的なお知らせだ。その差分への気づき、言語化は、新たな発見や成長に役立つ。違和感とうまく付き合う、違和感を楽しむことでモチベーションは高まる。

葛藤を抱きしめる

葛藤は、脳の異なる感情的反応、認知的反応が同時プロセスされている高等な情報処理状態。自分の脳内での処理脳力を鍛えてくれる。葛藤に葛藤を重ねることで脳の処理機能が向上し、直観、直感、認知的柔軟性を高めてくれる。時に悩み、葛藤することも脳の成長には必要。悩み、葛藤を妨げる過保護は脳の成長を促さない。脳が悶々と葛藤している状態は成長の証と捉えられると、モチベーションはますます高まる。

やっていること、やろうとしていることを信じる

やっていること、やろうとしていることを信じるのは、モチベーションを高める。やっていること、やろうとしていることを信じるためには、自分のやっていること、やろうとしていることに自分のやってきたこと（エピソード記憶と感情記憶）と自分の大切にしていること（価値記憶）を参照する。参照しながら行動し、失敗を成長のチャンスと捉え、違和感には向き合い擦り合わせ、快を覚えたポイントを味わい、できた点、良い点もよく見出すことで、やっていること、やろうとしていることへの自信が芽生えてくる。こうして育まれた真の自信は、大きなモチベータとなる。

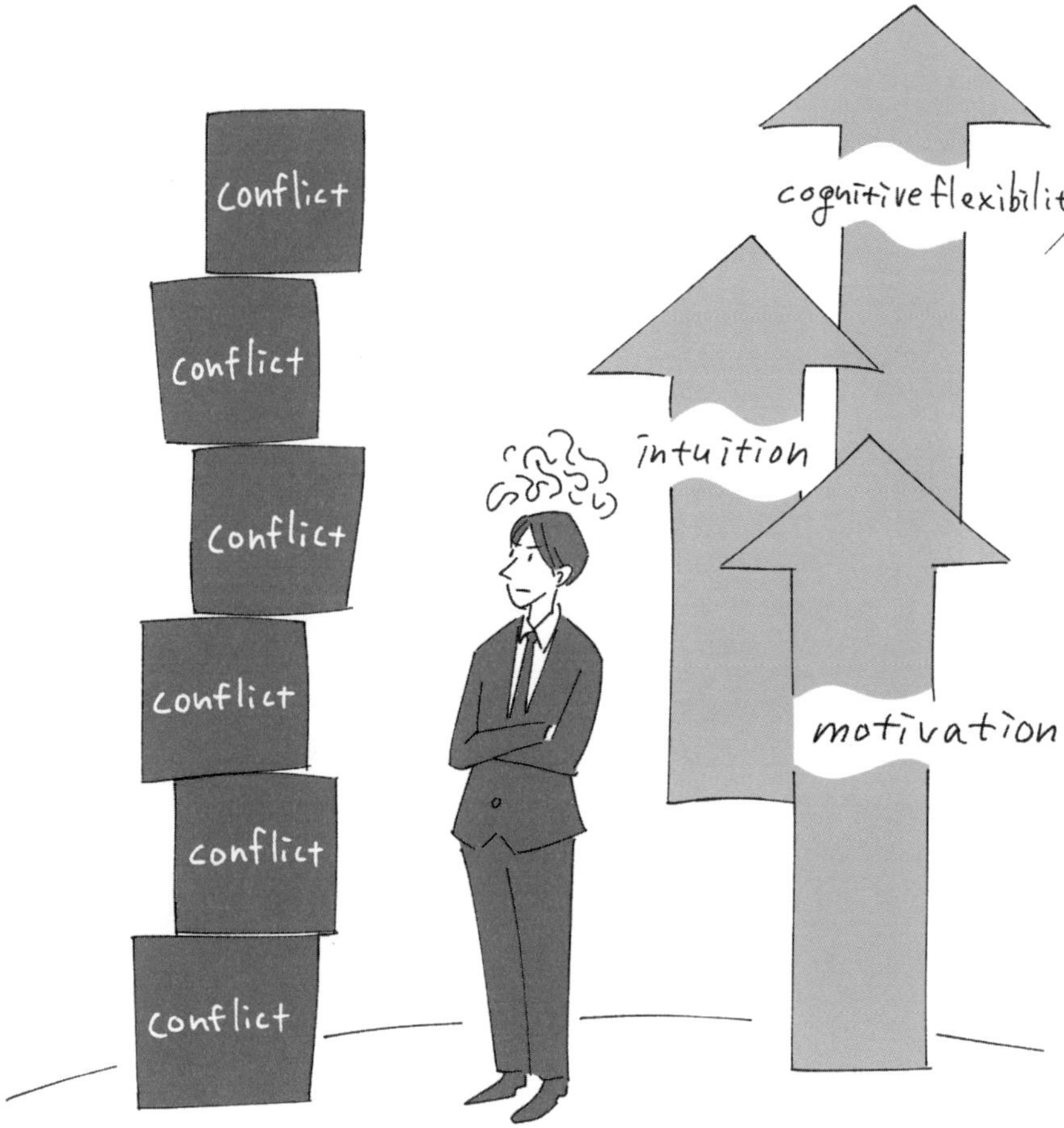
conflict
conflict
conflict
conflict
conflict
conflict
cognitive flexibility
intuition
motivation

脳内の仕組みで見れば、これはかなりすごい状態だ。報酬予測、快予測をさせる価値記憶が強固になっていて、ドーパミンを出しやすい状態になっている。しかも自分が体験した過去の出来事からポジティブな快の情動が生じ、さらにドーパミンを誘導できるような状態にもなっているからだ。さまざまな要素が入り交じって自分を高めてくれる脳内の状態が、自信を持っている状態なのだ。この脳内のシステムが出来上がってはじめて、本当の意味での自信につながっていくものと考えられる。

根拠のない自信を大切にする

すでに紹介したが、この章の最後にもう一つの自信について言及しておく。

自己の体験と関連づけ、できた部分からも学んだり、差分を認識したり、擦り合わせたりすることで自信を育んだり、あるいはそのサポートをしたりするのは、自分で自分を高めるモチベーション能力を育むために重要だ。

しかし、実際の行動や体験に関わることだけが自信になるわけではない。我々は、実績がないにもかかわらず「何とかなる」と根拠なく自信を持つ能力も持ち合わせている。この資質は馬鹿にできない。

新しいことや未開拓の領域に先例はない。根拠が持てなくて当然だ。そのため、最初に根拠をつくっていくプロセスでは「何とかなる」「何とかする」というモチベーションが重要になる。

このモチベーションを発揮させるには、結果ドリブンの脳では難しい。一方で、プロセスに価値を感じられる脳は、この根拠なき領域にも前を向ける。

加えて、これまでの経験から考えてもどうなるかわからないことに挑戦し、そこから多くを学んだり、うまくいったりするなどのポジティブな経験をメタ認知する。そして、脳に「どうなるかわからないことも、なんとかなる」という記憶が強くワイヤリング*されると、挑戦する脳が育まれる。

そのためのポイントは、何と言っても挑戦し続ける姿勢である。挑戦して終わりではなく、そこから得たものを俯瞰的に捉える必要がある。ただ単に、挑戦し、経験し、学んだという時間軸だけで取り扱うと、脳の中で「挑戦の記憶」と「得たものの記憶」を関連づけることができない。重要なのは「Neurons that fire together wire together*」の原則に基づき、「挑戦したときの記憶」と「そこから得たものの記憶」を脳で同時に再現することだ。そうしてはじめて、「挑戦すると何かを得られる」という脳の配線ができあがる。そして、このような体験が繰り返されると、脳が徐々に挑戦というものを価値として強い記憶に留めるようになる。そして、「挑戦自体が価値として認識される」脳は、結果がどうなるかわからないことに対しても、前向きにモチベーションを高めてくれる。それが、根拠なく自信を持てている状態なのだ。

指導者やコーチは、相手が何か学びを得たときや成果を出したとき、単に喜んで終わるのではなく、その時「同時」に、「挑戦しようとしたとき、挑戦している最中、挑戦のプロセス」を思い返すことを促すのが得策だ。その結果、挑戦できる脳、根拠なく自信を持てる脳を育てることができるからだ。

＊ワイヤリング
wiring「配線される」という意味。ニューロンの接合部であるシナプスが強化され伝導効率が良くなること。

＊Neurons that fire together wire together
「共に発火すれば、共に繋がる」異なるニューロンが同時に発火することでニューロン同士の結びつきが強くなる。ヘッブ則（48ページ参照）のこと。

根拠のない自信を引き出すｒｌＰＦＣは、脳の最先端部位に位置し、非常に高等な情報処理を担う。**本当の意味での根拠のない自信は、リスクを認識し、それでも不安の感情を抑制したうえで、ポジティブな要素、可能性、夢、妄想を描いて前を向ける高等な脳の機能だ。**[*14]

未踏の地の探検家は、リスクを認識している。そのリスクに対してできる限りの対策や準備をする。そのうえで、未踏の地に踏み入る意義ややりがい、その先に見える世界に心躍らせ、前を向くのである。初めから何かできる人などどこにもいない。それでも、できないのに前に進もうとするのは、「自分はどうにかなる」と思える脳機能があるからだ。この根拠のない自信を馬鹿にするのではなく、多くの新しい挑戦や学びに向かう動力として大切にするといいのではないか。

モチベーションと言っても、実に多岐にわたる要素が関連している。ここで挙げているモチベーションの原理は、あくまでも一人ひとりのモチベーション、周囲のチームメンバーや関わる人のモチベーションを考えるうえでのヒントだ。そのヒントをご自身の環境でどのように生かすかは、あなた次第である。自分の環境、記憶に注意を向け、自分の脳で考え、試行錯誤し、葛藤し、それを嗜み、前を向き続け、成長し続けていただければ幸いだ。

しかし、モチベーションを高めて前に進むためには、脳にいかに休息を与えるかも重要である。その一つの脳の休息のあり方に、ストレスとのうまい付き合い方がある。次章では、モチベーションの状態をさらに高めるストレスについて考察していきたいと思う。

＊14 Badre, D., Doll, B. B., Long, N. M., & Frank, M. J. (2012). Rostrolateral Prefrontal Cortex and Individual Differences in Uncertainty-Driven Exploration. Neuron, 73(3), 595-607

モチベーションを育むためのヒント 18

根拠のない自信も大切に

根拠なく前を向かせる脳機能は高等。それが挑戦を可能とする。誰でも最初は実績がない。実績をつくる前は「何とかなる」「何とかする」という脳が活躍する。挑戦の経験と挑戦から得たものを脳で同時に発火させることで、脳は挑戦が価値あることと後天的に学習する。

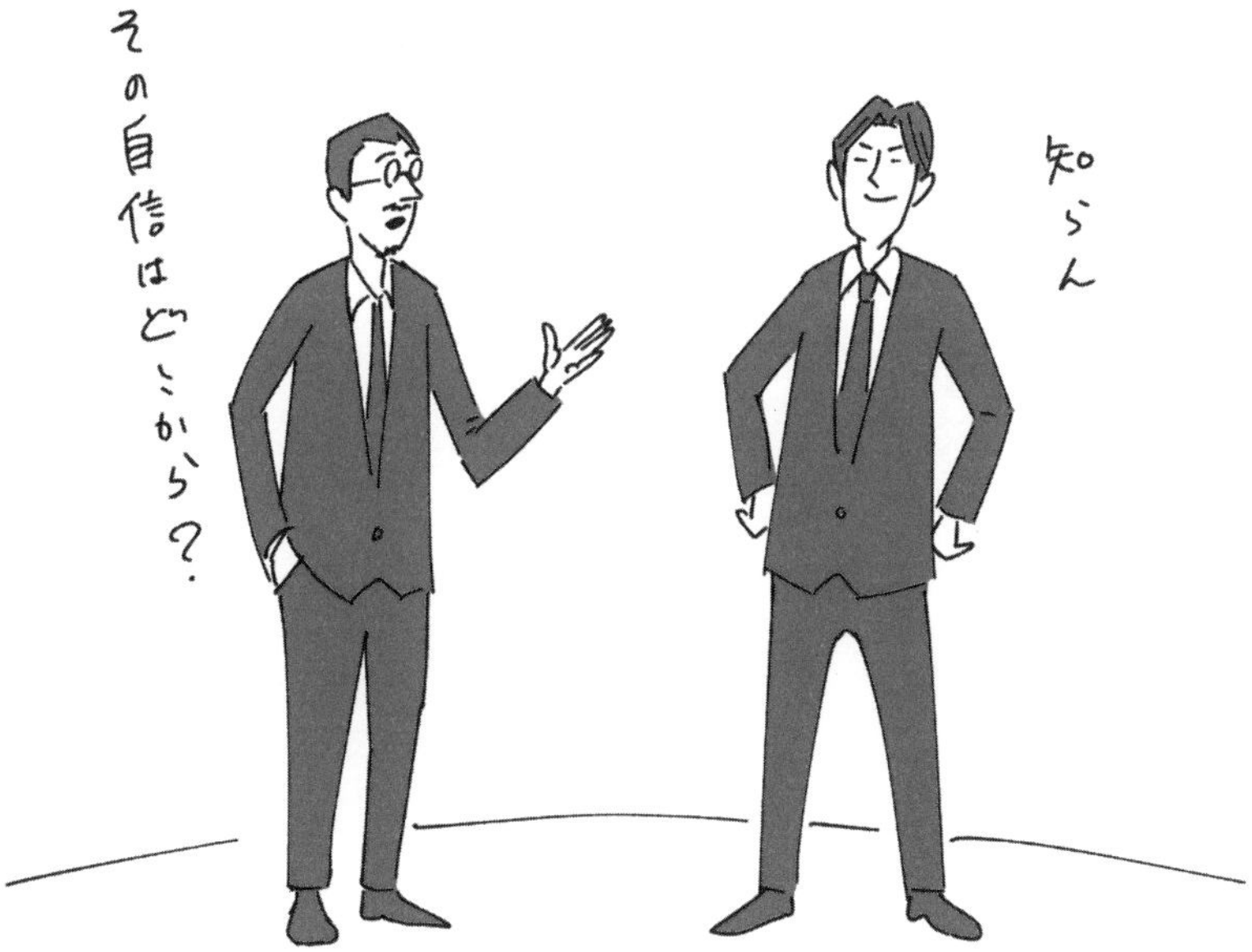

BRAIN DRIVEN

CHAPTER2

STRESS

ストレス

01 ストレスの原理を理解する

ストレスによってパフォーマンスが高まる場合もある

CHAPTER2ではストレスの原理を深く理解していく。ストレスとうまく付き合うことができれば、もちろん気持ちが楽になる。だが、それだけではない、ストレスはモチベーションを高めるうえでも重要だ。ぜひ、その点も踏まえて読み進めてもらえるとうれしい。

ストレスをテーマに講演をするとき、私はよく次のようなクイズを出す。

突然ですが、集中力のテストをします。
いまから3秒の間に、図17のイラスト内に色つきの丸が何個あるか数えてください。

それでは始めてください。

図17

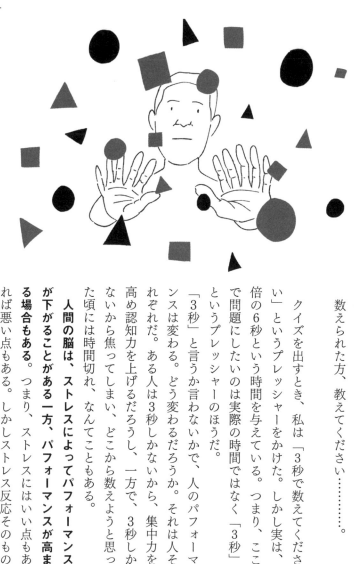

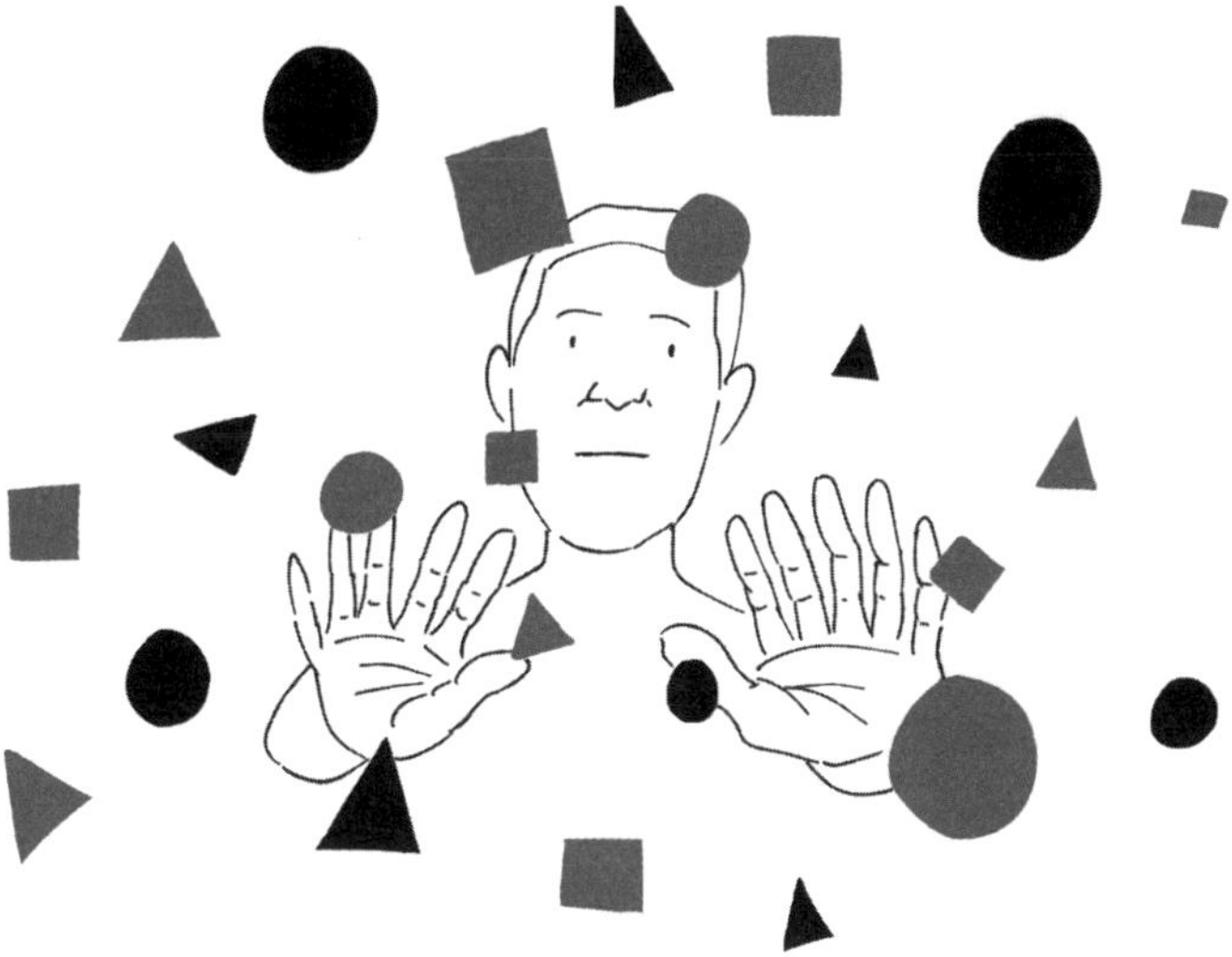

…………（6秒経過）

やめてください。

数えられた方、教えてください…………。

クイズを出すとき、私は「3秒で数えてください」というプレッシャーをかけた。しかし実は、倍の6秒という時間を与えている。つまり、ここで問題にしたいのは実際の時間ではなく「3秒」というプレッシャーのほうだ。

「3秒」と言うか言わないかで、人のパフォーマンスは変わる。どう変わるだろうか。それは人それぞれだ。ある人は3秒しかないから、集中力を高め認知力を上げるだろうし、一方で、3秒しかないから焦ってしまい、どこから数えようと思った頃には時間切れ、なんてこともある。

人間の脳は、ストレスによってパフォーマンスが下がることがある一方、パフォーマンスが高まる場合もある。つまり、ストレスにはいい点もあれば悪い点もある。しかしストレス反応そのものは、私たちが生命活動をしていくうえで必要だからこそ備わっている重要な仕組みだ。

また、このクイズ一つとってもパフォーマンスへの影響はまちまちであり、ストレス反応のあり方は一様ではない。よって、自分と他人のストレス反応のありようを同一視しない方がいい。自分がある刺激に対してストレス反応してしまうからといって、他の人にも当てはまるとは限らないからだ。当然、その逆も言える。

ストレス反応の違いは、ストレスホルモンを受容する受容体が発現する頻度によるものかもしれない。あるいは、生まれて間もないころの生活環境によるものかもしれない。または遺伝的な要素があるかもしれないし、環境的な要素もあるかもしれない。いずれにせよ、一人としてストレスの反応のあり方、感じ方が同じ人はいない。

つまり、自分がある刺激を受けてもストレスを感じないからといって、他人に同じことを押しつけてはいけない。逆に、自分にとっては大きなストレスでも、他人にとって大したストレスではないこともある。

人によってストレス反応のあり方が異なるため、ストレスとうまく付き合ううえでも人間関係を高めるうえでも、まずは自他のストレス反応のあり方を同一視しないことが重要となる。

もう一つ重要なのは、自分自身のストレスを知る必要がある点だ。一人ひとりでストレスに対する反応が違うのだから、自分のストレスは自分で知っておかなければ対応できない。どのような刺激にどのように反応し、それによってどのようになってしまうかは、ＤＮＡレベルでも違えば、環境によっても変化する。**自分で自分のストレス反応を俯瞰的に捉えることは、自分自身の身を守るため、より高いパフォーマンスを発揮するため、他人とのコミュニケーションを円滑に行うためにも欠かせない。**

なかには、ストレスなど直視したくないと考える人もいるだろう。しかし、しっかりと目を向けなければ、ストレスを味方にして成長することができない。

本章では、ストレスを抑え込む方法ではなく、ストレスを成長に転換していくための考え方について、脳や身体のメカニズムから解き明かしていく。

ストレスと仲良くなるヒント 1

ストレスの多様性を受け入れる

ストレスの感じ方は一人ひとり異なり、パフォーマンスを低めてしまうこともあれば、高めてくれることもある。決してストレスは悪者というわけではない。必要だから備わった重要なシステムである。

自他のストレス反応を同一視せず、違いを受け入れる

一人ひとりのストレス反応のあり方は千差万別。自分のストレスの感じ方を他人に押しつけず、互いの違いを受け入れる。

自分のストレスを知る

どのようなものに、どれだけストレス反応し、どうなってしまうのか。自分のストレスをよく知ることで、ストレスと仲良くできる。ストレスのネガティブな反応をケアし、ストレスのポジティブな反応を活用できるようになる。

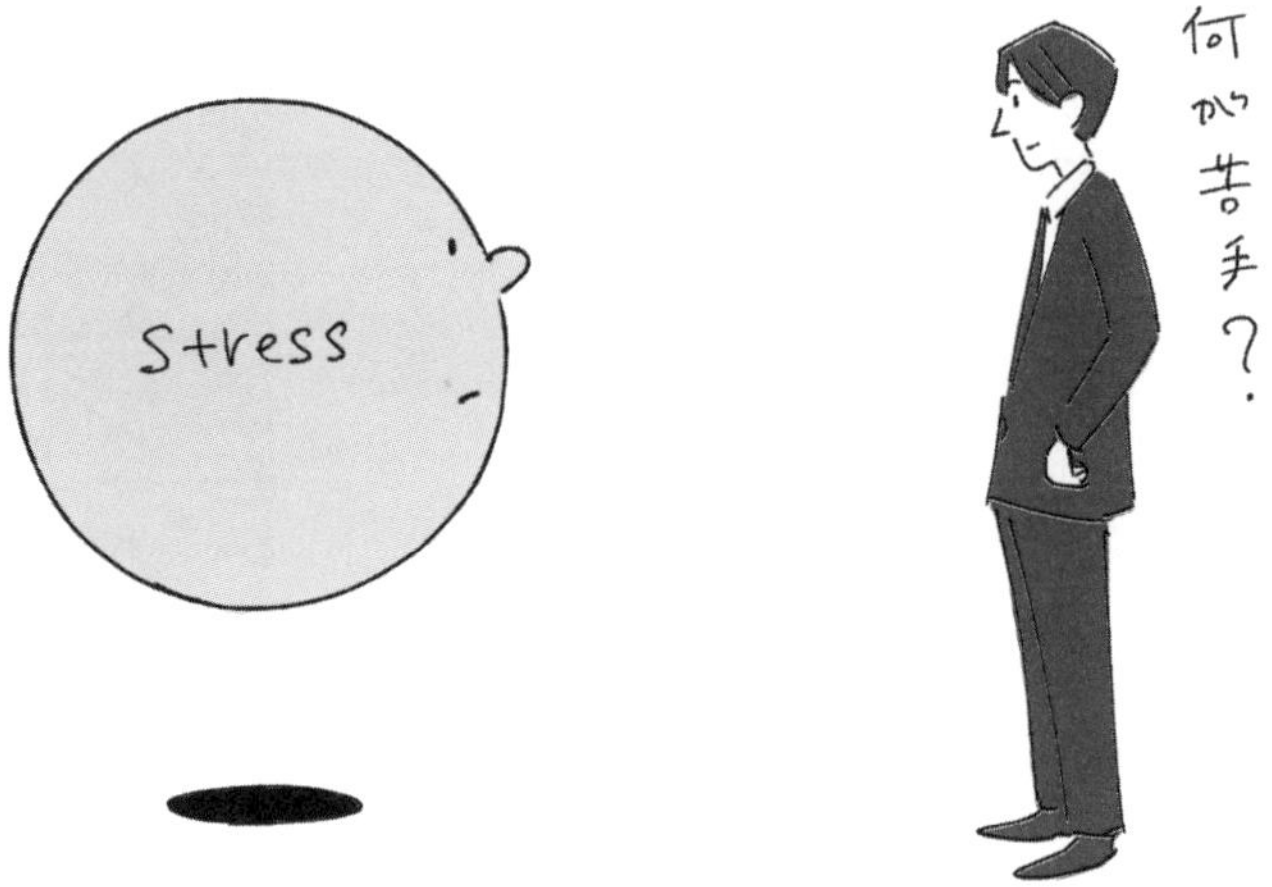

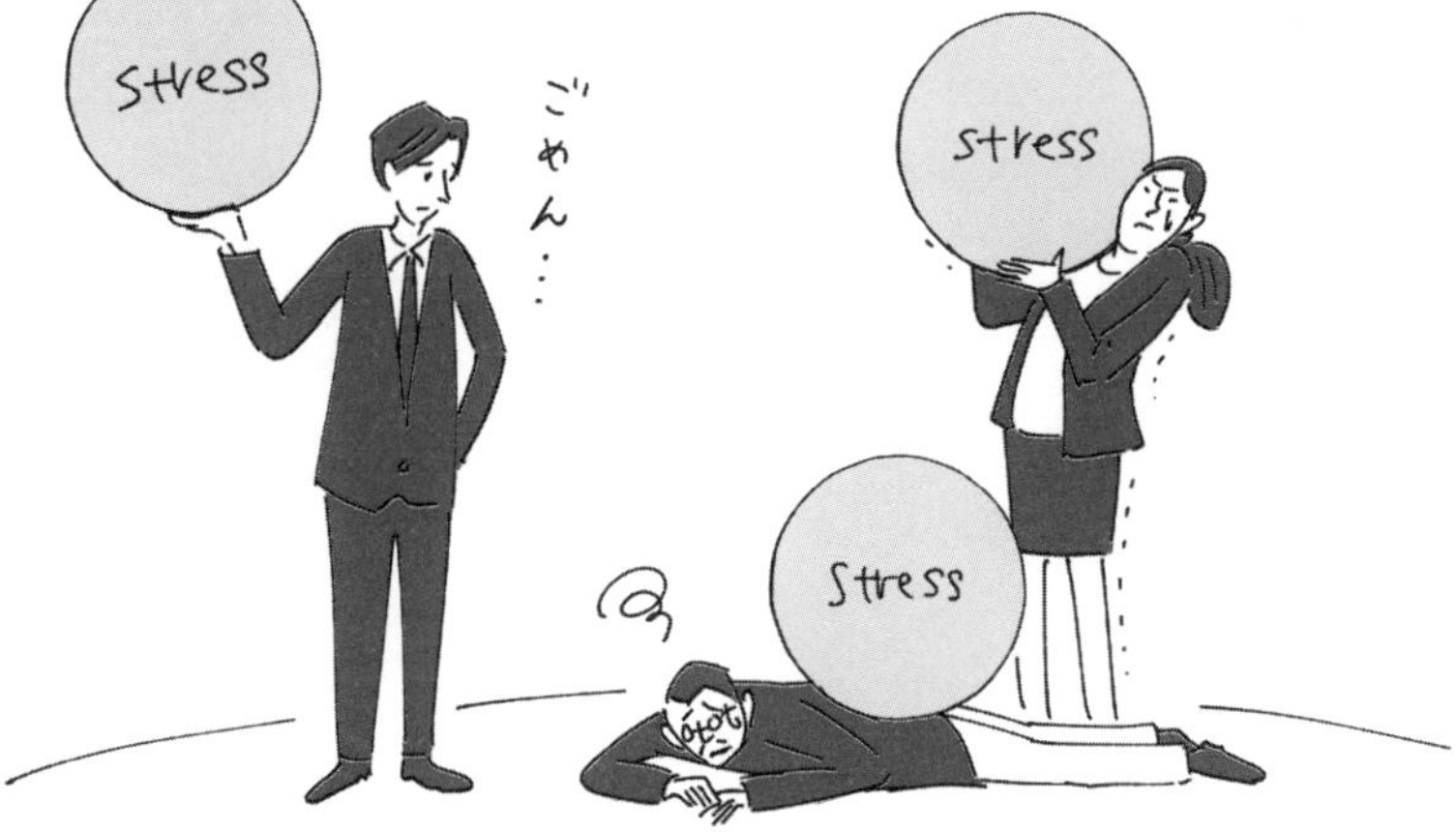

ストレス反応を同一視しない

02 ストレスを分解して考える

図18の右の女の子を見て、下の犬の脳は絶賛ストレス反応中である。一方、上の犬は脳の中はストレス反応が大きくない状態だ。女の子が意味深なことを言っている。

「私がストレスの原因？　んふふ……」

このイラストから、ストレスの原因がどこにあるのか考えてみてほしい。

女の子が言うように「ストレスの原因がこの女の子」だとする。その場合、この女の子が現れると犬はストレス反応を示す因果関係が成り立つはずだ。しかしそうであれば、上の犬もストレスを感じていなければおかしい。したがって、女の子は「ストレスの原因」ではない。

この女の子のような刺激のことを「間接的なストレスの原因」と呼ぶ。

一般的に、ストレスの原因は外界の情報や言葉の圧力など「人のせい」にされることが多い。

しかし、ストレスを深く捉えるためには、「間接的な原因」と「直接的な原因」に分けて考える必要がある。

図18

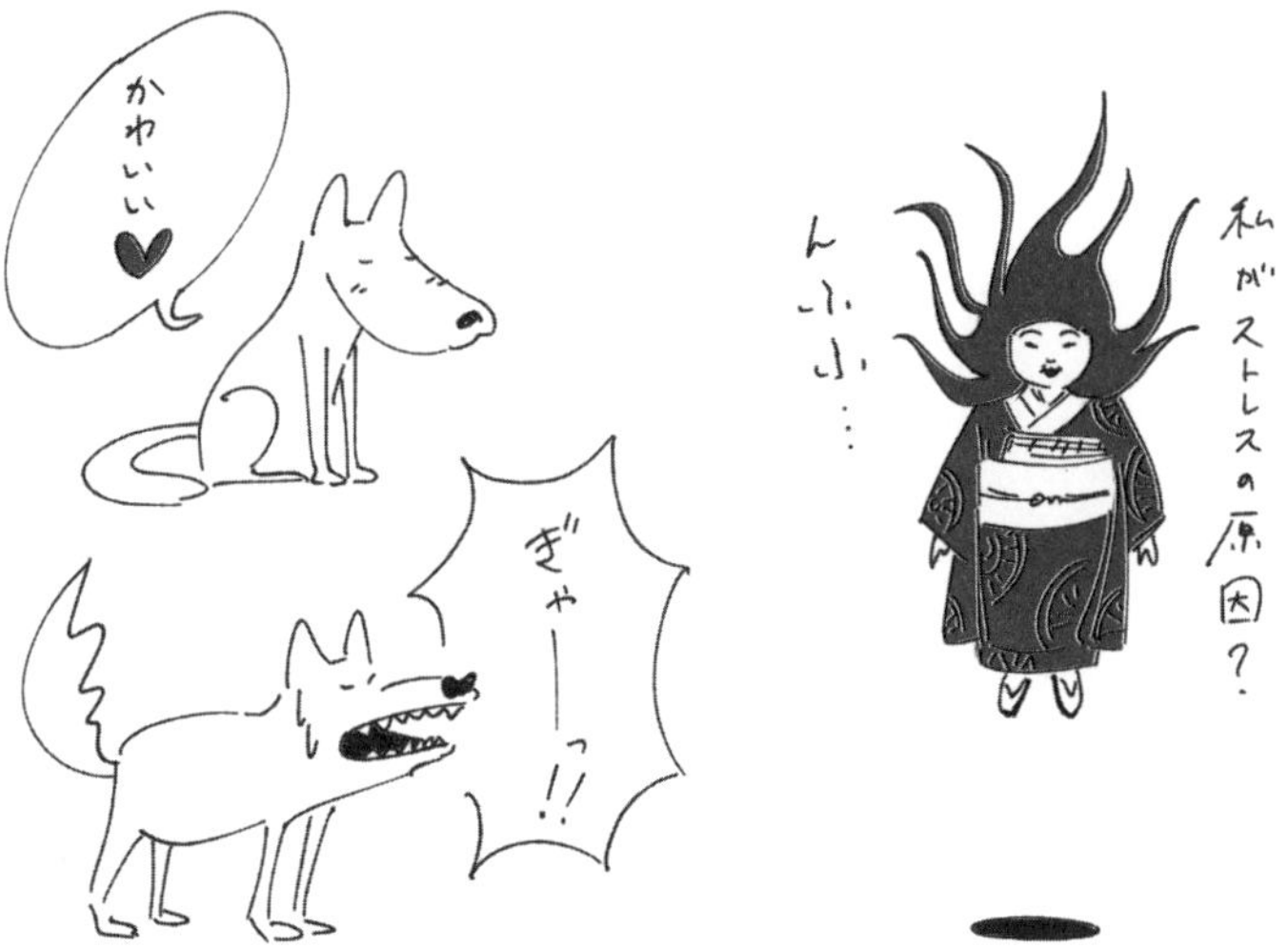
かわいい
ぎゃーーっ!!
んふふ…
私がストレスの原因?

ストレッサー・ストレスメディエータ・ストレスを分ける

間接的なストレスの原因となる刺激のことを「ストレッサー」と呼ぶ。

このストレッサーは二つに分類される。一つは外部からの刺激がストレスの間接的な原因となる「外刺激由来のストレッサー」である。

もう一つは「内刺激由来のストレッサー」だ。これはたとえば我々が嫌な体験をしてストレス反応を示したのち、そのことを思い返すことで再度ストレスを感じる場合だ。言わば、自分自身で思い返すことなどがストレスの原因になっている状態を指す。

一方、直接的な原因はどのようなものになるのか。

ストレッサーが我々に作用すると、それに伴った反応が身体内、脳内で駆けめぐる。このストレッサーによって導かれる脳内、身体内での変化を総称して、「ストレスメディエータ」という。メディエータは「仲介者」を意味し、まさにストレスの媒介というわけだ。

そして、その脳内、身体内の変化であるストレスメディエータが発露した状態を認識した状態が、ストレスである。ストレス反応している状態と、その状態を認識する反応は、異なる脳の仕組みを使う。

ここでモチベーション、モチベータ、モチベーションメディエータの関係を思い出してほしい。モチベータにあたる部分がストレッサー、それにより引き起こされるモチベーションメディエータにあたる部分がストレスメディエータ、それらを認識した状態となるモチベーションにあたる部分がストレスとなる。

ストレスの持つ三つの大切な役割

ストレスにはどのような意味や役割があるかを考えてみよう。一つ目は、受け取った情報がどのような種類のものであるかを伝える役割である。

いきなり怪しい殺人鬼がナイフを持って現れたときに、ストレスをまったく感じることなく、のんきに「どうしたんですか」と近寄っていくと殺される可能性が高まる。危険なものが出てきたら、ストレス反応によってそれが危険な存在と気づけないと、生存確率が低くなる。したがって、ストレス反応は人間にとって重要だ。それがどのような刺激なのか、その情報をきちんと伝える役割がストレスにはある。

二つ目は、記憶力を高める役割だ。

入ってきた情報に対してストレス反応することは、学習し、脳の中に記憶化させる役割もある[*1]。なぜ記憶化するのか。それは推測するためだ。ある刺激を受けて、その情報が脳に書き込まれ、記憶として保存する意義は、次に似たような情報が来たときに、推測機能によって、より反応速度を高めるためなのだ。

その意味では、**ストレス反応が起こると記憶定着効率が高まり、すなわち学習効果を高めているのだ。**ぼーっとした状態で勉強しても頭に入ってこない。一定のプレッシャーやストレスがかかった状態のほうが、記憶定着効率が高いことはあなたも体験しているはずだ。

三つ目の役割として「直感力」にも影響する。脳の中で「何かおかしい」「やばいぞ」と感じるのは、感覚的、情動的な知らせである。このとき、言語的に「こういうふうにおかしい」「こういうふうにやばい」と教えてくれるわけではない。何となく、感覚的に脳が知らせてくれる違和感であり、モヤモヤとしたものである。しかし、その感覚によって「やめておこう」と思うように、直感を基準として瞬時に判断することが可能となる。

もちろん、ストレス反応は直感力を手助けする一要素にすぎない。しかし記憶痕跡化され、推測が立てられると、一度は学習していることなので、次にどのように反応をしたらいいかの反応速度も高められる。

＊1　著：ベッセル・ヴァン・デア・コーク、訳：柴田裕之『身体はトラウマを記録する』紀伊國屋書店

なぜこのようなストレスの機構が備わったのだろうか。

日本はいまでこそ安全な環境に置かれているが、太古の昔は一歩外に出ればクマなどの猛獣が跋扈する危険な環境だった。猛獣に襲われたときのストレス反応によって、学習と推測機能が身につき生存確率を高めてきた。

脳の構造自体は、昔といまでたいして変わらない。その意味で、ストレスは生物が生存確率を高めるために発達した機能と言えるだろう。こういった仕組みがある点を見ると、ストレスも役に立つものだと思えるのではないだろうか。

ストレスと仲良くなるヒント 2

ストレスの意義・役割を理解する

ストレス反応は、我々が直面している情報がどのようなものであるかを伝えてくれる。脅威を伝えているかもしれないし、新たな学びを知らせているかもしれない。ストレス反応のおかげで、我々が処理する情報の学習・記憶化を促進し、それ以後の反応速度を高め、直感力を高め、生存確率を高める。

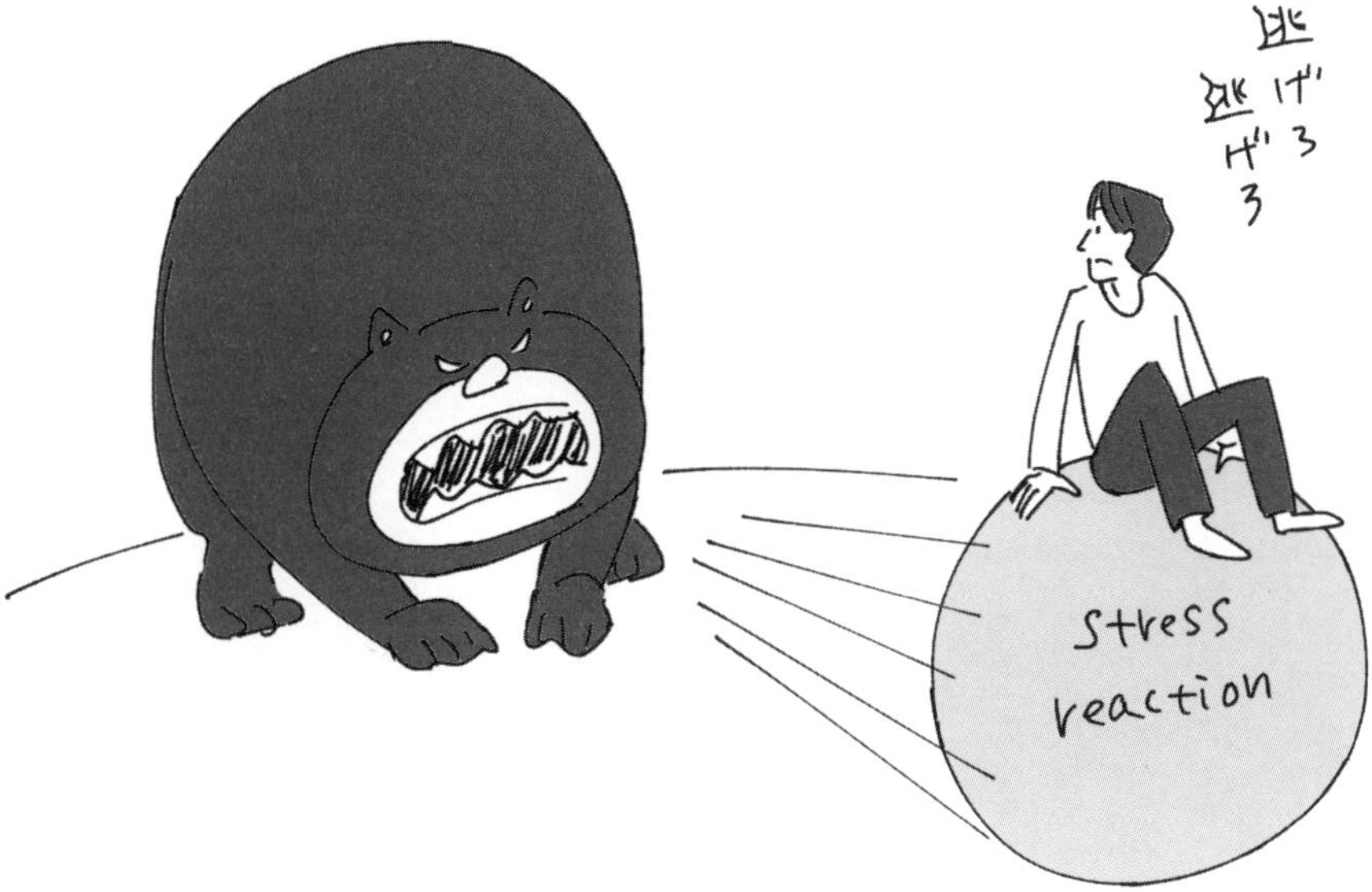

03 ストレスを認識する

脳には三つのモードがある

私たちの脳には、三つの大きな「モード」がある。この三つのモードを知るのは、ストレスを知るうえで非常に重要である。

図19の左側は、人間が無意識に近い状態のときに作動する脳のネットワークである。これをデフォルトモード・ネットワーク（Default mode network）という。デフォルトモード・ネットワークの無意識感をよく表しているのは、白昼夢のようなぼーっとしている状態である。

図19の右側はセントラル・エグゼクティブ・ネットワーク（Central-executive network）と呼ばれる。このネットワークの役割は、トップダウンでさまざまな指令を出すことだ。私たちが何か思考をしたり、意識的に注意を向けたりするときに働く。

これまで、デフォルトモード・ネットワークとセントラル・エグゼクティブ・ネットワークに

図19

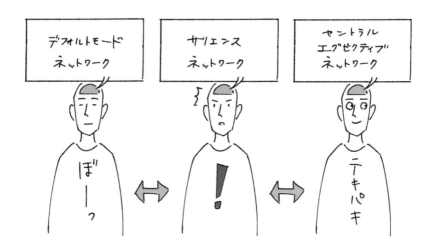

ついては、さまざまな研究が行われてきた。ところが、最近になって非常に重要な別のネットワークが発見された。それが真ん中のサリエンス・ネットワーク（Salience network）である。

サリエンス・ネットワークは、無意識的かつ勝手に作業してくれるデフォルトモード・ネットワークと、トップダウンで情報処理をしてくれるセントラル・エグゼクティブ・ネットワークを、ダイナミックに切り替える役割を果たすとして重要視されている。

サリエンス・ネットワークの機能を簡単にまとめてみよう。

体の内部環境の変化に気づかせるための刺激に反応する機能、つまり前帯状皮質（ＡＣＣ＝Anterior cingulate cortex）が「何かおかしいですよー」というアラート情報を島皮質に届け、さらに島皮質の前側（ＡＩ＝anterior insular）がその異変の強度を主観的にジャッジする。[*2]

＊2　Pavuluri, M., & May, A. (2015). I feel, Therefore, I am : The Insula and Its Role in Human Emotion, Cognition and the Sensory-Motor System. *AIMS Neuroscience*, 2(1), 18-27.

急に「わっ」と驚かされると「びくっ」と反応する。それは無意識の反応で、ＡＣＣが何らかの異変を伝えるものだ。その後どの程度びっくりしたかを含め「いま、びっくりしたな」とびっくりしている自分に気づく。これがＡＩの役割と考えられている。このＡＣＣやＡＩがサリエンス・ネットワークを構成する重要な脳部位である。

細かい専門用語は忘れても構わないが、**脳には自分の内部環境の変化に気づくための部位があるので、その機能を十分活用することが、我々のさまざまな能力の可能性を開くことを覚えていただければと思う。**自分の変化に気づけるか気づけないかは、ストレスを考えていくうえで欠かせない能力だ。なぜなら、紛れもないあなた固有のストレス反応は、他の誰でもないあなたの持つサリエンス・ネットワークによってのみ感知され、認識されてはじめてどう向き合うか、どう付き合うかの対話の土俵に立てるからである。

ストレス反応をしている状態に気づく

私たちは、「ストレスを感じている状態」に気づくことではじめて、ストレスとして認識ができる。気づいてラベリングするからこそ、私たちは「ストレスを感じている」と言葉にできる。だから、内側でストレス反応をしているだけの状態と、その状態を認知するのとでは、使っている脳も、そこからの反応も異なる。その点をしっかりと頭に入れておく必要がある。

なぜストレスに気づくことが重要なのか。

たとえば、**ストレスがないと言い続けている人のほうが、うつ病になりやすい傾向があると考えられる。**ストレスメディエータが体内につくられ、実際にストレス反応をしているのに、それを認知できないからだ。ストレスに気づいていない状態では、ストレスを受けていたとしてもどのように行動すればいいかわからない。

しかし、ストレスに気づけば、リフレッシュするための行動がとれるかもしれない。誰かに相談できるかもしれない。それによって、ストレスが解消する可能性もあるだろう。ストレスメディエータは、内部環境の変化に気づくためのヒントなのである。ヒントにするには、サリエンス・ネットワークによって感知し、気づいてあげる必要がある。

一方、「ストレスがある」と認知できた状態、つまりストレスメディエータに気づいた状態が、私たちがストレスとしてラベリングしている状態になる。そもそも、ほとんどの人にとって「ストレス反応が存在しない」という状況は考えにくい。体の中にはストレスに関与する複雑な回路が備わっているので、どこかで何らかのストレス反応が起こっている。だからこそ、そのストレスに気づくことが意義深い。

内部環境の変化に気づくためのサリエンス・ネットワークを使って、体の内側からの声にしっかりと耳を傾ける必要がある。マインドフルネスが再注目されているのも、世の中に情報があふれすぎていて、外側にばかり注意が向いてしまいやすいこともその一因だろう。自分の内面に目を向ける脳機能があるからこそ、しっかり使っていくことが大切だ。

さらに重要なのは、**ストレス反応を起こしたとしても、我々の体にはある程度自動的に元の状**

態に戻そうとする働きが備わっているということだ。

これを恒常性（ホメオスタシス）*という。

だとすると、内部環境が乱されストレス反応が起きたとき、それを元通りにするやり方は、恒常性を脳の観点から見ることでヒントが得られるはずだ。脳が自律的にやってくれるストレスマネジメントのあり方を神経系の仕組みから捉えることで、意識的に活用できるようになる。

＊ホメオスタシス
生態恒常性。生体内の器官が外部環境や身体的変化に応じて体温や血液用などの内部環境を生存に適した一定範囲内に維持しようとする性質。
［編注］

ストレスと仲良くなるヒント 3

ストレス反応の声に耳を傾ける

ストレス反応を起こしている状態と、その反応に気づくことは、違う脳の機能である。ストレスと仲良くなるには、ストレス反応の声に耳を傾けるのが第一歩だ。

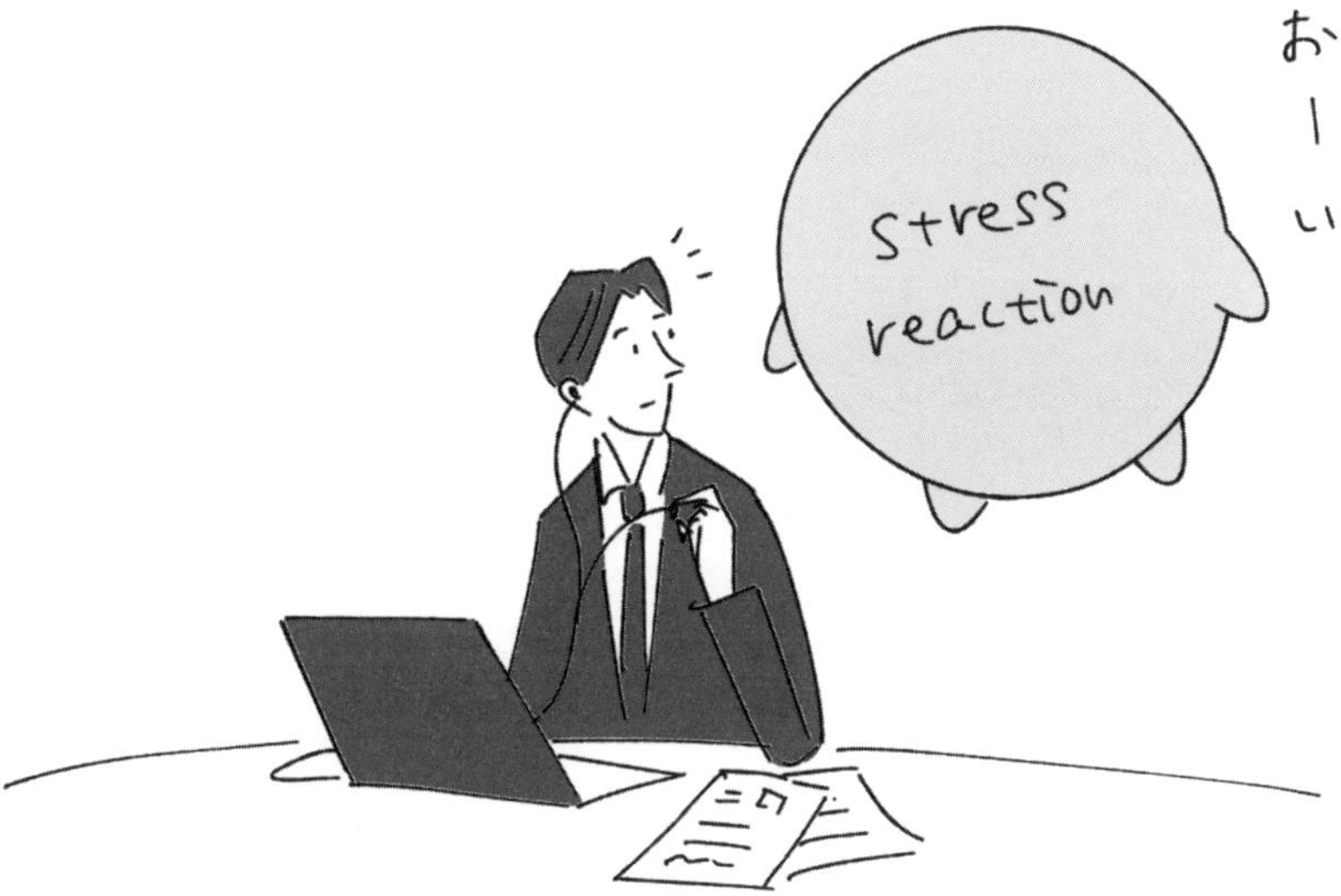

04

成功の前にあるストレスをパターン学習する

私たちの脳にはｒｌＰＦＣ*という脳部位がある。事象を並べて分類したり、カテゴライズしたりする機能をもつ。このｒｌＰＦＣは、自分のストレス状態を俯瞰的に捉える機能としても働く。これは、私たちの学習を捉えるうえでも非常に重要な要素になる。*3

自分の状態を客観視するメタ認知が大事なのはすでにお話しした。ただ、メタ認知をしたとしても、「自分の現在の状態」を見て終わってしまうことが多い。

その点、これまで経験したさまざまな過去のエピソード、それに伴う感情を俯瞰的に捉え、どのような傾向があったのかパターン化する機能を持つのがｒｌＰＦＣである。このｒｌＰＦＣを活用したメタ認知により、ストレスを整理、パターン化することで、ストレス反応を学びに変えることができる。

＊ｒｌＰＦＣ
脳の最先端部分にある前頭前皮質の一部。「メタ認知」で自分を俯瞰視するときに活用される。また「不確かさドリブンの探索機能」を引き起こす役割などももつ。

＊3　Paniukov, D., & Davis, T. (2018). The Evaluative Role of Rostrolateral Prefrontal Cortex in Rule-Based Category Learning. *NeuroImage*, 166, 19-31

図20　成功体験のプロセスにあるストレスを学習する

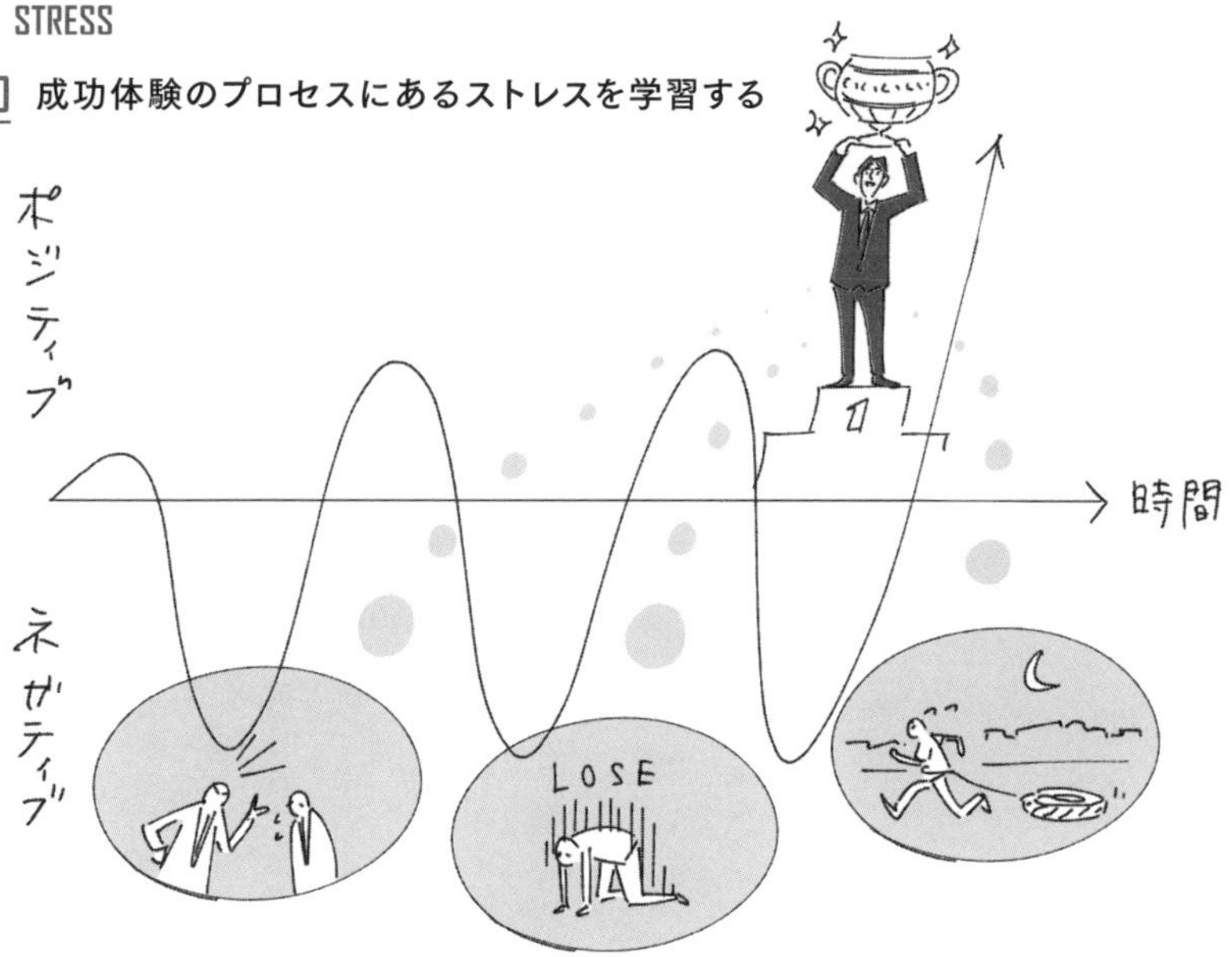

「成功体験と、その途中にあった失敗」を同時に学習する

とはいえ、ストレス経験をまとめるのは楽しい作業ではない。やりたくないのが普通の反応だと思う。そこを乗り越えるためのちょっとしたコツがある。それは**「成功体験のプロセスに潜む失敗やストレス体験」をパターン学習することである。**

もちろん、すんなり成功体験が得られるケースもあるかもしれない。ただ、多くのケースは成功の前にさまざまな段階で失敗も経験する。その「成功体験の過程で起こった失敗体験」を振り返ることは、「純粋な失敗体験」を振り返るよりも学習のチャンスがある。

私たちが最終的に成功体験が得られたとするならば、そのときはポジティブな感情が芽生えているはずである。神経科学の世界では、成功体験は成功した瞬間のエピソードとそれに付随する情動反応がセットとなって脳の中で学習されると考える。最終的に喜んでいる瞬間は、情動がかなり強くなっているため、エピソード記憶をつかさどる海馬と、それに付随して感情記憶をつかさどる扁桃体がセットで学習するので記憶が非常に強固になる。したがって、成功体験を振り返ると満足感や達成感などが記憶されているところを思い返すことが多い。

ただし、最終的な成功に至るまでのプロセスにはいくつもの成功と失敗のアップダウンがあったはずだ。失敗して落ち込み、ネガティブな感情が芽生えてストレス反応が起こることもよくある。**重要なのは、成功体験が得られてポジティブな感情が出ているときに、失敗の経験あるいはストレスと結びつけて「同時に」学習することだ。**

これがまさにメタ認知である。脳の学習としては、ここがチャンスだ。

結果が見えやすく、感情を動かしやすく、容易に記憶化されやすい成功体験の記憶に、そのプロセスで味わった辛いストレスの体験の記憶を関連づけて記憶化するのだ。関連づけて学習させるには「同時性」が欠かせない。これはすでに触れた「Neurons that fire together wire together*」の話である。

＊Neurons that fire together wire together
「共に発火すれば、共に繋がる」異なるニューロンが同時に発火することでニューロン同士の結びつきが強くなる。ヘッブ則（48ページ参照）のこと。

レジリエンス（折れない心）を育てる

成功する前のプロセスでうまくいかないことやストレスが起こると、その瞬間でも振り返りや反省をするだろう。もちろんそれも大切だ。だが、プロセスの果てにある成功体験に至ったときこそ、そのプロセスで感じたストレスや辛い体験を思い返してほしい。

「うわー、最初のころは契約が全然とれなくてすごく辛い気持ちになったけど、それを乗り切れたから、いまこの瞬間の幸せな気持ちがある」

たとえばこのように、ポジティブな感情が芽生えているときに、同時に、過程で味わったネガティブな経験を想起してはじめて、脳が「辛い経験の先に、大きな喜びがある」と学習してくれる。

その学習は次に壁にぶつかった際のストレス対応につながる。また、前を向くためのモチベーションにもなる。このような学習が行われた脳の状態が、いわゆる「レジリエンス（折れない心）」である。さまざまな辛いことの体験の記憶が、成功体験の記憶と脳の中で結びついた状態だ。そのような脳を持った人は、次に辛い経験をしている時でも前を向きやすい。

なんとなく失敗し、なんとなく成功する。それぞれを別々に体験しても、そのままでは、いつまで経ってもレジリエンス脳は育まれない。脳の仕組みを理解することで、レジリエンスが後天的に育まれることの理解も進むはずだ。

さて、「折れない心を持つ人物」といえば、有名な経営者やスポーツ選手などの著名人を思い浮かべると思う。もちろん、著名人は様々な場面で、自分と向き合い、レジリエンスを育んできたはずだ。そして著名になると、成功体験のインタビューをされるようになる。これはより一層、レジリエンスを高める方向に寄与するだろう。成功体験のインタビューでは、多くの場合、その背景にある辛かった経験についても質問され、話すことになる。その積み重ねによって結びつきがさらに強固になり、ネガティブな状況にも強く立ち向かえる脳の状態がますます育まれるのだ。

そもそも人間に、ものごとを最初から成功させる能力は備わっていない。とはいえ「最初からうまくいくはずがない」と理解していても、失敗から生じるストレス反応だけをパターン学習するのは非常に苦しい。**だからこそ、最終的な成功体験に関連づけ、失敗や、ストレスを感じた体験をパターン学習させると、脳の中で「ネガティブな失敗やストレスにも意味があった」と捉えられるのだ。**

マイクロソフトの創業者、ビル・ゲイツはこう言っていた。

「成功を祝うのはいいが、もっと大切なのは失敗から学ぶことだ」

たしかに、成功した瞬間はポジティブな情動に目を向けるのも大事だ。しかし、ただ祝うだけではなく、単に浮かれるだけでもなく、背景にあった失敗やストレスなどのネガティブな面にも同時に目を向けてみる。単にネガティブな記憶に留めるのでなく、ポジティブな記憶と紐付けて成長に昇華させる。その脳の学習が我々を強くしてくれる。

ストレスと仲良くなるヒント 4

ストレスの俯瞰視（メタ認知）

メタ認知の本質は、パターン学習である。過去の体験をパターン化したり、規則を見出したりすることだ。メタ認知の目で、自己のストレス反応を見てみる。その際に、自己の成功体験に着目し、その過程で生じた失敗やストレスに関連づけて学習をする（Neurons that fire together wire together）。その繰り返しが、失敗やストレスに対する認識、認知を価値あるものとし、いわゆるレジリエンス（折れない心）を高めてくれる。加えて、成功体験を経た過程におけるポジティブなエピソードを振り返り、味わい、その体験を深く記憶に落とし込むことで、結果だけでなく、過程にもモチベートされる脳が形成される。

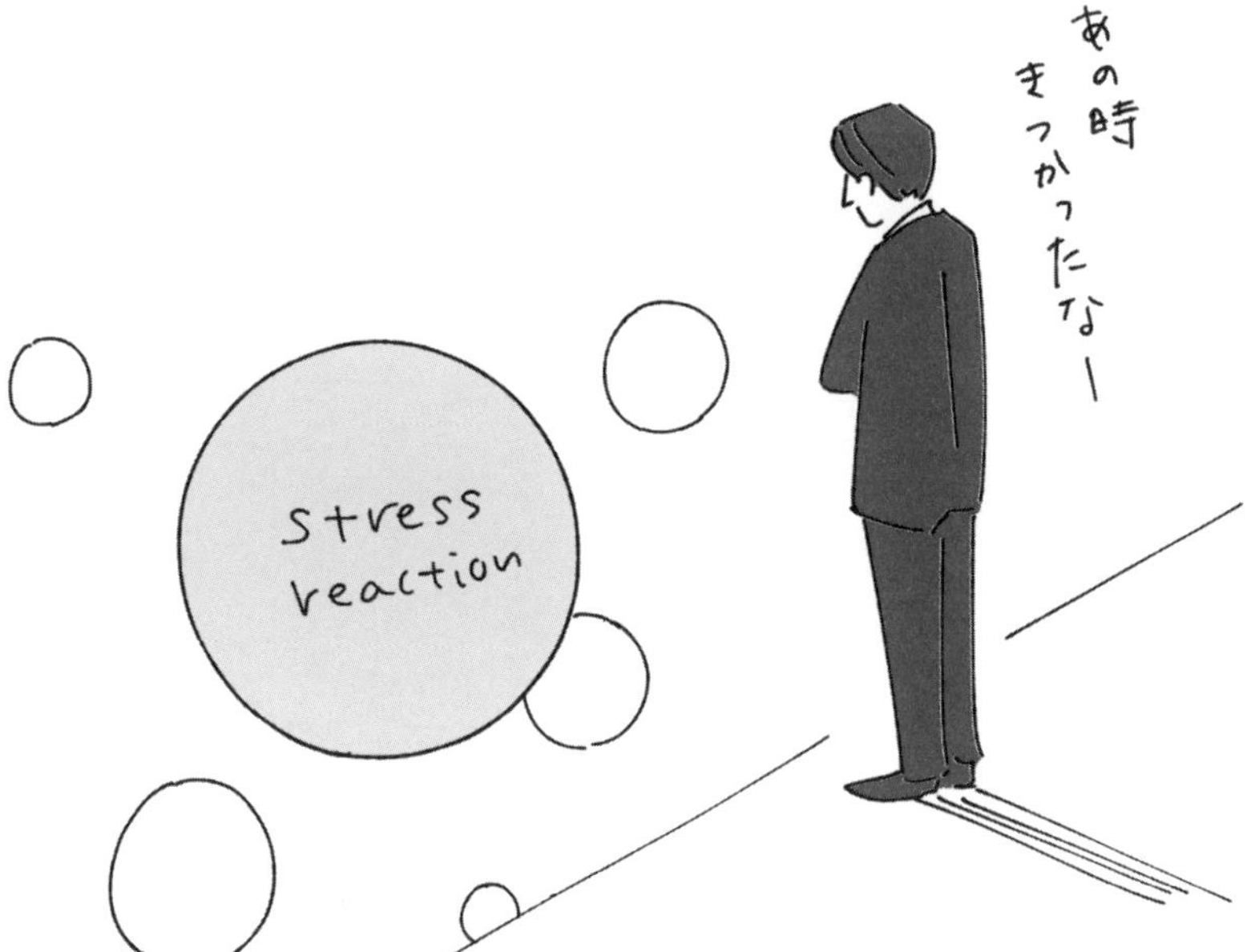

見つけにくいポジティブな要素に目を向ける

成功のプロセスを振り返るときに、もう一つ重要な観点がある。人間にはネガティブな要素よりポジティブな要素、成功した要素に目を向けにくい特性があるのだ。

振り返ってみてほしい。仕事でも勉強でもスポーツでも、やらなければならないことが10あったとき、9まではできていても残りの一つができていないと、できていない1の部分に目が向いてしまわなかっただろうか。100点満点のテストで、80点をとっても、満たない20点の部分が気にならないだろうか。まわりの親や上司、先生も、できた80点の部分よりも、足りない20点ばかり指摘してこないだろうか。

なぜこういうことが起こるのだろう。

それは、**人間の脳の認識が差分によって行われるからだ。期待値との差分の大きさによって、注意の向け方が異なるのである。**やらなければならないことがあり、そこに失敗もなく到達してしまうと、差分が生まれない。予定通りにできて差分を生まなかった事柄に対しては、意識が向きにくいという脳の仕組みがある。

人間の脳には、エラーを判定するための脳機能は存在するものの、わざわざできたところを無意識的に探ろうとする脳機能は備わっていない。だからこそ意識的に探っていかないと、できた部分の情報処理はできない。

そのせいか、人のできないところばかりを探れる人はいるが、人のいいところばかりを見出せる人はなかなかいない。人は基本的に粗探しのほうが得意なのだ。逆に、できた部分にも注意が向けられるのは、それだけ高等な脳の使い方をしていると言える。

「できない部分を見る」のは無意識でもできる。だから、意識的にできた部分を見ることが重要だ。不足した部分からの学びもあるが、満たした部分から得られる学びも大きい。

ここまでの話をまとめてみよう。

成功体験を、その時点の満足感で終えてしまうのはもったいない。「成功体験を支えたストレスや失敗」を価値として脳に学習させる機会を繰り返し重ねていくことが、レジリエンスを育て、挑戦する心を育てる。

もちろん、「成功体験のプロセスにひそむポジティブな体験」に目を向けることも重要だ。その繰り返しが結果だけでなくプロセスにも意味と価値があるというモチベーションにつながる。結果ドリブンのモチベーションは、結果が見えないことに挑戦しにくくなる脳である。結果ドリブンのモチベーションもうまく活用しつつ、プロセスにおける快感情も脳に記憶として学習させることで、結果だけでなくプロセスドリブンの脳を持つことができる。

結果だけでなく、プロセスからも学ぶ。そして、満たせなかった部分だけでなく、満たした部分からも学ぶ。この学習プロセスがストレスを力に変え、新しい挑戦を可能にするモチベーションにつながっていくのである。

05 ストレスが起きたときの脳内の反応

脳の中でストレスが起こると、次の図21のような反応が生じる。順に解説していこう。

まずはストレスの起点である。意識的にせよ無意識にせよ、人間の脳は基本的にさまざまな予測や期待をしている。そこへ「ある現象や他人からのコメントなど」の外刺激、あるいは「自分が考えること」などの内刺激が脳に入ってくる。すると期待値差分、予測差分が生まれる。その差分がネガティブに裏切られたとき、あるいは違和感をつかさどるACCが反応したとき、下流でいろいろな脳部位が騒ぎ始める。どのような部位が、どのように騒ぐのだろうか。

ストレスで反応する脳部位

一つ目は扁桃体だ。恐怖や不安といった情動反応をつかさどる脳部位である。予測値差分が起こると、そこからストレス反応が起動し始める。さらに青斑核（LC）*が反応すると、ノルアド

＊青斑核（LC）
中枢神経系の中で最も多数のノルアドレナリン含有ニューロンが集合している。覚醒レベルの制御、選択的注意、ストレス、痛みの中枢性抑制、姿勢制御に関与する。

図21 ストレスのメカニズム

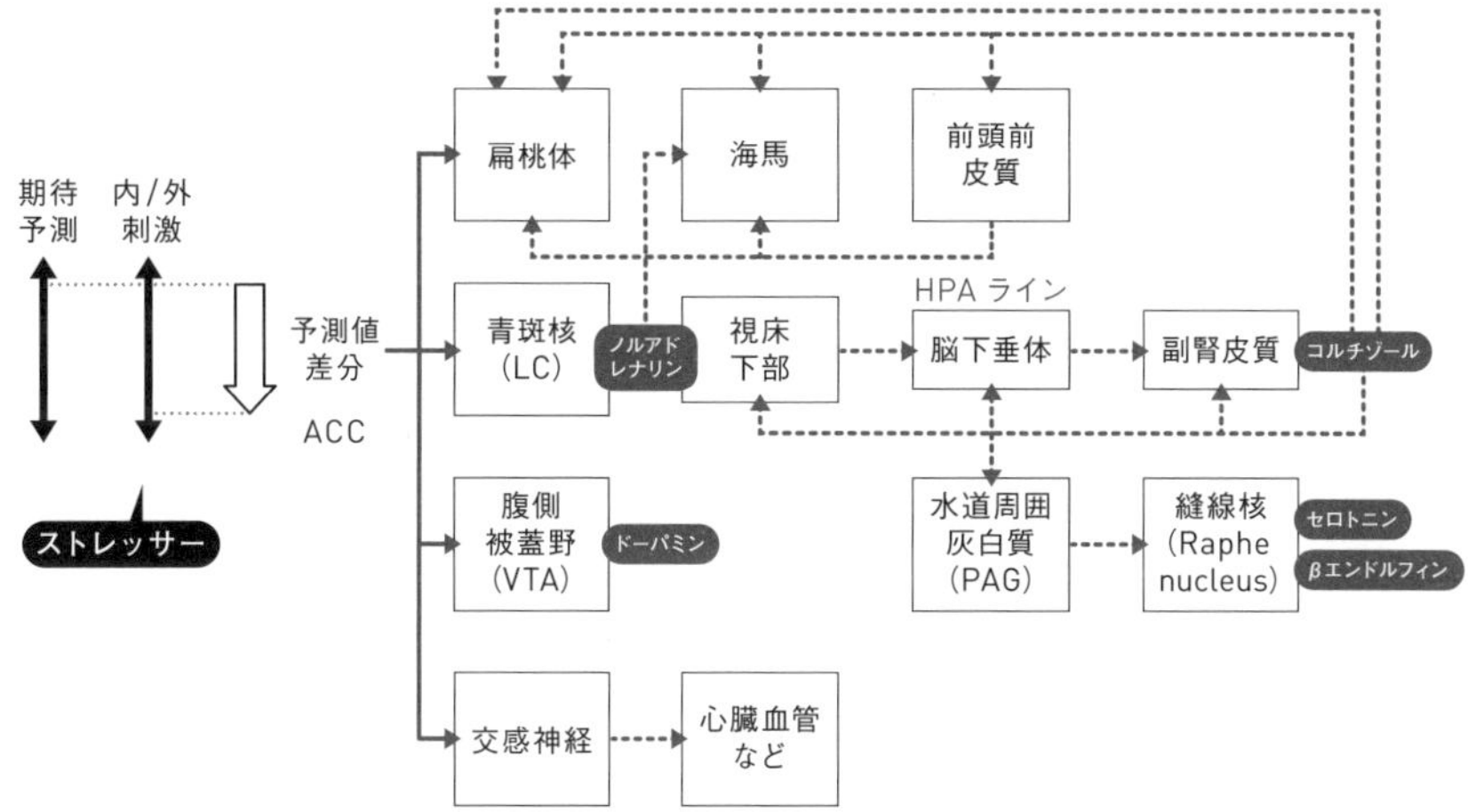

レナリンがつくられ、さらに下流のシステムにさまざまな刺激を及ぼす。

もう一つはドーパミンを放出する腹側被蓋野（ＶＴＡ）である。ドーパミンは、「神経細胞と神経細胞の結び目」であるシナプスを強固に結びつける役割があり、基本的に差分に反応して出る神経伝達物質である。差分があるということは、自分が思っていた情報とは違うのだから、脳に学習させなければならない。だからドーパミンを放出させることによって、記憶定着が促進される。

また、思っていたものと違って予測差分が生じると、その状況に対応しなければならないため、逃走または闘争の自律神経である交感神経*が作動する。ストレスを感じている人の心臓の鼓動が速く激しくなるのは、この交感神経が働いている結果である。

なかでも、ストレスのメカニズムとしてもっとも有名なのは、ＬＣから始まる「ＨＰＡライン」と呼ばれるものだ。視床下部（Hypothalamus）、

＊交感神経
我々にエネルギーを与え、パフォーマンスを高める「Fight or Flight」の神経系。瞬時に臨戦態勢を整える。何かに集中して取り組むとき、交感神経の働きが重要になる。ただし過度に作用すると過剰なストレスへと誘われ、思考や行動に支障をきたす可能性がある。

脳下垂体（Pituitary gland）、副腎皮質（Adrenal cortex）の頭文字を取ってＨＰＡと呼ばれる。

このＨＰＡラインでは、脳から副腎皮質にさまざまな情報が伝わり、最終的に副腎皮質でコルチゾールと呼ばれるストレスホルモンが作られて放出される。コルチゾールは視床下部や脳下垂体、副腎にもフィードバックされ「もう放出しなくていい」と知らせる。血管に乗って脳に戻り、思考や注意をつかさどる前頭前皮質にもフィードバックされるほか、エピソード記憶をつかさどる海馬や感情記憶をつかさどる扁桃体に戻ってくる。

さらに、コルチゾールは脳下垂体から水道周囲灰白質（ＰＡＧ）*にフィードバックされ、そこから縫線核（Raphe nucleus）*に渡ってセロトニンが放出される。セロトニンは、ストレス反応を受けるとそれを自律的に抑えるために放出される神経伝達物質である。同時にβエンドルフィンも放出される。ＣＨＡＰＴＥＲ１で説明したようにβエンドルフィンは快感物質として知られ、痛みにも反応する。

セロトニンやβエンドルフィンの放出がストレス反応における恒常性（ホメオスタシス）と言える。ストレス反応が生じると、乱れた体内の平衡状態を元に戻そうとする自律的な反応が生じるのだ。ここにストレスとうまく付き合うためのヒントが眠っているので、あとで詳しく見ていきたい。

＊水道周囲灰白質（ＰＡＧ）
中脳水道の周囲に広がる細胞集団。痛覚抑制作用・情動行動・自律神経系の変動・体温調節・呼吸・発声・性行動・排尿・睡眠・覚醒などの機能に関与する。

＊縫線核
中脳から脳幹の内側部に分布する細胞集団。セロトニン細胞の分布とほぼ重なる。睡眠覚醒リズム・歩行・呼吸、注意・報酬にも関与する。

06 適切なストレス

人間にとって、適切なストレスは必要だと言われる。

ストレス反応に伴って放出されるコルチゾール、ノルアドレナリン、ドーパミンが前頭前皮質、海馬、扁桃体にフィードバックされるのが、私たちの脳にとって非常に重要だと考えられているからだ。

適切なストレスで集中力・論理的思考力・記憶力を高める

コルチゾール、ノルアドレナリン、ドーパミンが前頭前皮質に作用すると、注意力や集中力が高められることがわかっている。本章の冒頭でクイズに取り組んでいただいたときに3秒のプレッシャーをかけた。それによって集中力が高まる人がいたように、納期が迫ってくるとそれまでとは別人のように集中力が高まる経験をした人も多いのではないだろうか。このように、一定のストレスコンディションは、私たちの注意力、集中力を高めてくれる効果がある。[*4]

＊4　Arnsten, A. F. (2009). Stress signalling pathways that impair prefrontal cortex structure and function. *Nature reviews Neuroscience*, 10, 410–422.

また、アイデアを自由に出す発散思考ではなく、収束的で論理的な思考法は、一定のストレスがあったほうが高まる。

記憶定着効率も高まる。一定のストレスを感じているぐらいのほうが、学習や仕事の生産性に影響を与え、記憶力、思考力、集中力を高めることがわかっている。[*5]

これらの適切なストレスの効果を知っているだけでも、**自分がストレスを感じたときに「ストレスを感じているが、別に悪い状態ではない」と考えられるようになっていく。**

ここまで、適切なストレスという言葉を使ったが、脳の観点から言葉にすると「ストレッサーを適切に整理する」という意味に近い。「いま自分がやりたいと思っていること、やろうとしていること」から受けるストレスは、適切かつ良いストレスと言われる。

ポイントは、自分がやりたいこと、やろうとしている状態を前提として、やらなければならないタスクから受けているストレス反応であるならば、私たちの注意力や記憶定着効率は高まりやすいということだ。

ストレッサーを整理し、目の前のことに意識を向ける

もう少し詳しく説明しよう。

我々は通常、さまざまなストレッサーに囲まれている。あるカフェで仕事をしているとしよう。

*5 de Quervain, D. J., Aerni, A., Schelling, G., & Roozendaal, B. (2009). Glucocorticoids and the regulation of memory in health and disease. *Frontiers in Neuroendocrinology*, 30(3), 358-370.

そのとき、周りの音やつながりにくいＷｉ－Ｆｉなどがストレッサーとして考えられるかもしれない。あるいは、怖い上司やクライアントの顔を思い出すことで内側からのストレッサーがあるかもしれない。前の晩に喧嘩したパートナーとのことを無意識に思い返し、ストレスを感じているかもしれない。我々はふとした瞬間に、多様なストレッサーを持つ可能性がある。

だからこそ、いま、この瞬間の自分に意識的に注意を向け、自分がやりたいこと、やろうとしていることにトップダウンの意識的な注意を払う必要がある。同時に、無意識のうちにストレッサーとなっているものを棚卸しし、ノイズを低減させる整理も必要だ。

この話を聞いて、モチベーションにおけるドーパミンとノルアドレナリンの関係を思い出した方がいるかもしれない。

仕事中に周りが過度に気になるのは、ノルアドレナリンによってさまざまな情報に対して脳がアクティブになっている状態である。たしかに脳の情報処理機能を高めてくれてはいるが、余計なノイズにも注意が高まり、気が散りやすくなるのである。

そのノイズを低減させてくれるのがドーパミンである。自分のやりたい理由、意味、意義を見出し、自分で目の前のことをＳＥＥＫさせる状態にすることで、ノルアドレナリンとドーパミンのモチベーションを活用できる。

自分のやりたいこと、やろうとしていることから受けるストレスという、一見当たり前に聞こえる「適切な」ストレスの定義は、実は奥深い。だからこそ、仕組みを知ったうえでストレッサーを掌握し、どこからストレスを受けているのか整理することが大切だ。そして目の前のことに集中するように脳を使うことで、我々の生産性、パフォーマンス、学習効果が高まるだろう。

ストレスと仲良くなるヒント 5

適切なストレスのメリット

自分がやりたいこと、やろうとしていることから受けるストレスこそが、適切なストレスである。それは我々のパフォーマンスを高める。適切で過度でないストレスは、記憶定着効率、注意力（集中力）、収束思考力を高める。適切で、過度でないストレスに気づいたら、ラッキーと思う。

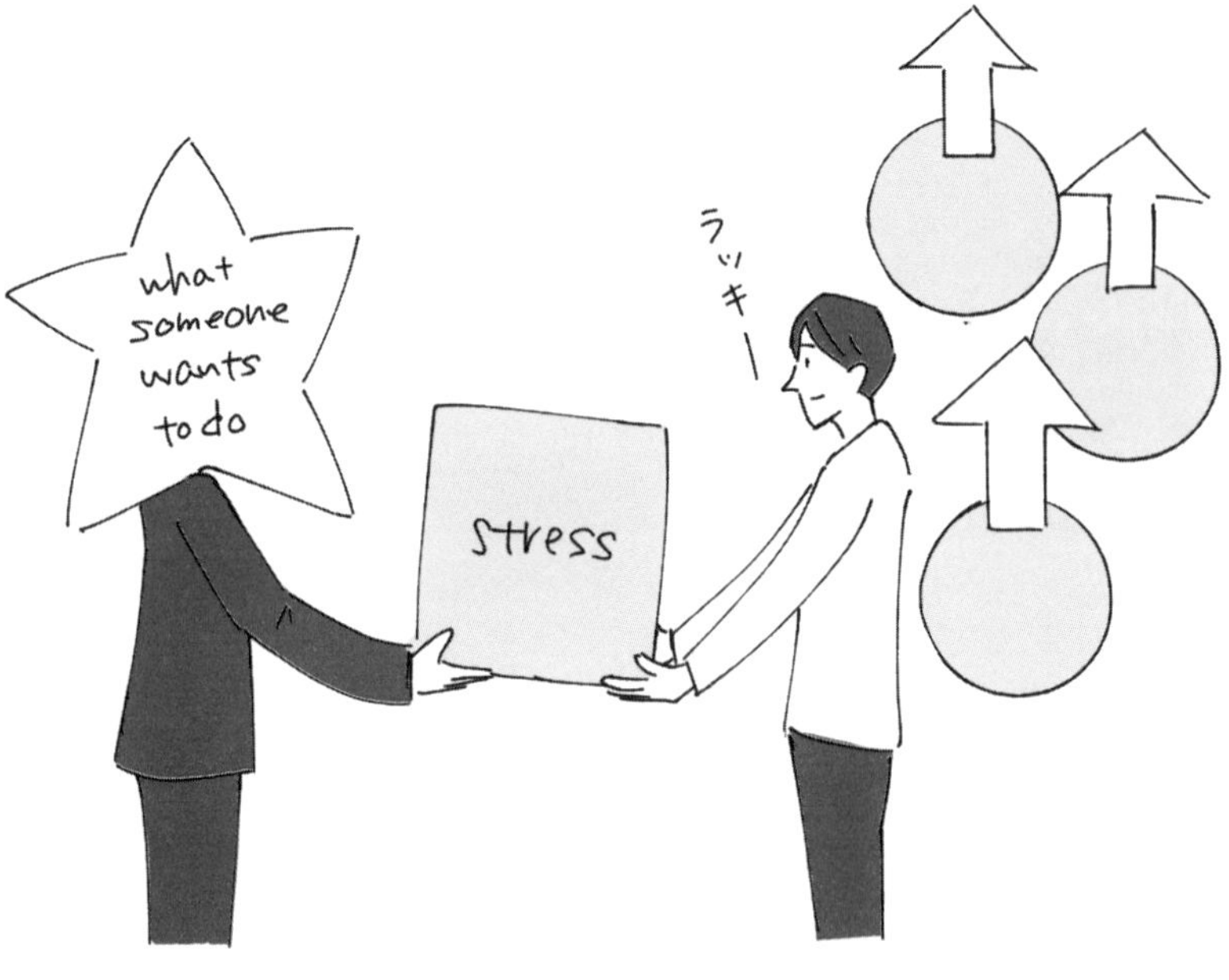

07 避けたほうがいいストレス

望まないストレスを避ける

一方、避けたほうがいいストレスはどのようなものだろうか。

一つ目は、適切なストレスの裏返しである。つまり「やりたいこと、やろうとしていること以外から受けるストレス」だ。**我々はふとした瞬間に、無意識に嫌な出来事を思い出していたり、粗探しをしたりするものだ。**意図せずに無意識的に望まないストレッサーを取り込んでいる可能性がある。

課題を解決する目的で、意図的に至らない点を見ることには意味がある。しかしたとえば「このカフェはＷｉ－Ｆｉが遅い」「ふと怖い上司を思い出す」などのストレス反応は、望んだ刺激ではないため、避けたほうが望ましいストレッサーと言えよう。

脳内では、カフェのＷｉ－Ｆｉ事情や上司の恐怖を学習させるためにストレス反応している。つまり「このカフェはＷｉ－Ｆｉが遅い」「この上司は怖い」と学習することで、回避確率を高めよ

図22　ストレスと心理的安全状態

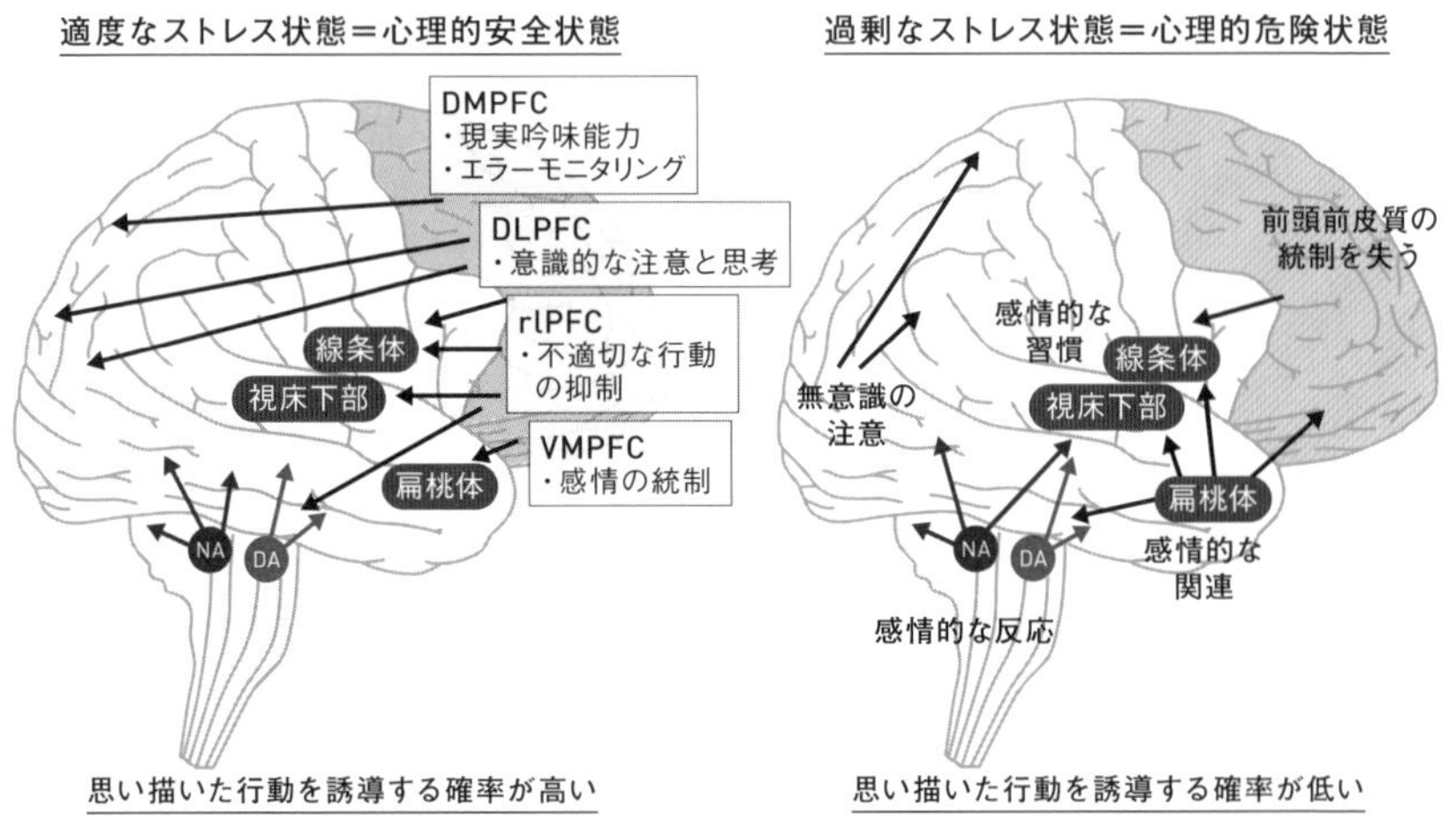

Arnsten, A. F. (2009). Stress signalling pathways that impair prefrontal cortex structure and function. *Nature reviews Neuroscience*,10, 410-22. をもとに作成。ただし、下線部は著者による追記

うとしているのだ。そのような脳の仕組みを知ったうえで、やはり自分のストレッサーは自分で選択したほうがいい。我々の限られた注意の対象に、わざわざ望まない情報を取り込み、ストレス反応させることはもったいない。

過剰なストレスが頭を真っ白にする

二つ目は、過剰すぎるストレスである。私たちの脳は、ストレスの仕組みがよくできているために、過剰なストレス反応をモニタリングする仕組みを持っている。

図22からわかるのは、過剰なストレス状態は使われる脳のモードをガラッと変えてしまうということだ。左側はストレスが適度にかかっている心理的安全状態だ。一方の右側は、ストレス反応が過剰な状態である。

ストレスが過剰になると、前頭前皮質の機能が停止する。思考などをつかさどる前頭前皮質を停止させ「考えている場合ではない。とにかく逃げろ」「戦え」という脳のモードにさせるのだ。しかし、この反応は命の危険が至る所にあった古い時代につくられた脳のモードである。これが作用すると現代の我々にとっては弊害が多いと思われる。

前頭前皮質の細かい機能は、ブロッドマンエリア*などを参考にするとよい。ここではこの図のもとになった論文が掲載されたNature誌による簡単な脳機能のまとめから、前頭前皮質が機能を失う弊害について検討してみよう。そこから、なぜ企業が心理的安全性を重視するのかも見えてくるだろう。

前頭前皮質のｄｍＰＦＣという部位は「現実的にどうなのか」とテストをする脳機能を持っている。**これが使えなくなると、現実的ではない選択をしやすくなる。また「何か間違っているものがあるかどうかを確認する作業」をするときに、誤りを見逃しやすい。**

つまり、冷静な状態では現実的な選択や間違いの判定ができる人も、過剰なストレス下ではそれができなくなってしまうのだ。

オレオレ詐欺などの被害に遭う方は「まさか自分が騙されるわけがない」と認識しているケースが多いと聞く。だが、過度なストレスを与えられると、現実性の把握やエラー検知をモニタリングする機能が停止し、お金を振り込んでしまうという思いもよらない選択が起こる可能性が高まるのである。

前頭前皮質のｄｌＰＦＣという部位は、トップダウンの意識的な注意、意図した思考を可能に

*ブロッドマンエリア
大脳新皮質の解剖学・細胞構築学的区分の通称。組織構造が均一である部分をひとまとまりと区分して50以上の番号をふっている。

する。見たいものに注意を向けられるのは、ｄｌＰＦＣがそのように指令しているからだ。だからこそ、考えたいことを考えられるのである。ストレス過剰な状態では、これが使えなくなる。いわゆる「思考停止状態」だ。

極度の緊張などによってストレス反応が高まると、考えたいのに考えられなくなり、視点が定まらなくなって挙動不審になる。部下が烈火のごとく怒る上司に萎縮してしまう状態は間違いなく思考停止状態で、自分の考えや意見などとても言える状態ではない。脳が思考できない以上、その上司からフィードバックがあっても何も学べない。そうなると、また同じミスを犯す。そうした悪循環が導かれる。

その一方で、部下の脳も大切な学びを行っている。「この上司は、危険だ」という記憶を強固にしているのだ。しかし、そんなことを記憶してもらいたい上司はいないだろうし、怒る作業もエネルギーを消費する。本当に相手のために伝えるのであれば、心理的安全状態をつくって伝えるのが重要だ。

これまでも何度か登場している前頭前皮質のｒｌＰＦＣ*という部位は、パターン学習を担っている。その中に「こんなことをやってはいけない」という不適切な行動を抑制するためのパターン学習も含まれる。**その脳機能が働かないと、不適切だと思われることをやってしまうことになる。**

「どうしてあんな言い方をしてしまったのだろうか」「なぜあんなことをしたのだろう」と言って後悔する経験は、誰にでもあるのではないか。そのときの自分を振り返ってみてほしい。おそらく、過剰なストレスを感じていたのではないだろうか。過剰なストレスにさらされたときの自分

＊ｒｌＰＦＣ　脳の最先端部分にある前頭前皮質の一部。「メタ認知」で自分を俯瞰視するときに活用される。また「不確かさドリブンの探索機能」を引き起こす役割などももつ。

は、自分の思っている自分ではなく、ｒｌＰＦＣが停止している自分なのである。

ｖｍＰＦＣは感情の統制機能をつかさどっている。これが機能しないと感情が爆発する。過剰なストレスを抱えているときは、感情的になりやすい。感情的というと、怒りに任せている姿を想像することが多いかもしれないが、怒りだけには限らない。感情の爆発は感動の原理でもある。

多くの感動のストーリーは、感動に至るまでに悶々とする。読者や鑑賞者に多くのストレスを感じさせた状態からポジティブな感情に展開することで、より多くの感情を発露させる方向に導いているとも言える。

感情の発露やストレス反応そのものが悪いわけではない。しかし、自分の望むことや、冷静なときに思い描く状態とは異なる言動を導くことが、我々を悩ませるのである。だからこそ、過剰なストレス反応が導く脳の状態を客観的に知っておくことが重要だ。そして自己のストレスが過剰な状態を認識し、心理的安全性を生むための能力を身につける必要がある。

では、どのレベルになるとストレス過剰になるのか。何にストレス反応を示すのか、どの程度メディエータが反応するのか、それをどの程度感じられるのか、それをどう処理し反応するのか。これは一人ひとり異なる。だからこそ、「自分がどのような状況でどのようなストレスを受けると過剰なストレス反応が出るのか」を知っておく必要がある。それこそがメタ認知を通じた自己成長の一つの大きな軸にもなる。

ストレスと仲良くなるヒント 6

過度なストレスは避ける

過度なストレスにさらされると、扁桃体が過剰に働き、目の前の事象の危険性を学習することにリソースを最大限集中させる。そのような状態は我々がやりたいこと、やろうとしていることから外れる脳のモードである。過度なストレス状態は、高次脳機能を有する前頭前皮質の各種脳機能を低下させ、考えていたことと違う行動をとる確率を高め、ミスに気づきにくくなるなどの不具合を生じさせる。

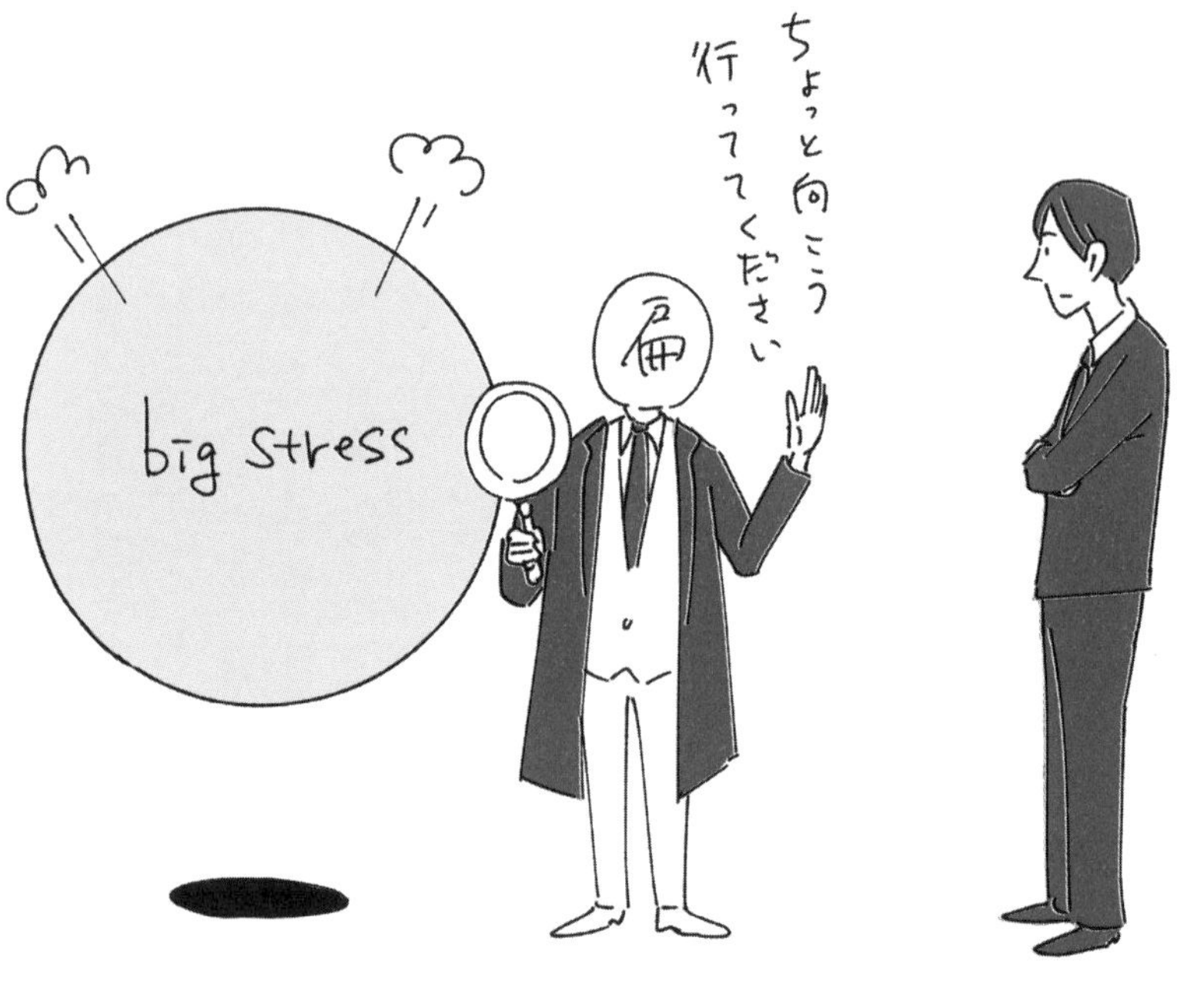
ちょっと向こう行っててください
扁
big stress

08 慢性的なストレスを避ける

もう一つ避けたほうがいいストレスは、慢性である。

慢性的なストレスは、私たちの脳にとって非常によくない。コルチゾールが出続けている状態に置かれると、私たちの海馬に影響を与え、細胞を委縮させることが最近になってわかってきた[*6]。

*6 Moica, T., Gligor, A., & Moica, S. (2016). The Relationship between Cortisol and the Hippocampal Volume in Depressed Patients – A MRI Pilot Study. *Procedia Technology*, 22, 1106-1112.

ストレスを思い返すと慢性になってしまう

慢性とはどういうことだろうか。

上司に怒られたときに、ストレス反応をしてしまうのは仕方がない。ただ、人によっては怒られた帰りに電車の中でそのときの状況を思い返すこともある。**思い返すのは、上司や先生など怒った人に原因があるわけではなく、思い返している人自身に原因がある。自ら内的な刺激によってストレスを生み出しているからだ。**

さらに悪いのは、怒られてストレスを抱えたまま不機嫌な面持ちで家に帰り、パートナーに「何て顔をしているの」と言われ、それが新たなストレスになる状態だ。その状態のままベッドに入ると、また思い返して眠れなくなり、それがさらなるストレスになってしまう。思い返すことでストレスが繰り返されるのが慢性的なストレスの一つのきっかけとなる。脳内では常に一定以上のコルチゾールが停滞しているため、とても健全な状態とは言えない。

慢性的なストレス状態に陥らないためにも、先ほどお話ししたサリエンス・ネットワークを起動させ、自分の内側から「何かおかしい」と知らせてくれる体の反応に耳を傾けることが必要だ。

心理的安全性を生むスキルを持つ

どんなストレスを避けるのかも大切だが、自分自身で心理的安全性を生むスキルも重要である。ストレスに気づくのも自分なら、ストレスをケアするのも自分である。そのためには、心理的安全性を自ら生み出すスキルを持っておく必要がある。**心理的安全性を生むスキルとは、ストレスを抱えたときの解消方法を持っておくということだ。**

ある場所に行く。
あるものを食べる。
ある人に会う。
誰かと話す。
誰かにハグしてもらう。

どうしたら自分が落ち着くだろうか。どうしたらあなたはリラックスできるだろうか。そんな存在や環境を真剣に探し、その大切さを改めて認識して欲しい。そして強く自分の記憶にその存在を留めて欲しい。強い記憶があれば、心理的危険状態に陥っても、それを頼りに心理的安全状態に引き戻され、思考や行動を正しい方向に導いてくれる。

ストレスが慢性化、過剰化した時点で慌てて対策したり探したりするのではなく、日ごろから心理的安全の手助けとなる情報を脳にストックしておくことが重要なのである。ストレスが過剰になっている状態、慢性化した状態では、自分を癒す存在を新たに探すのに注意を向ける脳の余裕がない。危機やネガティブなことばかりに脳がとらわれてしまうからだ。

だからこそ、普段から意識的に自分の心理的安全性を生む存在を認識し、大切にし、深く脳の記憶として保持しておくことだ。その準備があれば、いざストレスが強くのしかかったときにも、自分で自身の避けたいストレスにうまく対処しやすくなり、心理的安全状態を手に入れやすくなる。

ストレスと仲良くなるヒント 7

慢性的なストレスは避ける

嫌な出来事があると、その瞬間にストレス反応をする。それだけなら問題はないが、それをたびたび思い出してストレスを感じたり、常にストレスを感じる人と近くにいる環境は、脳にとって健全ではない。慢性的なストレス状態は脳の神経細胞の萎縮を誘発し、うつ病などを誘発する可能性がある。ストレスを慢性化させないよう、息抜き、落ち着く時間をつくることが大切である。

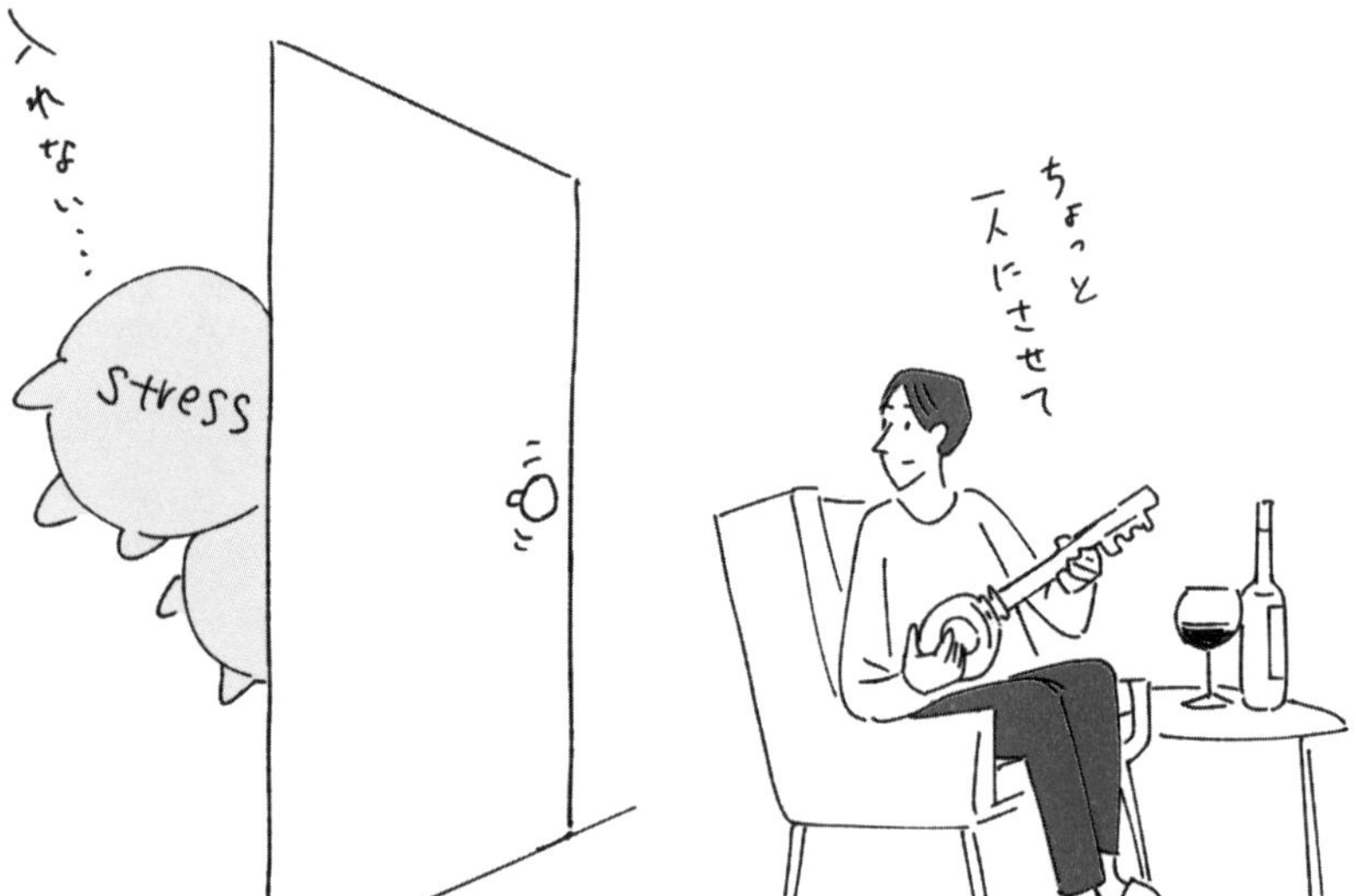

09 ストレスとうまく付き合うための15のヒント

さてここまでは、ストレス反応の仕組みや、そこから考えられるストレスの効能、そして避けた方がよさそうなストレスについてお話をしてきた。ここからは、そんなストレスの仕組みを押さえつつ、よりストレスとうまく付き合っていくための心構えや日常でできそうなことのヒントを考えていきたい。さまざまなヒントが出てくるが、自分と照らし合わせ、自分にあったものを、自分なりにアレンジしながら、ぜひ日常に取り入れてみていただきたい。

1 「何かおかしい」という脳からのお知らせに気づいてあげる

強調してもしすぎではないほど重要なのが、ストレスメディエータへの気づきだ。体がストレス反応を起こしている状態と、それを認識するのは違う仕組みである。その点を理解したうえでストレス反応に気づいてあげることは、ストレスと付き合うときに非常に重要である。

脳は、通常とは異なる状態になったときに「体の中が何かおかしい」というお知らせを出してくれる。そのお知らせは、人間の生存のために働いている機能である。ストレスメディエータの声に気づくためにサリエンス・ネットワーク（ＡＣＣや島皮質）を活用し、自分の内側の反応とコミュニケーションを取れるようになることが第一歩となる。

自己の内部環境で起こるお知らせに気づきやすくなるために、ストレスだけを対象にする必要はない。むしろ、ストレスばかり見ていると辛いこともある。したがって、普段からポジティブな出来事やささやかな喜びなどに意識的に注意を向け、その際に自分の内側で発露する小さな感情に目を向けるといいだろう。

「朝日が気持ちいいなぁ」
「今日は店員さんがご機嫌で自分もいい気分だなぁ」
「道端に咲く桜が散っても、来年に向けて蓄えているんだろうなぁ」

ささやかでも楽しい気分になれる体験は、日常に意識的に目を向ければ数多くある。そのような注意の使い方と、それに伴って反応する感情に意識を向ける積み重ねによって、些細なストレス反応にも気づけるようになる。そしてそれは、ストレスが過剰になったり、慢性化したりする前に対処が可能となる。

ストレスと仲良くなるには、ストレスメディエータによる「何かおかしい」というお知らせに気づくことが必要だ。ストレスメディエータを、身体で起きている異変を知らせてくれる「ラブレター」と捉えてみてはどうだろうか。ラブレターを受け取れるようになるためにも、普段から自分の内側に意識を向け、心地良いと感じることの表面積を広げることから始めるといいだろう。

ストレスとうまく付き合うためのヒント 1

「何かおかしい」という脳からのお知らせに気づいてあげる

脳は、通常とは異なる状態になったときに「体の中が何かおかしい」というお知らせを出してくれる。ストレスメディエーターを身体で起きている異変を知らせてくれる「ラブレター」と捉えてみてはどうだろう。普段から自分の内側に意識を向け、心地良いと感じることの「表面積」を広げてみよう。

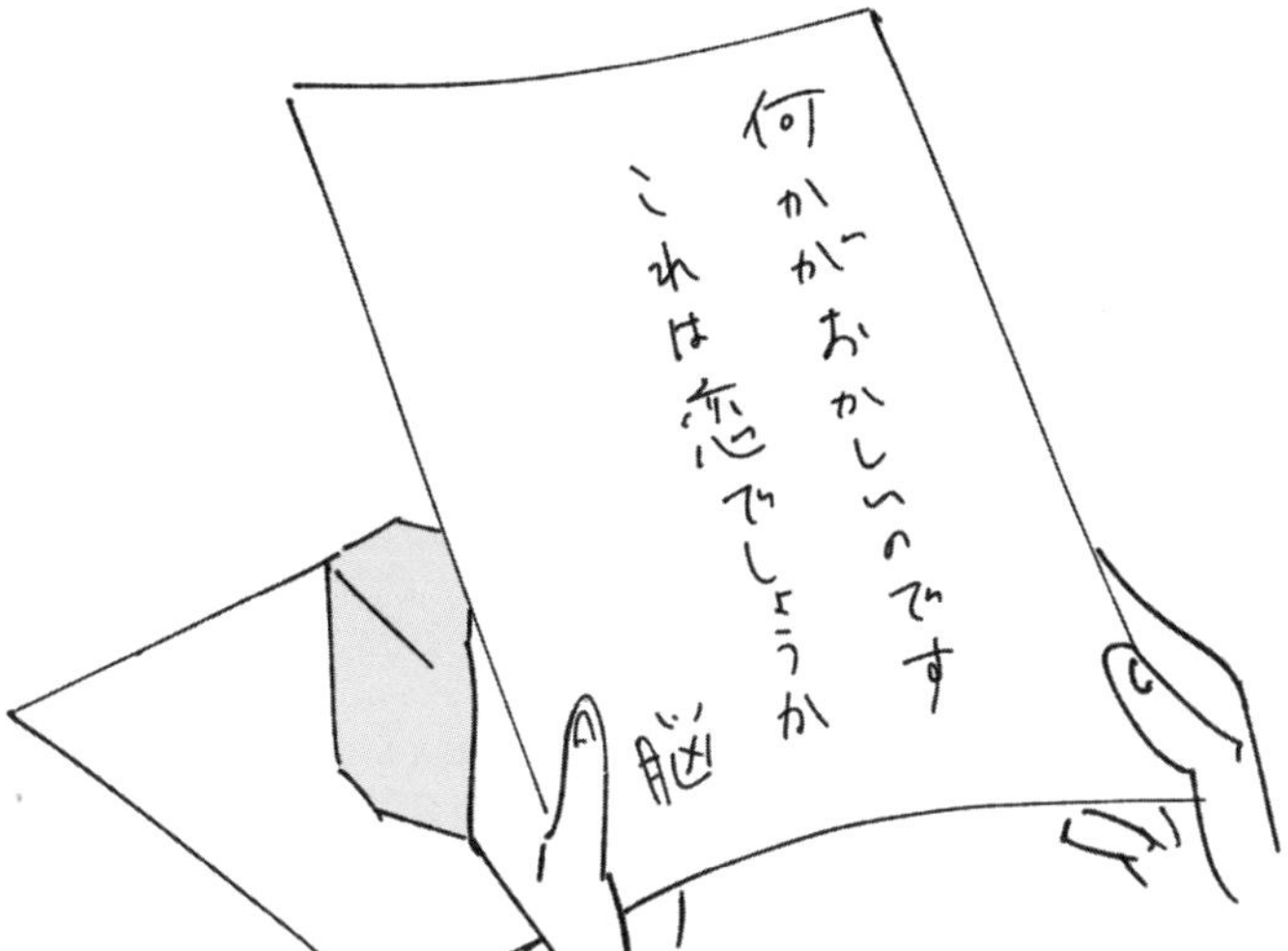

2 ストレッサーを整理し、想いを乗せる

さまざまなところから悪いストレスを無意識のうちに受けてしまい、パフォーマンスを下げていることもある。**ストレスと付き合ううえでは、どこからストレスを受けているのか自己のストレッサーを棚卸しする能力も役に立つ。**反対に、やりたいことをやろうとしているときに受けるストレスは、パフォーマンスを高めるので受け入れ、力に変えていくことが重要だ。その意味でも、ストレスの間接的な原因となるストレッサーを整理し、自分の望むストレッサーを取捨選択する作業が有効だ。

望むストレッサーとは、自分のやりたいことのゴールや目的、やろうとしているタスクやプロジェクト、勉強などさまざまあるだろう。ストレス反応は、基本的に我々の集中力や学習効率を高めるので、望むストレッサーに対するストレスメディエータの反応は、むしろ歓迎する必要がある。目標設定をすることや目的をもつことは、すなわち自己の望むストレッサーを明確にすることでもある。その望むストレッサーがあなたの脳の中で強ければ強いほど、ほかのストレッサーには注意が向きづらくなる。しかし、そこまで「想い」がなければ、他のリスクやストレッサーが気になってしまう。

我々の脳にはさまざまな情報が飛び交っているが、実際に処理できる情報は極めて少ないと言われている（約1000分の1程度）。制約があるなかで、望まない情報を無意識のうちに脳に処理させるのは、太古の昔には重要な意味があった。無意識にも危機などに対処する必要があるからだ。しかし、その機能が現代で過剰に反応すると、自分の望むストレッサーに集中することが

難しくなる可能性が高い。だからこそ、今この瞬間に自己が受けている望むストレッサーと無意識的に受容している望まないストレッサーを棚卸しし、意識的に取捨選択することに意味があるのだ。

昔から、自分が悶々としていることを紙に書き出すといいと言われた。それは、その通りである。曖昧で無意識的に降り注いでいたストレッサーが認識されれば、意識的に注意を選択でき、望むストレッサーを選択する確率を高めてくれるからだ。

脳にとってもっともストレスがかかるのは、認識されていない曖昧な状態が続くことである。ストレッサーが特定されれば、大した問題ではないと気づけることも多いし、課題が特定されれば、解決への行動や誰かを頼ることもできるのである。そうなれば、自分の注意の矛先をセントラル・エグゼクティブ・ネットワークによって自分で調整できるようにもなりやすい。

それでもなお集中できなければ、目の前の仕事や勉強に「想い」がない証拠だ。ノルアドレナリンによって目の前の情報処理に取り組んでいるだけで、ドーパミンによる情報処理が働いていない。**たとえ嫌々でも、目の前のタスクに取り組むのであれば、取り組む意義や意味を自分で見出すことが必要だ。**仕事も勉強も、多くの場合どのようなことでも、自分のためになっているはずだ。しかし、それを脳が忘れているケースがある。自分で自分の想いを意識し、ドーパミンを放出させることで集中を高めると、パフォーマンスは最大化しやすい。

ノルアドレナリンが過多になったときのシグナルは、周りが気になって集中できない状態だ。それに気づいたら、目の前のタスクをやりたくなるように自分で自分を仕向けてみてほしい。それが脳の処理効率を上げ、あまり気乗りしないタスクを高速で処理できるようになる。結果的に、自分の望むことに取り組む時間を捻出できるだろう。

ストレスとうまく付き合うためのヒント 2

ストレッサーを整理し、想いを乗せる

ストレスと付き合ううえでは、どこからストレスを受けているのかについて正しく整理することが重要だ。脳にとってもっともストレスがかかるのは、認識されていない曖昧な状態が続くことである。

集中できない状態を感じたときは、その瞬間、自己に降りかかっているストレッサーを洗い出すといい。紙に書き出してもいいだろう。

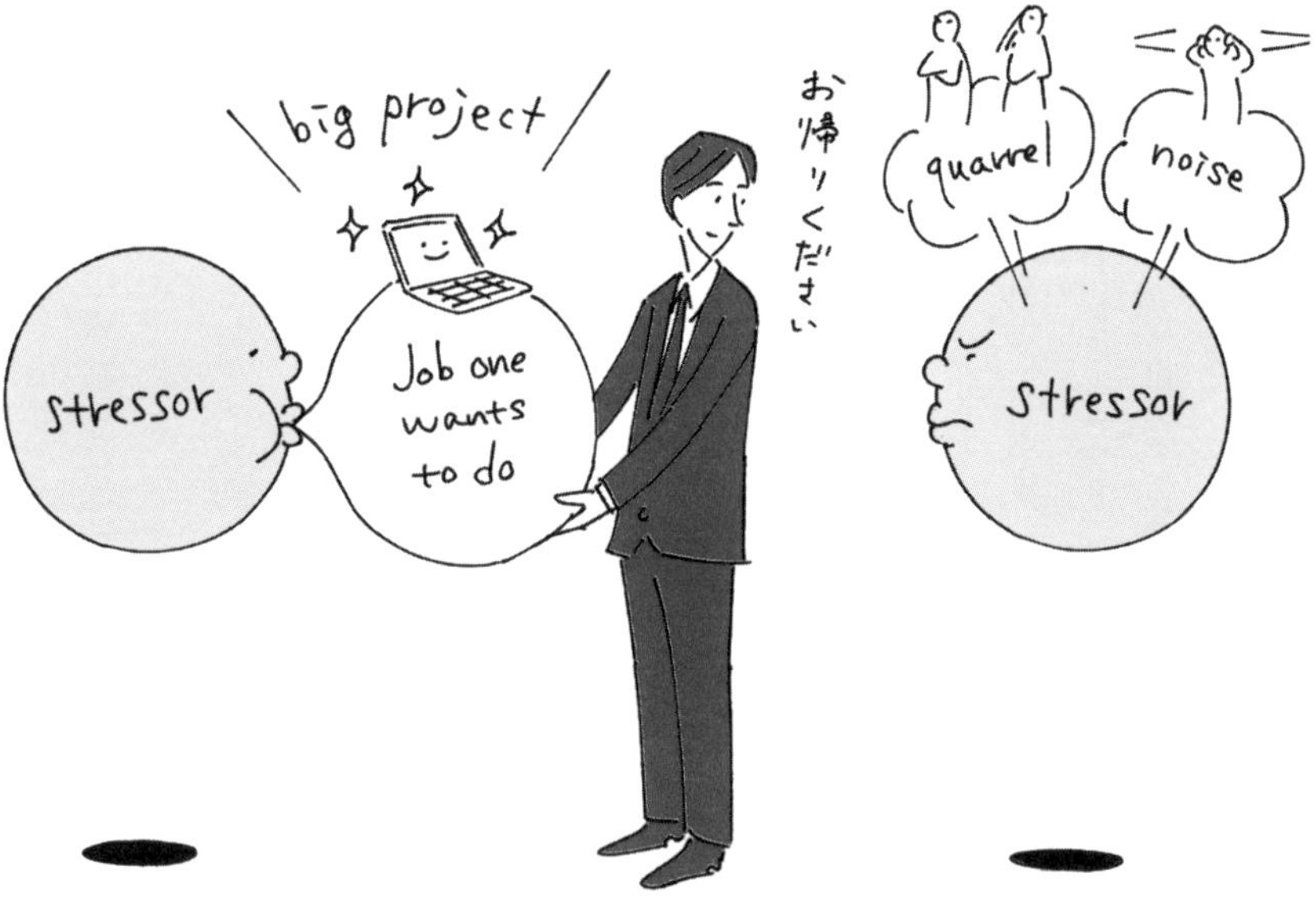

3 高すぎる予測値・期待値を調整する

脳のストレスの「起点」に注目する。この起点は、無意識の高い予測値と期待値が導くストレスであるケースが多い。

予測値や期待値の差分が大きすぎることによってストレス反応が起こっているのであれば、**高すぎる予測値、高すぎる期待値は、自分でうまく調整していく。**

この期待値調整は、さまざまな場面で使える。私も会社を経営しているが、メンバーに仕事を依頼するとき、イメージした水準までやってくれたら嬉しいと期待する。しかし、その水準に到達していないと裏切られた気分になり、ストレスになる。しかし、頭の中でメンバーの達成する水準の期待値を調整すると、結果として差分が小さくなるためストレス反応が少なくなる。つまり、うまくできなかったケースを想定し、準備するのだ。それによって自分が冷静でいられるようになる。

ただし、誤解は禁物だ。自分の期待値をコントロールするのと、部下や同僚とのコミュニケーションで期待感を表現しないのとでは異なる。

「キミには期待していない」

「どうせできないのだから、できるところまでやれ」

このような伝え方をすると、相手のモチベーションに負の影響を与えてしまう。

予測値や期待値に差分が生まれるのは、相手に原因があるのではなく、自分に原因があると考えたほうがいい。部下が基準に到達しないのは、指示をした自分の責任である。うまく期待値の調整ができていないために基準に達しないこともあるからだ。指示する側が、勝手に頭の中で「このくらいまではやってくれるだろう」と想像したものの、それが部下には伝わらず、差分を生むのだ。

もちろん、「部下にはそこまで汲み取ってほしい」と能力向上を期待することは悪くない。しかし、単に部下のせいにだけするのではなく、自己のコミュニケーション能力も見直す余地があると考える柔軟性も重要だ。

自分自身に対する予測値、期待値もまったく同じだ。

「自分はこれぐらいできなければならない」

「できると信じている」

そう考えるのは悪くはない。高い目標を持つのも大事だ。ただし、それが時に自分を苦しめる材料にもなることは、頭に入れておいたほうが自分を継続的に高めやすい。**自分の目標やゴールを、難易度や達成度に応じて柔軟に調整できる能力も、ストレスと付き合うためには欠かせない。**

高い目標を持つと、たまに成功することがあっても、常に足りない部分や失敗にばかり目が向いてしまう。そこで重要なのが、高い目標を掲げたときにはプロセスにおける成長に目も向け、成功や失敗にばかりとらわれてはいけないという点だ。

もちろん、成功や失敗に学ぶのも必要だが、プロセスにおける成長を優先的に考える必要がある。どんなことでも、前に向かって志を高く学んでいれば、たとえ失敗ばかりだったとしても成長しているはずだ。成長している部分を俯瞰的に捉え、脳に学習させていくことは、高い目標におけるストレスを学びに変え、モチベーションを高めるうえでも重要となる。

ストレスとうまく付き合うためのヒント 3

高すぎる予測値・期待値を調整する

予測値や期待値の差分が大きすぎることによってもストレス反応が起こる。自分の目標やゴールを難易度や達成度に応じて柔軟に調整できる能力も、ストレスと付き合うためには欠かせない。

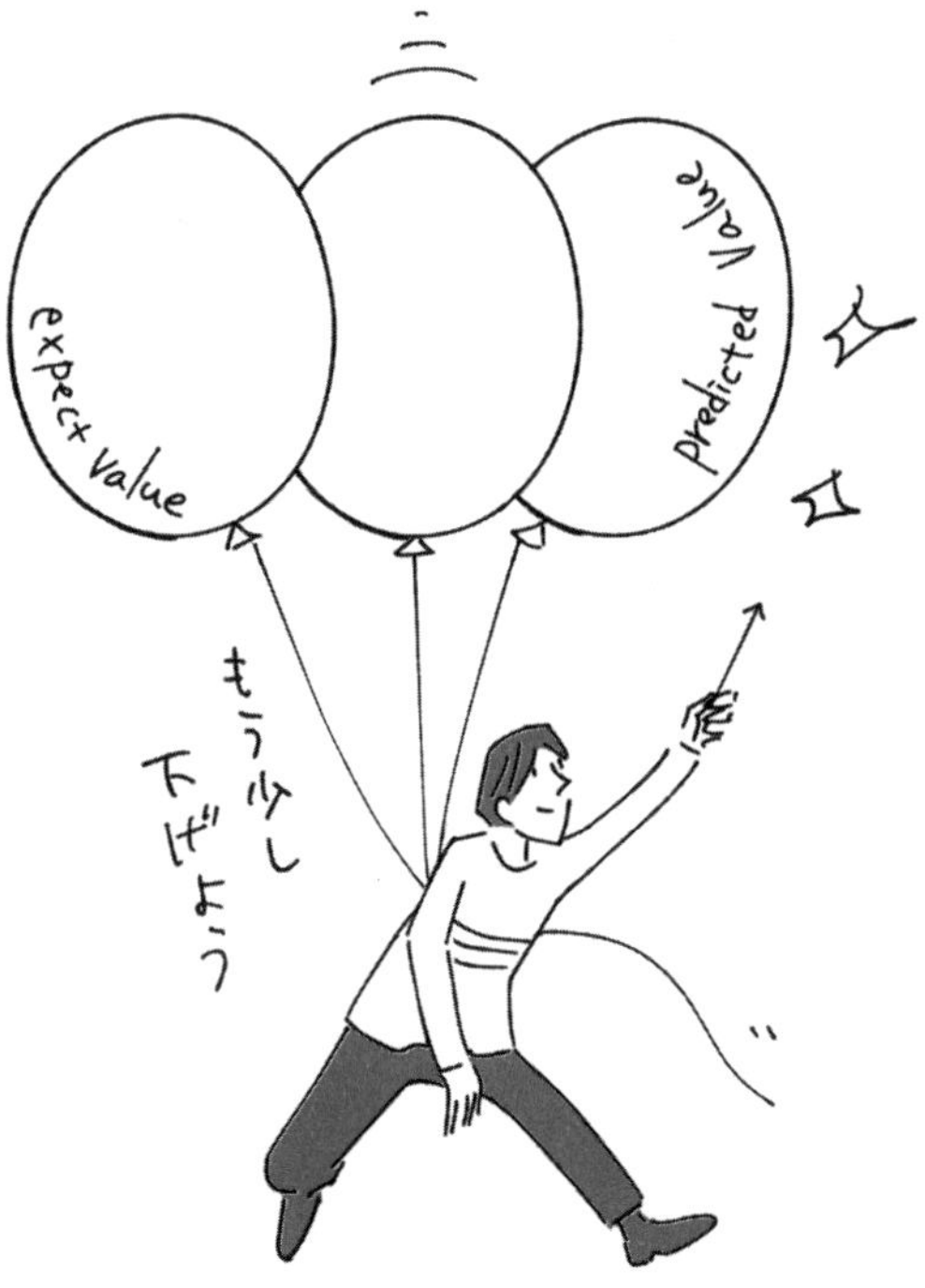

図17

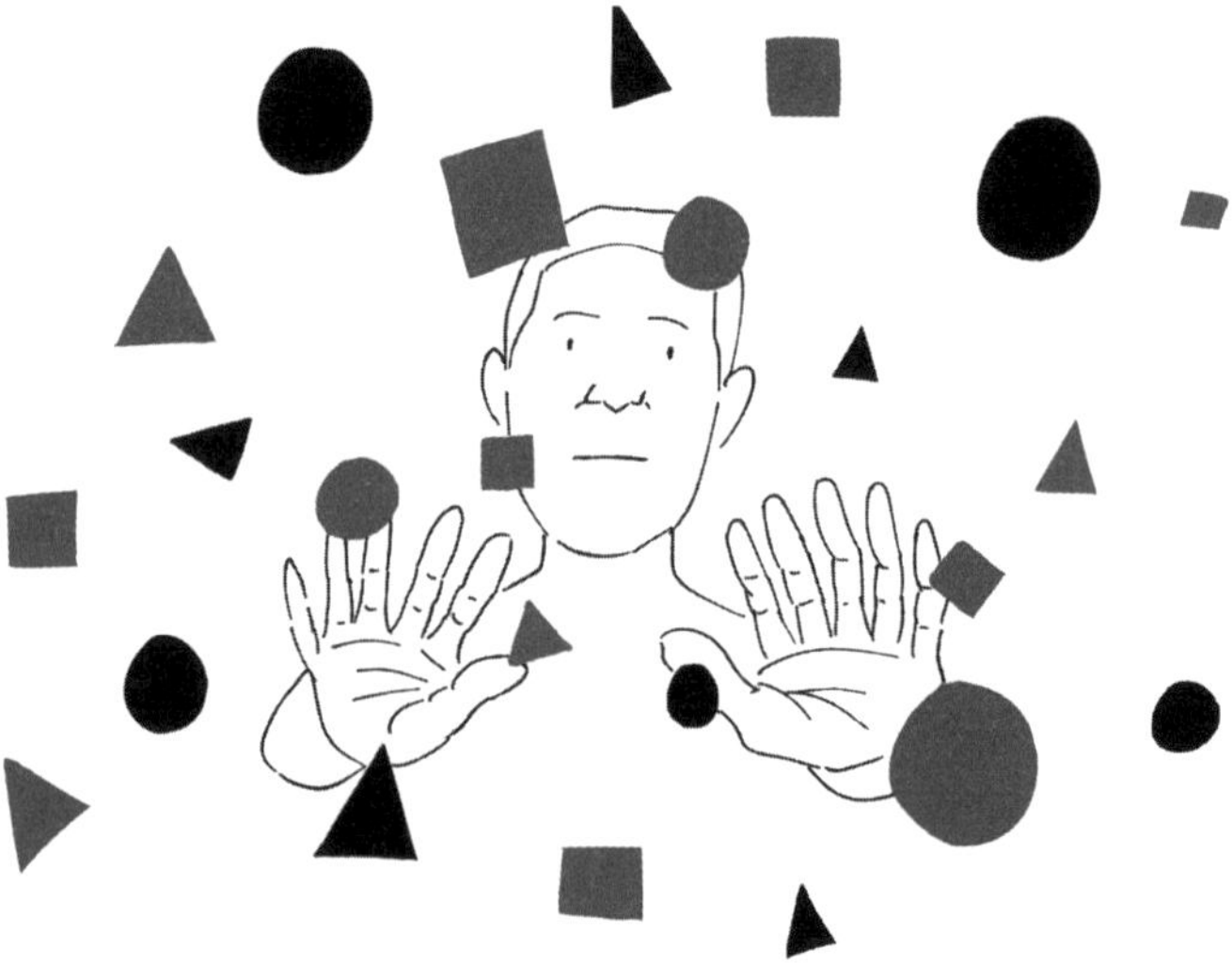

4 無意識のバイアスを外す

本章の冒頭で出したクイズのイラストである。このイラストを3秒間見て、丸の数以外でお気づきになることがあるだろうか。

正解は、男性の手の指の数が6本ということである。

人間の脳は、無意識に人間の指は5本と捉える。認知的にそういうものだと学習しているからだ。これが「認知バイアス」である。

この認知バイアスが我々のストレス反応を導いている場合がある。指の数のような学習との差分はストレスになりにくいが、自分の感情を揺さぶる刺激、その積み重ねで形成される価値記憶や価値観と現実の差分が、自然と我々の不快感をもたらす。

認知バイアスのように、自己の価値観などに潜む「無意識バイアス」を客観的に知っておくと、それとの差分によるストレスを事前に察知できるため、過度なストレス反応になりにくい。

無意識バイアスは、大きく分けて二つのケースに潜んでいる。

一つは、すでに述べた価値観である。自分が大切にしている考え方、あり方、人生観などと異なることが生じると、我々の脳は差分に応じてストレス反応を導きやすい。自分の価値観を棚卸しし、現実との差分が生じたときに自分をメタ認知できる人は少ない。だからこそ自己と向き合い、考え方、感じ方、あり方、人生観などを知っておけば、無意識のうちに起こる価値観と現実の差分に基づくストレスを低減できる。

価値観は生まれ育った環境や、これまでの経験が大きく関わる。一人ひとり異なって当然である。だが、自分にしか当てはまらない基準で善し悪しの判断を下してしまうのが脳の特性だ。それを避けるには、客観的に価値観を捉えてみるといい。価値観の多様性を受け入れることで自己のストレス反応を適度に保ち、心理的安全状態であり続けることができる。それだけでなく、そのようなマインドセットは違いを認識し、新しい考え方、感じ方、人生観の学びを受け取れる。「私はこう考えるけれど、こういう考え方もあるのだな」。そのように情報処理をすれば、無意識下ではストレス反応に導くところを、成長へと転嫁できる。

もう一つの無意識バイアスは「決めつけ」である。

物事を決めつけるのは、期待や予測が固定化している状態である。しかし、世の中では自分の予測や期待とはまったく違うことが起こる。それが大きな差分を生み、ストレスを生む可能性となる。もちろん、決めつけがすべて悪だと言っているわけではない。**だが、決めつけがストレス**

の原因になりやすいのは事実なので、うまくコントロールしなければならない。

多くの人が陥りやすい罠は「べき論」である。決めつけの典型例だ。自分の口から「〜すべき」「〜であるべき」という言葉が出ていることに気づいたら、バイアスに侵されているのではないかと疑ってみるといい。

「当然こうですよね」、「普通はこうですよね」、「統計的にはこうですよね」。

これらの言動も、無意識にバイアス化された脳の情報につながりやすい。

統計は、あくまでも統計だ。数字は常に「はずれ値」がある。はずれ値があるというファクトであり真実である。統計が示しているからといって、世の中に「平均人」はいない。だから、必ずしも統計が現実の人間と完全に一致するとは限らない。

「テレビで言っていたけど」。テレビはすべて正しいものであるのかのように捉えるのもバイアスになりやすい。

「科学的には」。科学を扱う私が言うのもおかしなことだが、科学も常に変化している。アップデートされ、少し前まで正しかった情報が正しくなくなる場合もよくある。**科学的であれば必ず真であるとする根拠もまったくない。人に関することはとくにそうだ。**一人ひとりの人間はまったく違う環境で生まれ、育ってきた。ＤＮＡも一人として同じ人はいない。すべてのことを完璧に言い切れるわけがないのだ。

いずれにせよ、自分の無意識下で持ち合わせ、それにしたがって情報処理をする「こうに違いないバイアス」を認識する必要がある。これを俯瞰的に捉え、多様なあり方を受容した心構えが不要なストレスを低減させ、学びの要素を増やしてくれる。

ストレスとうまく付き合うためのヒント 4

無意識のバイアスを外す

自己の価値観などに潜む「無意識バイアス」を客観的に知っておくことで、それとの差分によるストレスを事前に察知できる。価値観が何かを棚卸しするため、自己と向き合い、考え方、感じ方、あり方、人生観などを見つめ、知っておくことが重要だ。また、期待や予測が固定化した「決めつけ」もうまくコントロールしなければならない。

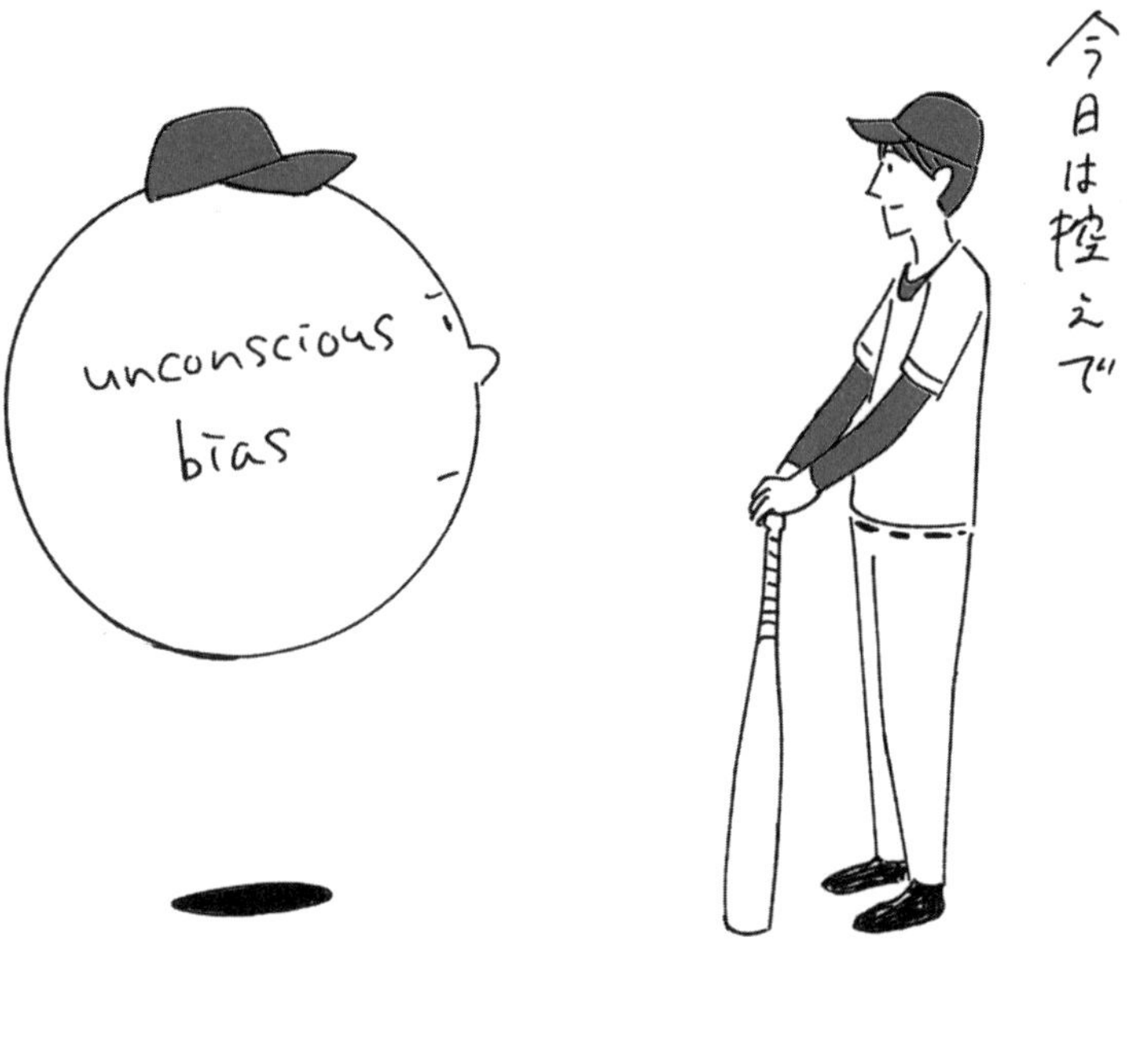

5　超俯瞰視によってストレスを矮小化する

海馬はエピソード記憶を保存し、海馬とつながる扁桃体は感情記憶を保存する役割を担う。繰り返しになるが、ここでも確認しておきたい。何か出来事があると、脳はその出来事も記憶するが、付随する感情の記憶も保存される仕組みになっている。海馬が扁桃体の上流にあると言われるのは、感情が発露されたあとに出来事を思い出すより、出来事を思い出したあとに感情が発露されるほうが一般的だからだ。この海馬と扁桃体の関係は重要だ。

私たちの脳は、嫌なことやネガティブな出来事を何度も思い出しやすい。生命にとっては、嫌なことや自分に不利なことを避けるために学習するので、その出来事を何度も思い返さなければならないから理にかなっている。

しかし、同じようなことを脳の中で何度も何度も堂々巡りさせると、人間の脳内の神経細胞の結び目であるシナプスの反応が強固になる。すると、ますます嫌な感情が芽生え、増幅されていく。大きなインパクトがない出来事であれば、感情の反応もなく、堂々巡りすることもなく、出来事は思い返されずに忘れ去られる。しかし、印象的で感情を揺さぶられて記憶に残れば残るほど何度も何度もループが起こり、同じことを想起してしまう。

同じことを想起しやすい人は、その世界に入り込みやすい。ネガティブな出来事に対する反応を繰り返し、自分の世界に入り込んでしまう。嫌な出来事だけを思い返して不快感を引き起こすだけでなく、その相手との他のネガティブな出来事を思い返し、ありもしない想像までしてしまう。「この人はこんな奴に違いない」とネガティブなループを加速させ、脳の中に嫌いな相手を次々に思い返しては、自分の中で存在を膨らませるのだ。嫌な相手を思えば思うほど、実際には脳に強く住み着かせてしまうという皮肉な結果になる。

このような状態に陥ってしまった人たちは、なかなか自分の状態に気づくことができない。大きなストレスを抱え、前頭前皮質が機能しにくい状態のため、普段の心理的安全状態が確保されているときには考えもしないことを導きやすくなる。

そのような「自分の世界」に入り込んでしまったら、その世界から引き戻さなければならない。そのためには、空の上から眺めるように自分を捉えてみるといい。

私がアメリカにいたときに見た精神科医は、白板に黒のペンで点を打ち「あなた自身をホワイトボードの中の1点に見立ててごらん」とおっしゃっていた。それだけ自分を引いた位置から見るということだ。そうすると、自分の悩みやネガティブな思考が米粒のように小さく感じられるようになる。考える価値もないように感じられるようになる。嫌いな人を自分の脳に刻み込む意識がバカらしいと気づくようになる。

自分の悩みを小さく感じさせるために、うまく他者と比較してもいい。日本は平和で長寿の国で、つつましくも衣食住は整っている。しかし世界に目を向ければ、今日の食べ物に苦労したり、適切な医療を受けられなかったりするために、日本では治癒できる病によって命を落とす可能性がある。にもかかわらず、誰かに批判されたり、バカにされたくらいで大きなストレスを感じている。ストレス状態を感じたら、いまの自分の生活に感謝するとともに、注意の対象をネガティブな要素からポジティブな要素にシフトしてみてほしい。

決して、他者との比較を推奨しているわけではない。自己のストレスマネジメントの一貫として、自分のストレスを客観視し、矮小化させるために活用してみるのはどうだろうか。

気をつけなければならないのは、ストレスの超俯瞰視と矮小化は、ストレスが過剰になっている段階では発動が難しいという点だ。それを行う脳機能が活動しにくいからである。だからこそ、ストレス過剰に至る前に普段から超俯瞰視と矮小化を習慣化することが重要だ。習慣化され、強い記憶として脳に刻まれていれば、たとえ過剰なストレスに陥っても超俯瞰視的な反応を導く可能性を高めてくれる。

日常的な超俯瞰視としては「今日1日、命があったこと」を毎日心から1分間感謝することなどが考えられる。このような試みは、科学的な視点で説明ができる何千年も前から、宗教で取り入れられている。その日1日を無事に過ごせたことに感謝できる人は、ちょっとしたストレッサーにいちいち過剰に反応しないだろう。

そのような脳は、一朝一夕には手に入らない。毎日心を込めてやり続ける人だけに脳のネットワークは宿る。科学的に見ても、脳の強化学習とプラシーボ効果の両面から説明できる。「信じるものは救われる」。その通りだと思う。

ストレスとうまく付き合うためのヒント 5

超俯瞰視によってストレスを矮小化する

脳は、嫌なことやネガティブな出来事を何度も思い出しやすい。ネガティブなループが加速すると、抜け出せなくなってしまう。「超俯瞰視」で自分の悩みを小さく感じさせるために、自分を引いた位置から見たり、他者と比較して自分の生活に感謝してみてほしい。

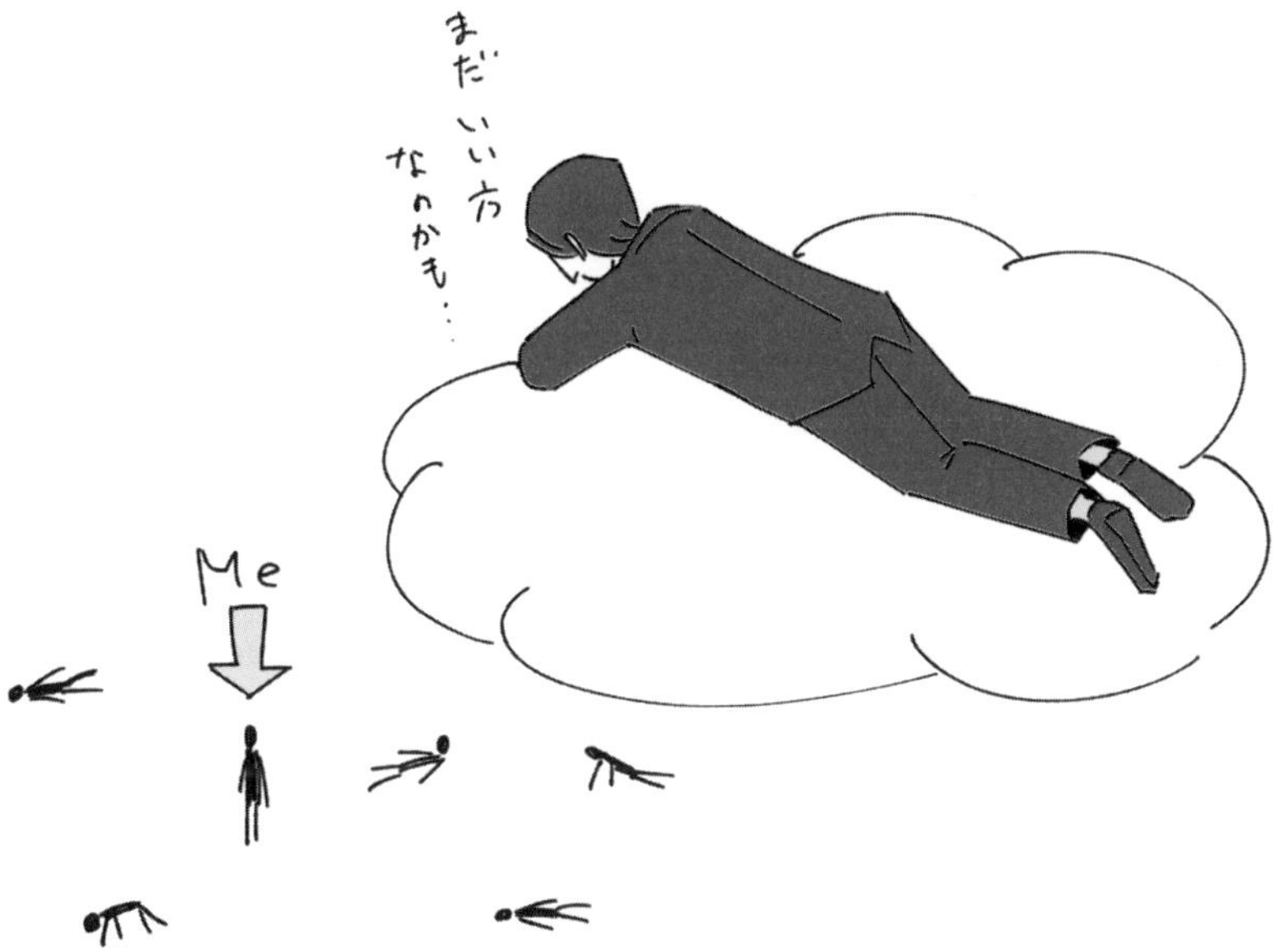

6　ネガティブな感情をポジティブに書き換える術を身につける

我々の感情は、ネガティブをポジティブに書き換えられる。反対に、ポジティブをネガティブにも書き換えられる。この考え方の背景には、感情の書き換えの原理がある。マウスの実験ではあるが、最近その仕組みが細胞・分子レベルで解明され始めている。これには、海馬と扁桃体の結びつきが関連している。[*7]

先ほどもお話ししたように、我々は嫌なことであればあるほど思い返しやすく、その情報を脳に定着させやすくなる。強くこびりついたネガティブな感情記憶は、放っておいても自然とその記憶に注意を向け、記憶を強くする方向に作用する。

脳と記憶の状態は、意識的に注意を向け続けなければ「Use it or Lose it」の原理に基づき、神経回路はＬｏｓｅの方向に向かう。しかし、強い記憶であればあるほどそれが難しい。「意識しないと意識する」ことで、かえって注意が注がれるからだ。それにより一層不快になり、ますますネガティブな感情が悪化する可能性もある。

そこで重要になるのが感情の書き換えである。ネガティブな感情の記憶がこびりついた扁桃体と、それを引き起こす海馬のエピソード記憶の配線を書き換える（Rewiring＝再び結び変える）必要がある。

嫌な人や出来事は、海馬に情景が保存され、それに伴う感情の記憶が扁桃体に保存される。我々

*7　Redondo, R. L., Kim, J., Arons, A. L., Ramirez, S., Liu, X., & Tonegawa, S. (2014). Bidirectional switch of the valence associated with a hippocampal contextual memory engram. *Nature*, 513, 426–430.

の無意識の注意が海馬をアクティブにすると、嫌な気分や感情が扁桃体から誘発される仕組みだ。この情報経路が物理的に存在する限り、それを使わずに退化させるか、配線を書き換えるしかない。

配線を書き換えるには、ネガティブな出来事の記憶を想起させたうえで、同時にポジティブな感情を引き起こすのが鍵となる。

ネガティブな記憶を持つ海馬を刺激すると、扁桃体でネガティブな感情記憶が反応する。だが、**ネガティブな出来事の記憶を引き出しているときにポジティブな感情の発露を促すことで、ネガティブな出来事の記憶にポジティブな感情記憶の配線がつくられ始める。**

例を交えて考察してみよう。

嫌なことがあり、後輩の元気がない。優しいあなたは部下を飲み会に誘う。気分転換が目的だから、嫌なことは一切思い返させないようにする。それほど強いネガティブな感情記憶でなければ、飲み会が嫌な出来事を思い返させる可能性を低め、そのまま脳にネガティブな記憶を定着させない効果があるだろう。

しかし、本当に強くショックを受け、脳に強く衝撃を与えていたら、ただ単に飲み会に行っても効果がない。飲み会の瞬間は思い返さなくとも、終わったらすぐに思い返し、根本的な解決にならないこともある。

もっとも悪いのは、飲み会で嫌な出来事の話になり、輪をかけるように愚痴の上乗せをするケースだ。ますます嫌な出来事と感情記憶を強固にする。愚痴をこぼすことで、部下もあなたに仲間意識を感じ、勇気づけられるケースもある。だが、脳にこびりつく嫌な出来事と感情の記憶は依然としてネガティブであり、ますます強固になる可能性がある。解決案をみないネガティブな批判や愚痴の共感は、互いの脳に生息させる記憶をネガティブにつくり上げるだけだ。それを心から望む人はまずいない。

一方で、たとえ部下が愚痴を言っても、その話を聞いてあげたほうがいい。具体的な解決策を示さなくても、どんなときも部下に寄り添うという安心感を与え、勇気づける言葉を投げかけるのだ。それができれば、部下のエピソード記憶と感情記憶がネガティブからポジティブに書き換えられ始める可能性が高まる。

自分にとって安心できる人、信頼できる人に辛い体験を話し、これといった具体的なアドバイスはもらえなかったけれど、話しただけですっきりした感覚を経験した人は多いのではないか。それは、紛れもない感情の書き換え作用の一つと言えるだろう。**ネガティブなことを話しているのに、目の前にいる人があなたにポジティブな感情を誘発させるから、嫌な出来事がたいして問題にならなくなる感覚だ。**

もちろん、トラウマなどの非常に強いネガティブな感情記憶を書き換えるのは容易ではない。ただ、トラウマ治療でも感情の書き換えの原理を背景に寄り添う手法もある。強い記憶であればあるほど、自分一人で対処するのが難しい。だからこそ、心理カウンセラーなどのエキスパートが必要になるのだ。

感情の書き換えは、単にネガティブなストレスをゼロに戻すためだけではない。感情の書き換えを自分のものにできれば、成長を加速させてくれる。むしろ、成長の文脈で感情の書き換えを習慣づけていると、嫌な出来事が起きたときに、意識的に感情の書き換えを誘導できるようになる。

すでに紹介したように、レジリエンスを持った脳を育むには、成功体験の過程で味わった辛く苦しい出来事、その感情をまざまざと思い返す必要がある。そのポイントは同時性だったが、背景には感情の書き換えの原理がある。それを確認し、さらに理解を深めていただければ幸いだ。

故松下幸之助さんの言葉は示唆に富む。

「失敗したところでやめるから失敗になる。成功するまで続けたら、それは成功になる」

「失敗の原因を素直に認識し『これは非常にいい体験だった、尊い教訓だ』というところまで心をひらく人は進捗し、成長する人だと思います」

失敗というネガティブな感情を持っているのに、それに対して「非常にいい体験だった、尊い教訓だ」と思えるのは、まさに感情の書き換えである。これができる人は、認知的な柔軟性が高く、成長することは間違いないだろう。

ストレスとうまく付き合うためのヒント 6

ネガティブな感情をポジティブに書き換える術を身につける

我々の感情は、ネガティブをポジティブに書き換えられる。そのためには、ネガティブな出来事の記憶を想起させたうえで、同時にポジティブな感情を引き起こすことがキーとなる。ネガティブな批判や愚痴を言い合うのではなく、寄り添うことで安心感を与え、勇気づける言葉を投げかけよう。

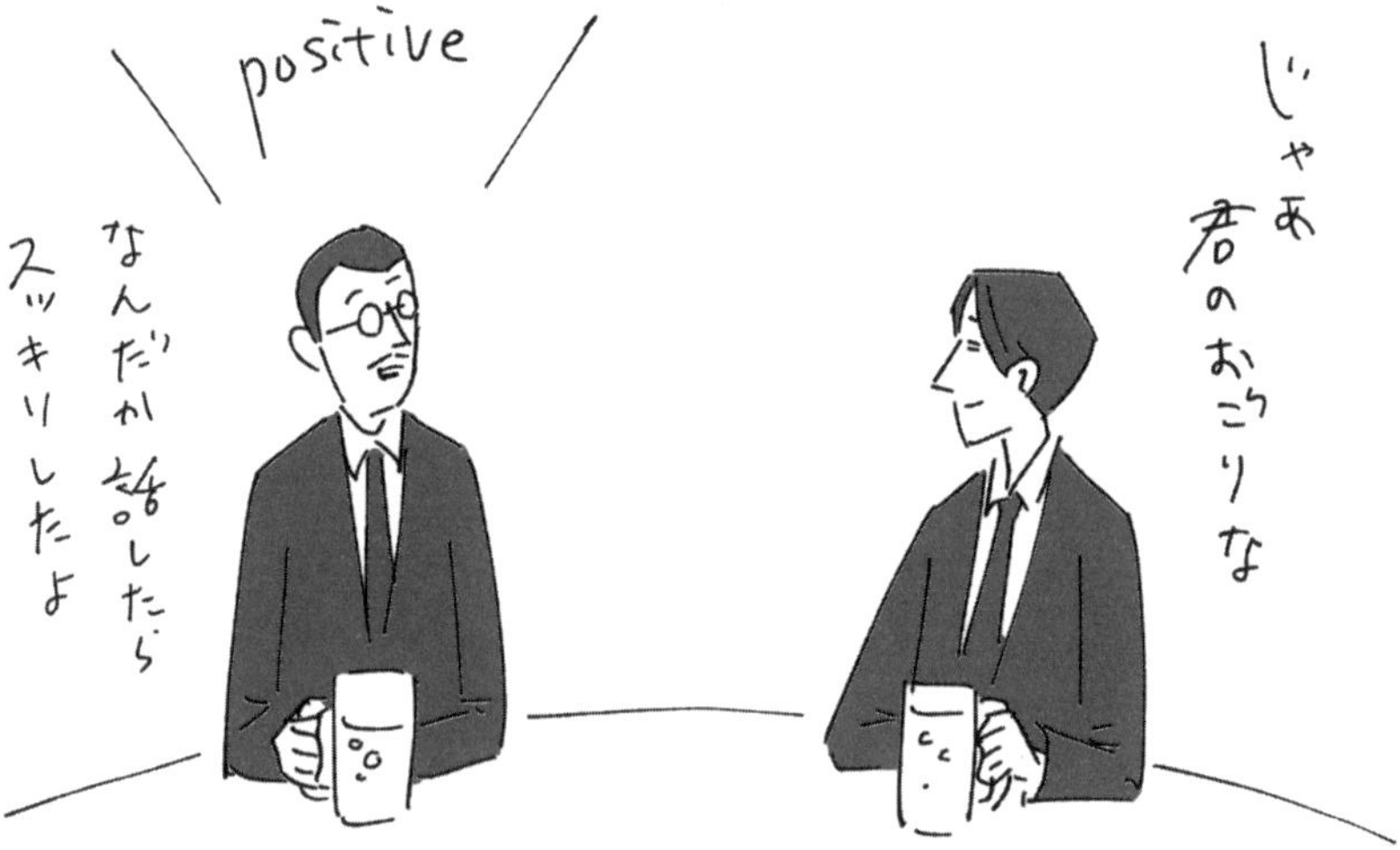
positive
じゃあ君のおごりな
なんだか話したらスッキリしたよ

7　違和感・葛藤を大事にする

私たちの脳には海馬、扁桃体のほか、前頭前皮質の前側にｖｍＰＦＣ*という脳部位がある。ここは価値記憶をつかさどる役割を担う。人はさまざまな行動を繰り返し、成功体験や失敗体験を積み重ねることで、善悪の判断や最善の策などの判断を自分の価値観に照らして瞬時に行えるようになっている。つまり、やろうとしていることと過去の記憶を関連づけるのが、この脳部位である。脳は自分がやろうとしていることに対して、「自分が大切にしていること」と合っているのか、「やってきたこと」と一致しているのかをモニタリングする。これが不一致になると、ＡＣＣが活性化して違和感を誘発してくれる。それに気づいて検証するのは、我々がストレスをコントロールするうえで非常に重要になる。

そのときのポイントは、違和感が非言語的な反応である点だ。つまり「なんとなくおかしい」と「感じている」状態である。**言語的に説明される以前の状態を、脳がこれまでのデータベースから「なんとなくおかしい」とシグナルした結果として知らせてくれる。**それはあなたという個のこれまでの体験、経験の蓄積であり、感性そのものだ。

ビジネスの現場では「なんとなく感じる」という曖昧な反応は軽んじられる。むしろ「そんな曖昧なことを言うな！」と罵倒の対象にすらなりかねない。だが、これはもったいない。

誰かが違和感を覚えたのは、厳然たる事実である。それを単に瞬時に言語化できないからといって、脳が無意識に反応する情報をないがしろにしては、新たな発見の機会を逃している。

*腹内側前頭前野（ｖｍＰＦＣ）
前頭前皮質の底側の中間寄りにある脳部位。自分の経験から培った価値ある事象の記憶痕跡の「価値記憶」をとどめる。直感の「GO」という判断にも関わる。

違和感をないがしろにする教育や社会では、違和感を否定的に感じる人も多い。その視点を変えるだけで、我々の成長は加速できる。違和感は、言語では簡単に表現できない情報だ。人間は言語以外でも情報を処理するが、どんなに数字や言語で論理的に説明されても、言語や数字以外の情報が我々に多大な影響を与えている。

その情報の一つとしての違和感は、見逃しやすい大切な情報を伝えてくれる可能性がある。すぐに言語化することは難しくても、違和感の源泉の言語化を試みることは、新たな発見を導く可能性を高めるだろう。一見、ストレス反応を導くだけと解釈されそうな違和感を、新たな発見や成長の宝箱と捉え、注意深くその探索を楽しめるようになるといい。結果として、無意識のモヤモヤした感覚が少なくなるのではないだろうか。

ACCにはもう一つ重要な役割がある。脳の中で「ああでもない、こうでもない」「感情的にはこっちだけど、頭がついていかない」などの葛藤状態にも使われる。**葛藤は脳にとって重要な情報処理である。脳が葛藤を抱えると、それに伴った行動の結果を関連させて学習するからだ。**重要なのは、葛藤を止めてはいけないという点だ。

脳は理にかなった学習モデルを持っている。大して興味がないことを学習させようとはしない。エネルギーの無駄遣いになるからだ。

「ああでもない、こうでもない」。「あーかな、こーかな、うーん」。

このように葛藤している状態が生まれるのは、興味があるからだ。どうでもいいことに対して、脳は葛藤状態にさせない。逆に言えば、葛藤の対象は、興味の対象だからこそ脳の中を目まぐるしく駆け抜ける。その結果、脳の神経細胞に記憶が刻まれやすい状態になる。葛藤に基づいた行動は成功しようと失敗しようと、葛藤した内容と実際に起こったこととの差分が強く脳で表現され、大きな学びとなる。

我々は、葛藤も歓迎できるようになったほうがいい。葛藤状態を俯瞰的に捉え「この葛藤の末に大きな成長がある」と考えられるようになるだけで、ストレスを力に変えられるようになるはずだ。

その点、過保護は我々の成長機会、学習機会を奪っている。悩んだり、葛藤している人に解決策を与えたり、道を示してあげたりするのは、一見優しさのように見えるかもしれない。しかし、自ら解決策を探り、自ら道をつくる脳の使い方をしない限り、自分の人生を自分で歩くことができない脳になってしまう。葛藤している部下や子どもに安易に解を与えることは、学びを妨害しているとさえ言える。

葛藤している人に対しては、完全に見放すわけでもなく、解を与えるわけでもなく、ほどよい距離感が必要だ。オプションやヒントを与えるなど対処の仕方はさまざまあるが、当人の成長を考えれば、自分の脳で考え抜き、自分自身で意思決定し、行動するように見守ってほしい。しかも、結果にばかりとらわれてはいけない。苦悶の葛藤フェーズの価値を忘れることなく前に進めば、ストレスは我々の成長を後押ししてくれるだろう。

ストレスとうまく付き合うためのヒント 7

違和感・葛藤を大事にする

違和感は脳がこれまでの経験の蓄積から「なんとなくおかしい」とシグナルした結果なので、見逃しやすい大切な情報を伝えてくれる可能性がある。また、葛藤に基づいた行動は成功しようと失敗しようと、差分が強く脳で表現され、大きな学びとなる。違和感・葛藤を俯瞰的に捉えることで、ストレスを成長の力に変えられるはずだ。

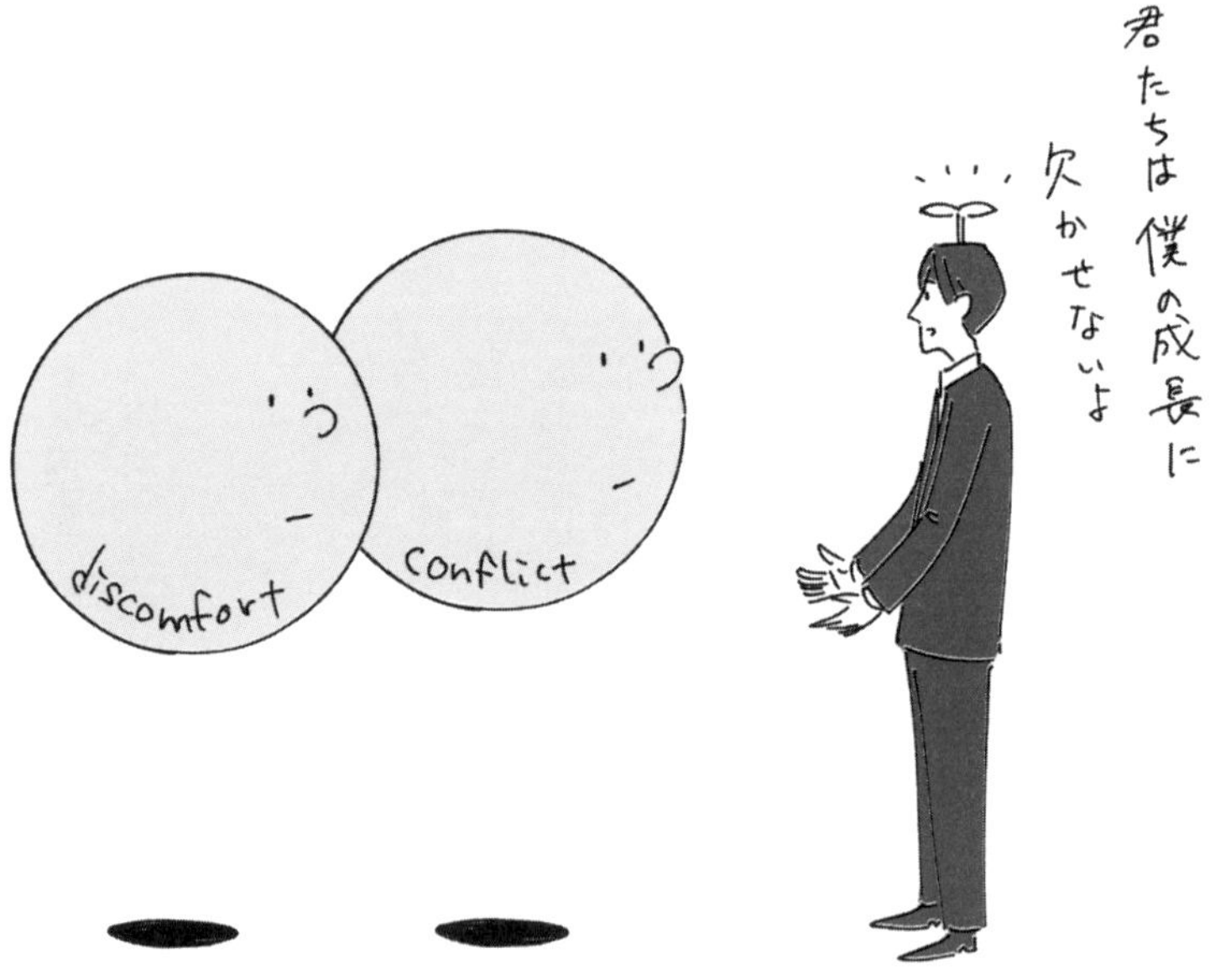

8　モヤモヤを受け入れる

CHAPTER1でお話ししたが、確認のために再度触れておく。神経細胞の結び目シナプスの最大値は、前頭前皮質を例にとれば2歳である。その時点から、使われていないシナプスは刈り込み（プルーニング）によってどんどん減っていく。脳は使われていない配線は残しておきたくない。持っておくこと自体がエネルギーの無駄遣いになるからだ。

シナプスを多く保有し、シナプスを強固にする行為が学習だ。シナプスが多い子どもは学習が早い一方で、大人は刈り込まれてしまったシナプスをもう一度形成し、そのうえでシナプスを強固にする必要があるため、エネルギーを要する。これを「経験依存のシナプス形成」と呼ぶ。

脳の適応システムは、実によくできている。生後、シナプスを一気に最大値まで増やしてから、15歳くらいまでは成人よりも多いシナプス数を保つ。そのときまでに使われないシナプスは、おそらく生涯にわたって使われない。まるで脳内シナプスの自然選択のようなことが行われ、極めて生物的な合理性を持っている。

大人になると学習に時間がかかる感覚があると思うが、それはシナプスの数が少なくなっているからだ。新しい学びに際しても、モヤモヤとした感覚、なかなか頭に定着してくれない感覚があるのではないか。このモヤモヤとした感覚を我々はストレスに感じ、「自分には向いていない」「他に得意なことがあるはずだ」と興味をシフトさせてしまう。結局長続きしないので、どんなことも身につかない。

これは実にもったいない。新しい学びのときにモヤモヤするのは当然だ。**モヤモヤする感覚があるのは、学習している証拠である。**脳内であまり使われていない神経細胞は、その物理的構造が未熟でエネルギー効率が悪い。活用され続けることでミエリン鞘*と呼ばれる構造体が太くなり、電気信号の伝導効率を高める。また、レセプターと呼ばれる構造体がシナプスに集まり、化学信号を受け取る確率を上げることで伝達効率を高めるなど、細胞レベル、分子レベルでさまざまな変化が生じる。そうした物理的な構造変化には、当然エネルギーが必要になる。まさに新しい学びへの開通工事をしてくれているのだ。

この仕組みを客観的に理解したうえで、モヤモヤに対する認識を変えてみることをお勧めする。そうすれば、我々の不要なストレスを低減してくれるどころか、学びや成長を加速してくれる。そのとき、サリエンス・ネットワークを活用し、自己のモヤモヤに気づくことが前提となる。違和感や葛藤と同じように、モヤモヤも成長の証と捉えられるようになると、いままでモヤモヤしている状態をストレスとラベリングしていたあなたが、学びや成長の証とラベリングするようになる。あなたは多くの成長可能性に出会い、学びが楽しくなっていくはずだ。

*ミエリン鞘
神経細胞の軸索を何重にも取り囲んでいる密な膜構造。脂質に富み絶縁体として働く。ミリエン鞘の存在によって活動電位が飛び飛びに伝わり（跳躍伝導）伝導速度の上昇が可能となるとされる。

ストレスとうまく付き合うためのヒント 8

モヤモヤを受け入れる

モヤモヤとした感覚をストレスに感じると「自分には向いていない」と興味をシフトさせてしまう。しかし、モヤモヤする感覚があるのは、学習している証拠である。違和感や葛藤と同じように、モヤモヤも成長の証と捉え楽な気持ちで受け入れてほしい。

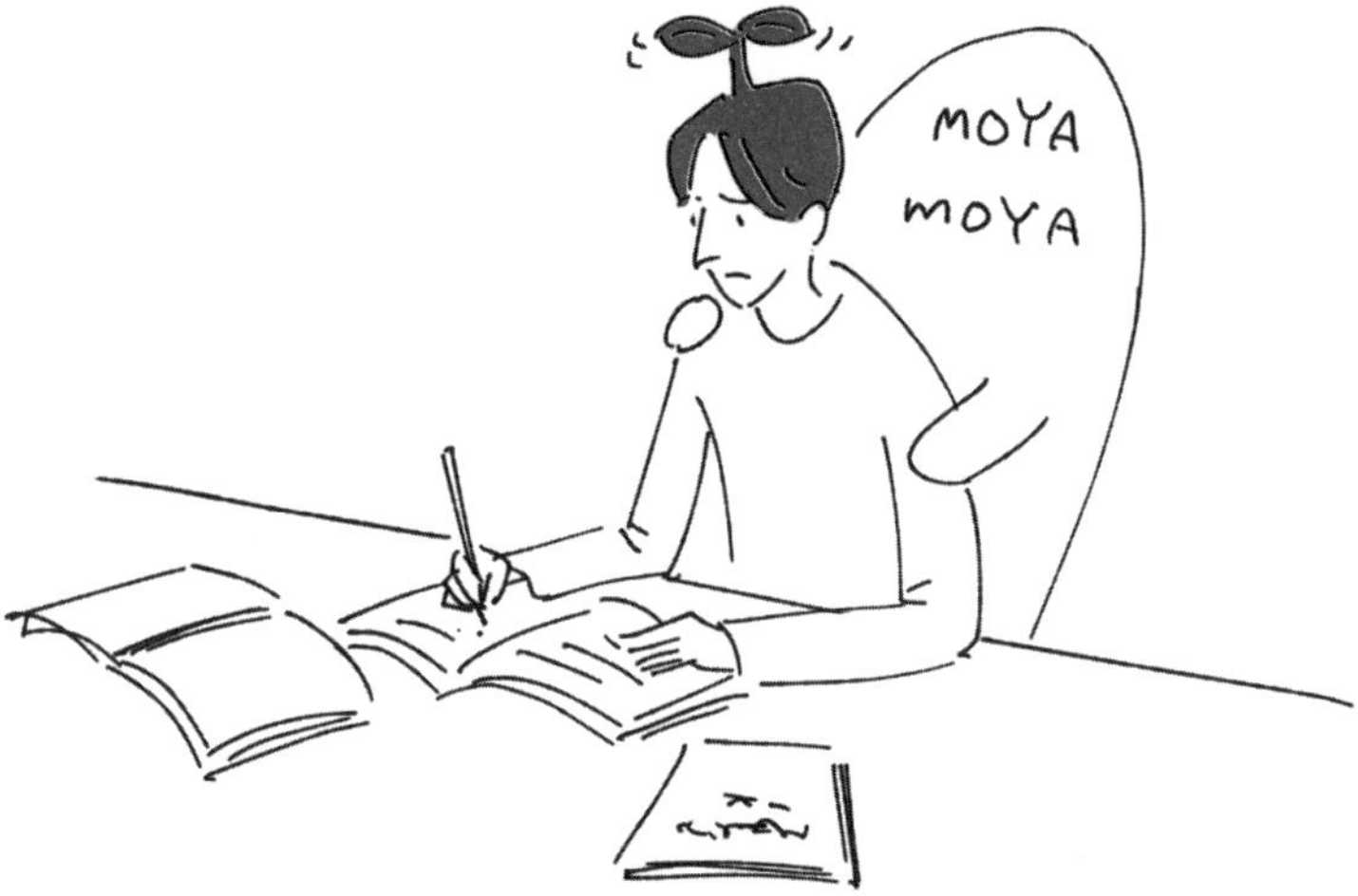

9　心から抱きしめる

愛する存在を心から抱きしめると、愛情ホルモン、信頼ホルモンと呼ばれるオキシトシンが分泌される。このオキシトシンが、ストレス状態を和らげてくれる。

心から愛する存在がいると、オキシトシンの量は増える。愛する存在と関わると落ち着く感覚があると思うが、その背景にはオキシトシンがある。愛する人を再認識する、新たにつくることも、ストレスコントロールにとっては効果的だ。

愛するときには集中するのがポイントだ。ストレスを抱えていると、その原因が頭をチラついてハグにも愛がこもらない。一見ハグをしているように見えても、ストレスホルモンがつくられているだけで、オキシトシンは放出されていない。自己の内部感覚、情動に集中することは、ストレスとうまく付き合ううえで大切だ。

愛する人、大切な家族、愛おしい子どもに心からハグをする。ハグを「してあげている」感覚ではない。心を込めたハグは自分のためにもなる。ハグを味わうことも、ストレスと付き合う日常の1ページにあっていいかもしれない。

ストレスとうまく付き合うためのヒント 9

心から抱きしめる

愛する存在を心から抱きしめると、オキシトシンが分泌され、ストレス状態を和らげてくれる。自己の内部感覚、情動に集中し、心を込めたハグを味わおう。

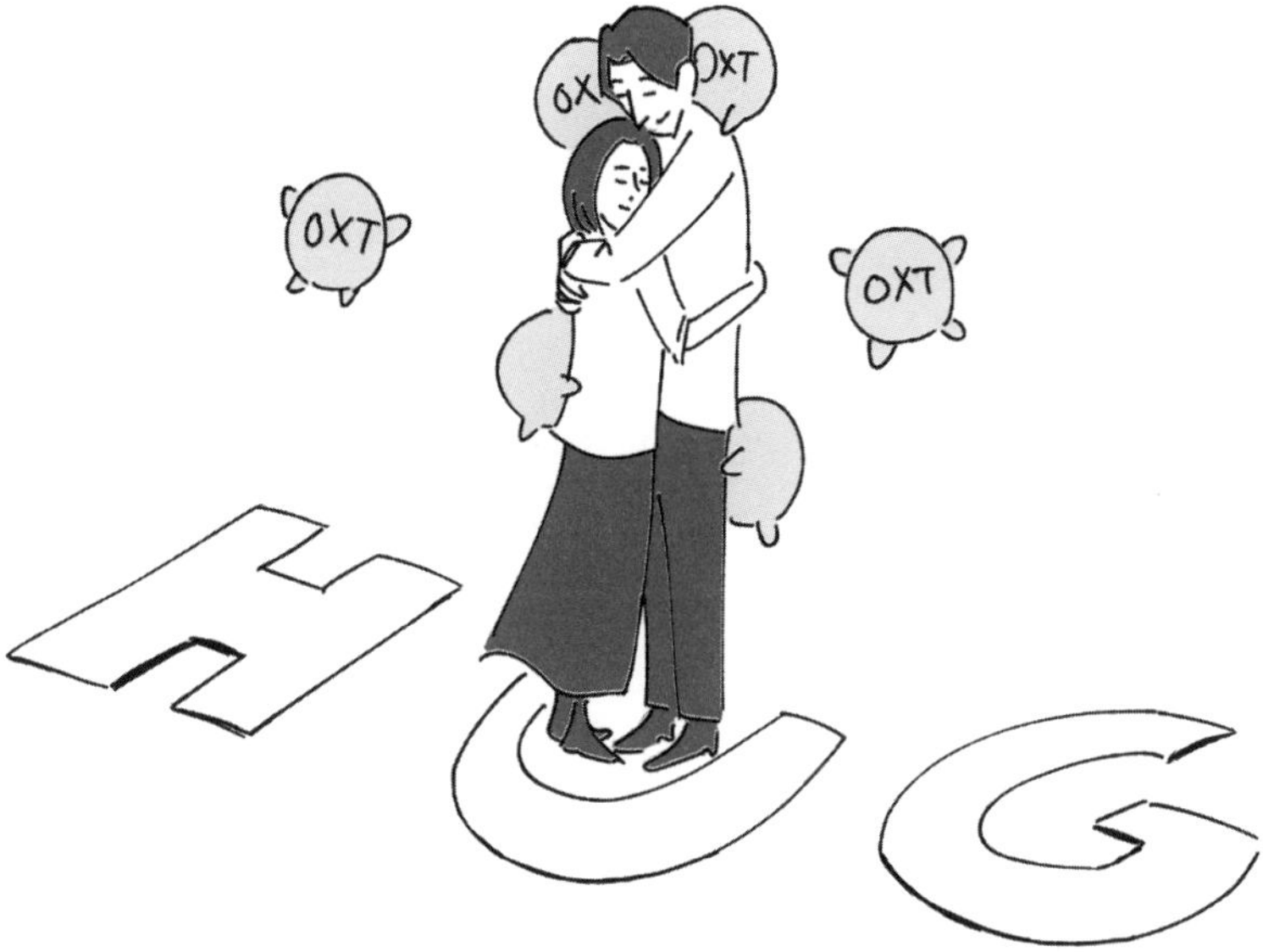

10　意識的にポジティブを見て味わう

脳は何らかのエラーが起きていたり、おかしかったりするところに目を向けやすい構造をしている。専門的には「ネガティビティバイアス」と呼ばれる。ニュースやワイドショーなどでも人の揚げ足をとったり、センセーショナルでネガティブな情報が多かったりするのは、そのほうが注意を向けてくれるからだろう。

エラーなどの差分検知に一役買っているのが、違和感や葛藤でもご紹介したＡＣＣである。そもそもＡＣＣには、我々を成長させ、生存確率を高めてくれる重要な役割がある。ところが、エラーや粗探しというネガティブな機能も、無意識のうちに担っている。だからこそ、エラーやネガティブではない部分に意識的に注意を向けることを心がけたい。

もともと、エラーやネガティブではない部分、つまり予定通りの部分には注意が向きにくい。10個のタスクがあり、そのうち8個ができたとすると、できなかった2個に注意が向くのは仕方がない。ただ、できなかった点を自分で反省し、周囲からもできなかったと指摘されたり叱られたりすることで、ますますその部分の注意が優先される。もちろん、改善と学びは大切だ。だが、達成した部分、できた部分からも理由や学びがあるだろう。

できていないところばかりに注意が向けられ、それが刷り込まれた脳の持ち主は、自分を信じることができない。自分を卑下するばかりで自己肯定感は高まりようがない。

一方で、自分のできた部分に注意を向けて考察すると、自分の足りないところを認識したうえで自分のできた部分の情報も脳に書き込まれる。それは「できなかったこともできるようになる」という学習に通じ、自己を肯定できる。仮にその瞬間はできなくても、その後できるようになる。それにより、自分を信じられる状態になるのだ。

もちろん、日々の自分の行動、意思決定の成功や失敗から学びを得ることも大切だ。同様に、日々の生活でポジティブな感情を発露させるための脳の使い方をするのも重要だ。あまり難しく考えず、何気ないことにもポジティブな情動を感じ、味わうことだ。

晴れた青空かもしれない。変幻自在の雲の美しさかもしれない。道端に咲く花かもしれない。子どもの笑顔や成長かもしれない。行きつけのカフェの店員さんの笑顔や誰かとの挨拶かもしれない。コーヒーを飲んでいるときも、シャワーを浴びているときも、さまざまな場面でポジティブな感情は発露する。

しかし、我々の身体、脳、心は、その情報に注意が向かない限り、ポジティブな反応を導いてくれない。だからこそ、3秒でいいから立ち止まり、内側で反応する心地よい情動反応に注意を向け、味わってほしい。

自分の歩む人生の限られた時間を、粗探しで埋めたいか、心地よい情報に囲まれていたいか。私たちは、自分自身の注意を自分自身で意識し、整えることで、見える世界を変えることができるのだ。

ストレスとうまく付き合うためのヒント 10

意識的にポジティブを見て味わう

脳はエラーやネガティブな部分に目を向けやすい構造をしている。何気ないことにもポジティブな情動を感じたら、3秒でいいから立ち止まり、内側で反応する心地よい情動反応に注意を向け、味わってほしい。

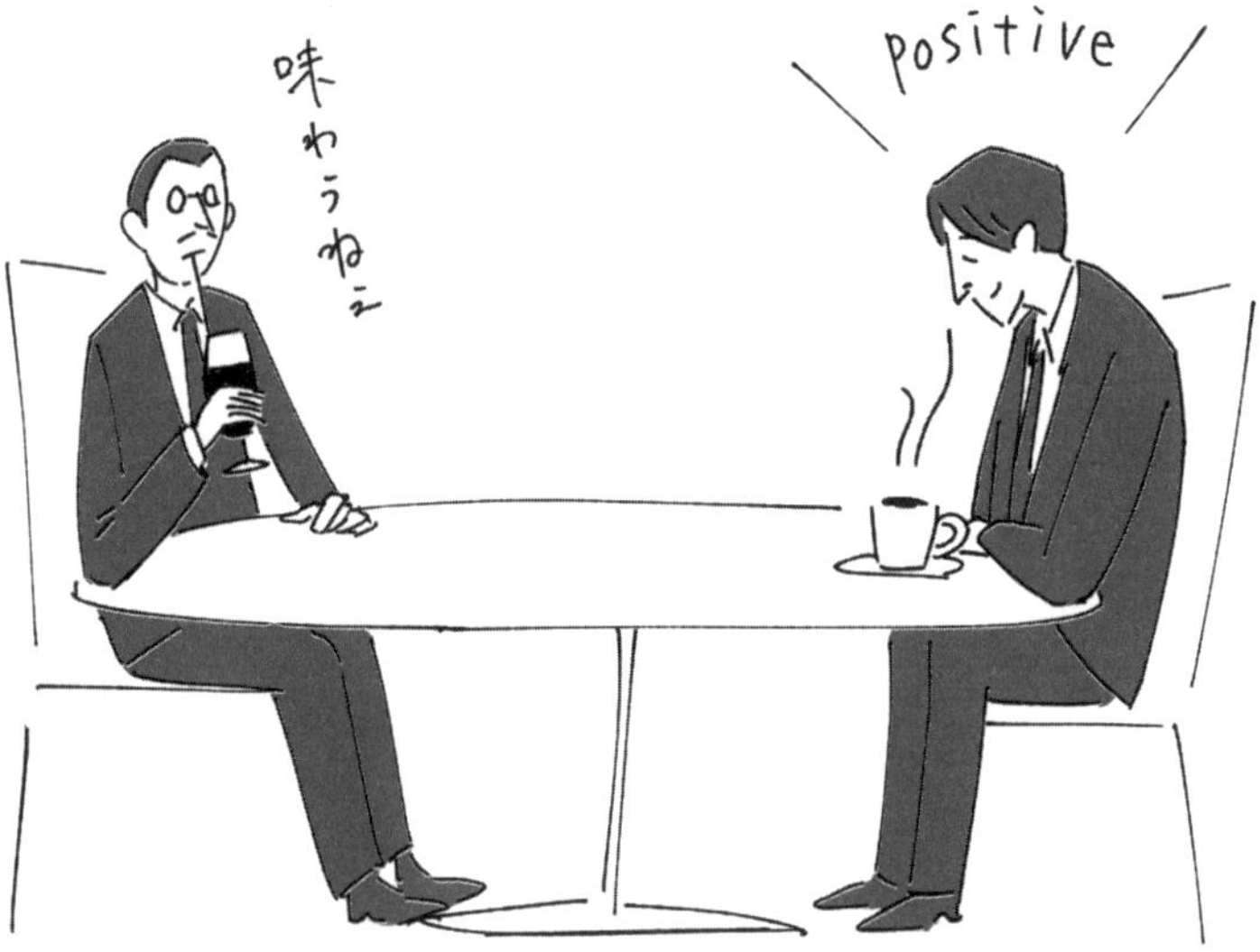

11 不確実性のなかで探索を繰り返す

ＣＨＡＰＴＥＲ１で触れたように、脳のｒｌＰＦＣは不確かさドリブンの探索機能を担当している。

そもそも我々の脳は、不確実なこと、曖昧なことを苦手としている。それらは我々に不安感をもたらすため、脳はそれを回避させる反応を誘導する。これは生存確率を高めるうえで重要な機能である。

かつては生存のために必要だったその反応が、現代にもそのまま役に立つとは限らない。むしろ回避の反応が強く出ることが、新しい挑戦を阻む要因となっている。新しいことは、常に曖昧さや不確実性と相対する必要がある。

人間がここまで進化したのは、不確かさに直面しても前を向く力、つまりｒｌＰＦＣの機能が備わっていたからだろう。リスクジャッジを行い、綿密に準備をしても新しいことには未知の事柄が多い。不確かさがあるにもかかわらず、挑戦してきた人がいるからこそ、人類の進化は実現した。ところが、回避行動が強すぎて挑戦できない人がいるのも事実である。両者は何が異なるのだろうか。

答えは明確だ。ｒｌＰＦＣを不確実性ドリブンの探索機能として使ってきたか否かがポイントになる。何度も出てきた「Use it or Lose it」の原則だ。ｒｌＰＦＣは、前頭前皮質の中でも解剖学的に最先端部位に位置し、その機能は特に高等とされ後天的に活用することによって育まれていく[*8]。曖昧で抽象的な事柄、不確かなことに相対したときに、いかに回避せずに挑んできたかという積み重ねが重要なのだ。

挑戦というと大きなことのように感じるかもしれないが、そうではない。大事な点は、当人が「挑戦する」と感じていることだ。周りで評価する人たちが挑戦と認識するかどうかは別問題である。これは深く認識する必要があるポイントである。

新しい学びは、常にわからないことばかりだ。その道を極めた人には当たり前でも、初学者にとっては挑戦になる。ところが、新たな学びを始めると、ますます自己の至らなさや未知なるものの多さに圧倒され、不安に苛まれて学びをやめてしまう。

そのような現実を受け入れつつも、それでも前に向かせるｒｌＰＦＣによって、壁にぶつかっても前を向き、成功や成長を勝ち取るなかで「挑戦する価値」として脳が何度も経験する。それを後日、挑戦による苦難と成功や成長を脳が関連づけ（Neurons that fire together wire together）、刻み込んでいく。

ｒｌＰＦＣは、不確かさドリブンの探索機能だけではなく、「カテゴリーLearning」の脳部位としても知られる。どのような記憶をどのようにパターン化して脳に刻み込み、処理するかをつかさどる脳部位である。**自己にとっての挑戦から成功や成長に目を向けることで、挑戦に価値があることを脳に刻む**。そうした記憶をパターンとして学習されていくことで、不確かさドリブンの探索機能はさらに強化される。[*9]

*8　Badre, D., & Nee, D. E. (2018). Frontal Cortex and the Hierarchical Control of Behavior. *Trends in cognitive sciences*, 22(2), 170-188.

*9　Paniukov, D., & Davis, T. (2018). The Evaluative Role of Rostrolateral Prefrontal Cortex in Rule-Based Category Learning. *NeuroImage*, 166, 19-31

したがって、普段から自分にとっての挑戦を少しずつでもやってみることがその脳機能を育む。むしろその行為でしか、挑戦をストレスから成長に変える脳の形成は起こらない。

新しい学びや仕事上での挑戦がもっとも効果的だが、普段読まない本に挑戦したり、普段は行かない店に挑戦したりするのも悪くない。自分にとって曖昧やカオスや未知が蠢く世界に飛び込み、そのときの回避反応を自ら俯瞰的に捉えつつ、それでも学びを得ようとする態度がｒｌＰＦＣを少しずつ育んでいく。

確実でポジティブな要素に向かいたくなるのが人間である。

しかし、不確かな状態のなかでも面白いことがあるのではないかと考え、そうした体験を通じて学習していくのが、ストレスを力に変えていくうえで重要な心構えとなる。

むろん、不確かな状態はストレスになりやすい。だからこそ、ストレスフルな状態をエンジョイしながら付き合っていくのが、ストレスを味方にする資質の一つなのだ。

ストレスとうまく付き合うためのヒント 11

不確実性のなかで探索を繰り返す

脳には不確実性に直面しても前を向き、探索する機能がある。自分にとっての挑戦に取り組み、成功や成長に目を向けることで、挑戦が価値であることを脳に刻むことができる。その繰り返しが、不確かな状態のストレスを力に変えていく脳を形成する。

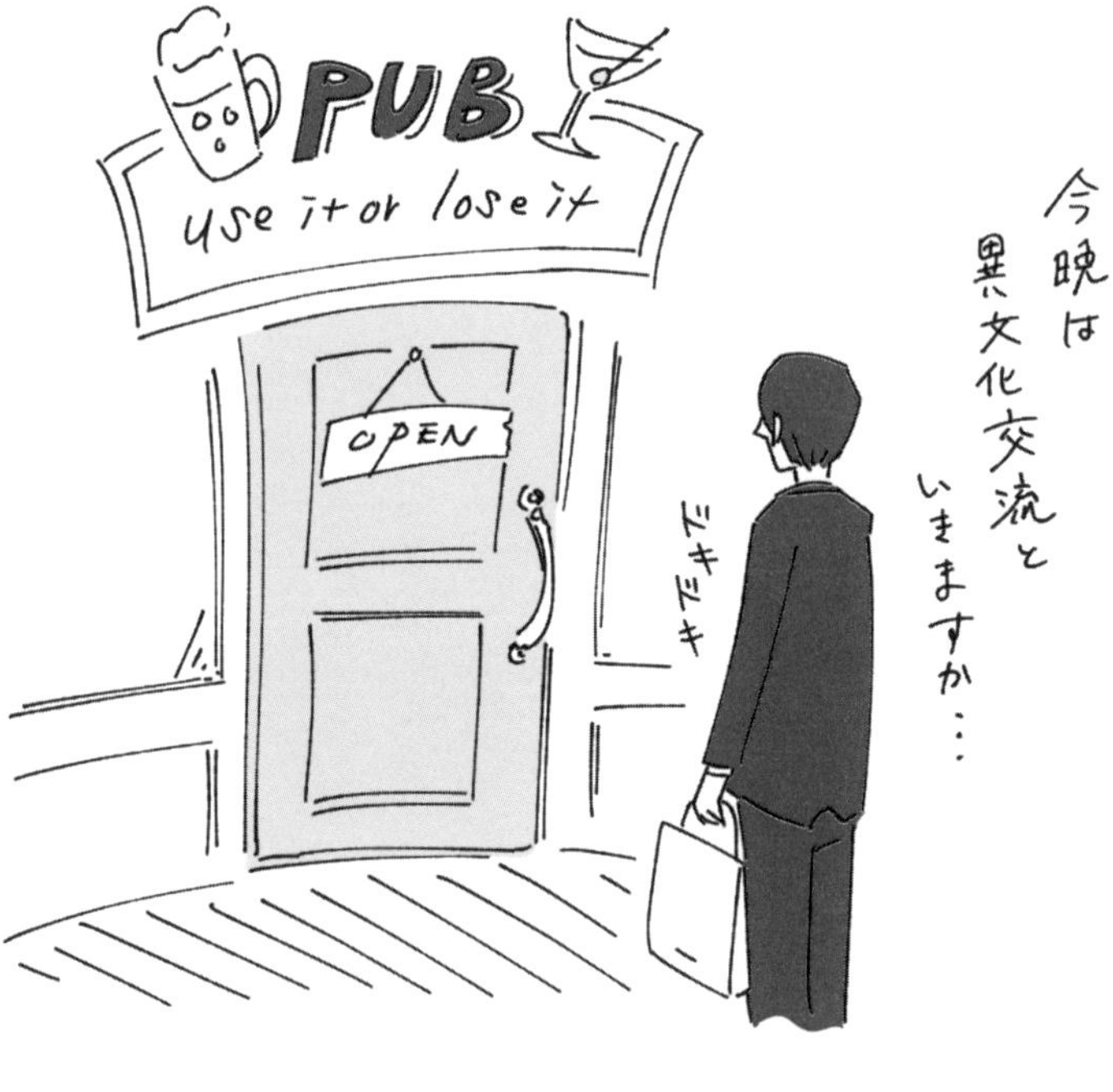
PUB
use it or lose it
OPEN
ドキドキ
今晩は異文化交流といきますか…

12　たくさん笑う

ストレス状態に陥ると、脳はそれを自動的に戻そうとする。恒常性（ホメオスタシス）である。それを促すものの一つにβエンドルフィンがある。βエンドルフィンが、我々が過剰に反応するストレス状態を緩和させると考えられている。

βエンドルフィンの別名は「脳内アヘン」である。脳で自動的につくられる物質だ。これによって痛みが感じにくくなる。CHAPTER1のモチベーションでお話しした、痛みの反応に対しての恒常性として作用する部分とも通じる。

βエンドルフィンは痛みに反応して自動的に合成されるが、もともとは快楽物質の一つである。合成されやすいのは「笑い」がある場面である。心から笑っているときにはβエンドルフィンが出やすい。笑う門には福来たるというが、辛く不要なストレスを吹き飛ばす可能性もある。大袈裟に聞こえるかもしれないが、笑いはβエンドルフィンを通じて脳、身体、心に想像以上にエネルギーを与えてくれる。

笑いの効果はβエンドルフィンによるストレス緩和だけではない。声を上げて「はっはっはっ」と笑っているときは、息を吐くことが中心となる。後ほどご紹介するが、それによって副交感神経が役割を発揮し、我々を休息モードにしてくれる。

たいていの不要なストレスは、冷静に考えれば注意を向けたくないことに対して、無意識にとらわれている状態である。そんなものに人生の大事な時間を割くのはもったいない。強制的に面白おかしいところに注意を向けさせることによって、ストレッサーに注意を向けないことにもつながる。些細なストレッサーはそのまま忘却され、ストレスを慢性化させることもない。

ノーマン・カズンズというアメリカのジャーナリストが『笑いと治癒力』(訳：松田銑　岩波書店)という本を書いている。彼は50歳になったころに膠原病に冒された。カズンズの表現を借りれば「全身がトラックにひかれたような痛み」が走る病だ。カズンズは痛みを回避するために毎日ひたすらコメディーを見た。カズンズは、腹の底から笑ったあとはしばらく痛みが軽減することに気づいた。いまでこそβエンドルフィンの効果は知られているが、当時はまだ知見が少なく、医者にも疑いの目を向けられたそうだ。それでも彼は笑いによる治療を実行し、ついには治癒率がかなり低いとされる膠原病を克服してしまう。笑うことで、免疫系にもポジティブな作用があったと類推される。

笑いは我々を強くする。笑いによってストレスと付き合いやすくなるからだ。あなたの人生の一部に、笑いを取り入れるといいかもしれない。コメディーだけでなく、子どもの仕草、成長、ウィットに富んだ話など、自分に合った笑いを自分自身で見出すことが重要だ。

ストレスとうまく付き合うためのヒント 12

たくさん笑う

笑うことによってβエンドルフィンが分泌されると、不要なストレスを吹き飛ばすことができる。また、副交感神経が優位となり、リラックスできる。面白いことに注意が向くので、ストレッサーに対して必要以上に注意を向けないことにもつながる。

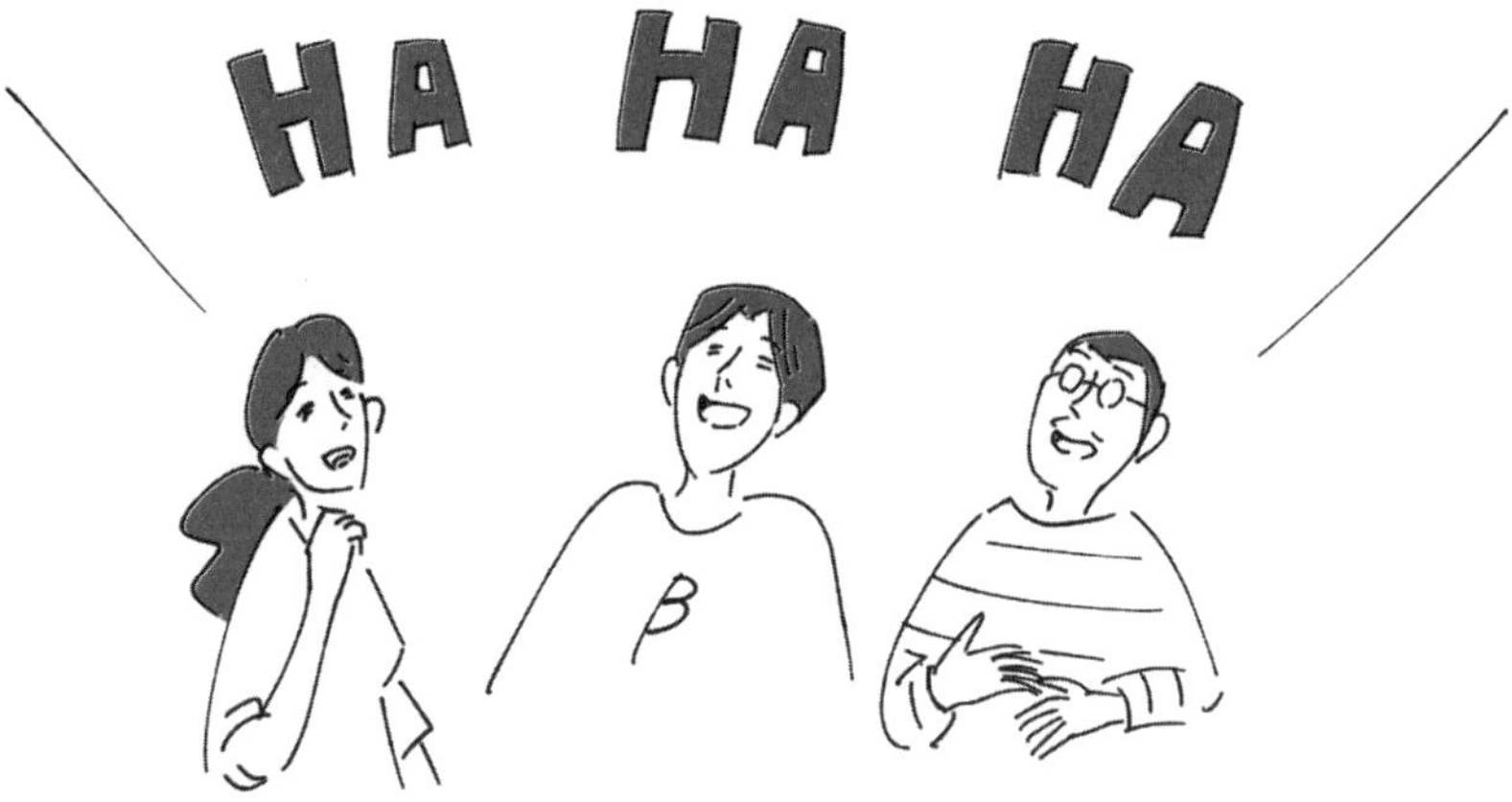

13　好きなことに没頭する

趣味を持つことも、自分を強くして成長に寄与すると考えられる。趣味とは、自分の好きなことだ。何時間でも没頭できる。世の中には「集中力は15分しかもたない」と言う科学者もいる。しかし、それは15分程度しか集中力がもたない対象に対する時間で、あらゆる対象に当てはまるわけではない。本、漫画、映画、ドラマ、ゲーム――。時間を忘れて没頭した経験は、誰にでもあるはずだ。これらはわかりやすい対象だが、他にも「ハマって」しまう対象はあるだろうし、子どもがゲームに何時間も没頭しているシーンは誰もが想像できるだろう。**人間は、基本的には何時間も集中できると考えていい。**

だからこそ、集中できる状態がどのようなものかを知るのは大切だ。

自分が好きで楽しんでいる状態で出る脳の化学物質は、βエンドルフィンである。βエンドルフィン自体は快楽物質だが、ＮＡｃｃ*という脳部位の活動も抑制する。ＮＡｃｃはドーパミンを放出するＶＴＡを抑制する働きがあるが、βエンドルフィンが出ることでＮＡｃｃが抑制される。したがって、ドーパミンが放出されやすい脳の状態になる。このドーパミンこそが、我々の集中力に影響する。楽しむことは、その物事に長く向き合わせるための脳の状態を導くのである。

何かにのめり込む感覚は、我々のパフォーマンスや学びにとって大切なものだ。もちろん、ハマりすぎて抜け出せない状態は自分をマネジメントできていない状態だから、適切にハマる脳の状態をつくる練習が大事になる。思いきり遊び、思いきり学ぶ。そのような状態は、遊びと学び

＊側坐核（ＮＡｃｃ）
快感・報酬・意欲・嗜癖・恐怖の情報処理に重要な役割を果たす部位であると考えられている。

の双方にポジティブな効果があると言えるだろう。

のめり込んで何かをやっている状態では、注意の対象が好きなものに独占され、脳がストレッサーに注意を向ける余裕がなくなる。つまり、ストレスメカニズムでお話ししたＨＰＡラインが活動状態にならない。脳は一度にさまざまな対象に注意を向けられない。その限定性をうまく活用することも、ストレスマネジメントのコツとなる。

一曲の好きな音楽に没頭する。そんな行為を学びや仕事の場面に挟み込み、自分の脳コンディションを整え、パフォーマンスを最大化させてもいいかもしれない。単に過剰なストレスを和らげるだけでなく、ポジティブに作用し、パフォーマンスを高める可能性すら秘めている。自分を「アゲる」状態を自分でつくる時間も有効になる。

「よく学び、よく遊べ」

このフレーズは「学んだ報酬として遊ぶ」という文脈で語られることが多い。これが脳にとって効果的であるのは言うまでもないが、逆に「よく遊び、よく学べ」も脳にとっては違う仕組みで効果的な可能性がある。遊んでいると遊びに注意が逸れ、ストレス反応が弱まる可能性がある。さらに遊びを楽しむと、脳にβエンドルフィンがつくられる。その状態のまま学びに移行すると、βエンドルフィンが効果的に作用し、ドーパミンがつくられやすい脳の状態となり、集中力や学習効果を高める脳の状態を期待できる。これがアイスブレイクの効果だ。

「学んだ報酬として遊ぶ」というオプションだけでなく、「遊んだうえで学ぶ」というオプションを持ってみてはいかがだろうか。

ストレスとうまく付き合うためのヒント 13

好きなことに没頭する

人間は、基本的には何時間も集中できると考えていい。のめり込んで何かをやっている状態では、注意の対象が好きなものに独占され、脳がストレッサーに注意を向ける余裕がなくなる。

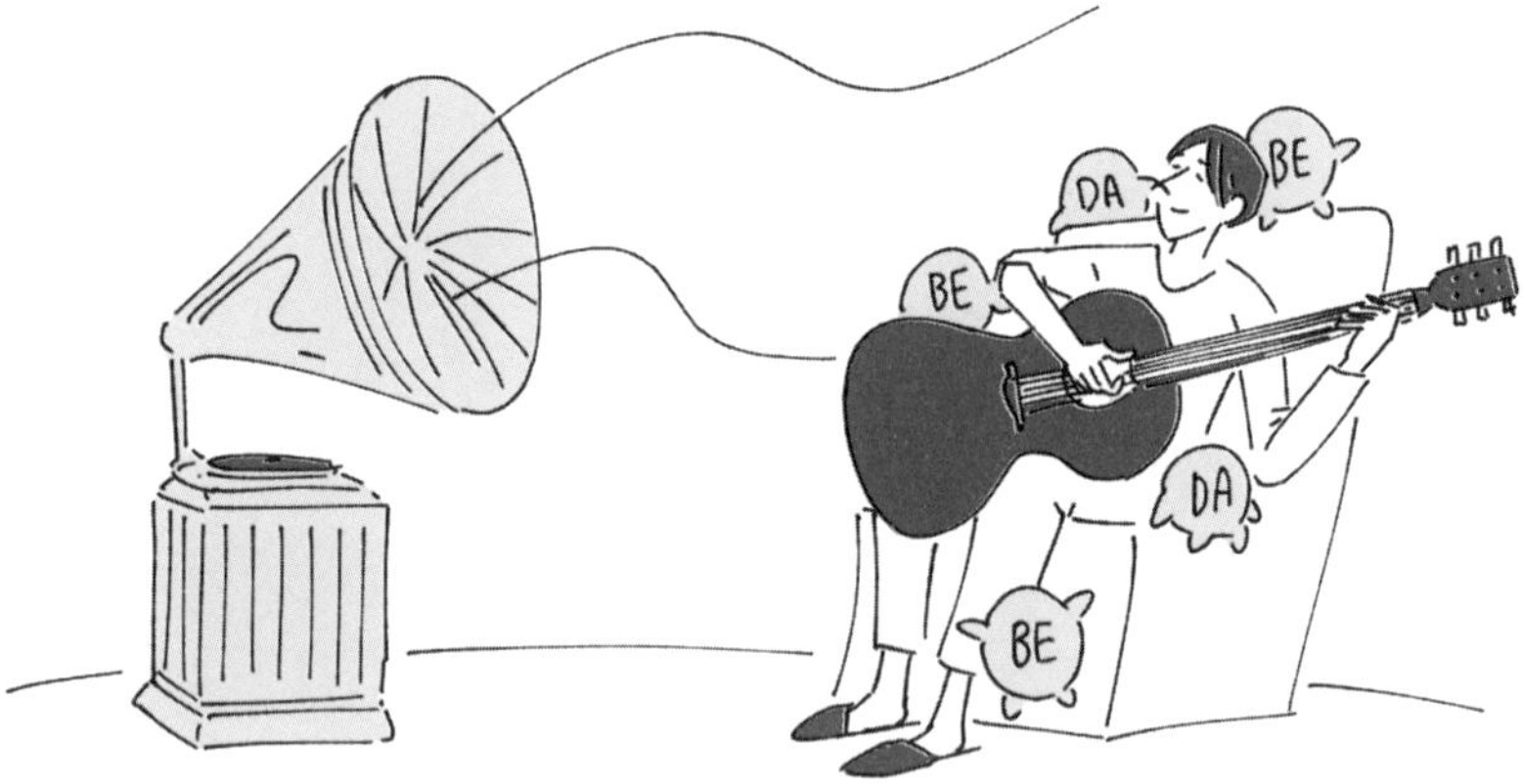

14 セロトニンを誘導する

βエンドルフィン以外に、ホメオスタシス的に脳の状態を整えてくれる脳内化学物質にセロトニンがある。セロトニンは脳や身体の反応として自動的にもつくられるが、意識的にも誘導できる。自己のストレスマネジメントにも有効なため、CHAPTER1でもお話ししたが改めて紹介したい。

一つ目は、単調リズム性運動に反応して合成される。イライラすると貧乏ゆすりをしたり、指をカタカタしたりする人が多い。それらの行動には、セロトニンを合成してストレス反応を抑える意味がある。

そう捉えると、貧乏ゆすりをしている自分や他人が「ストレスに対して適応反応しているな」と客観視できる。また、意図的に単調リズムを刻むことも考えられる。

好きな音楽を聴きながらリズムに乗るのも、単調リズム性運動になる。あらゆる文明、文化に音楽やダンスがあるのは、人類がDNAレベルの欲求としてストレスに適応してきたからだろう。

ガムを噛むなど咀嚼による単調リズム性運動も効果がある。種類は違っても、昔から人類には多大なストレスがあったと思う。それに適応していくうえで、リズムを伴う運動は我々をストレスから解放し、ストレスに対して冷静に向き合わせることで学びに昇華させてきたのではないだろうか。

ある経営者向けの講演会でこのような話が出た。

「仕事でストレスを溜めると、帰りにキャベツを3玉買って帰るの」

その人は、自宅に帰ってキャベツ3玉をひたすら千切りにする。そして、その単調リズム性運動によって、落ち着きを取り戻すという。これもセロトニンの作用がありそうだ。

有名な経営者に、皿洗いをすると落ち着く人がいる。皿洗いという単純作業もリズム性運動として考えられる。無心で集中することで、セロトニンが誘導される可能性は高まる。もちろん「なんでこんなことしなきゃいけないの？」と不満を溜めながらやると、不満の思考に神経回路が使われ、セロトニンを合成する脳部位の活動は弱まる。結果として、不満によるストレスばかりが溜まる。


単調で、それだけに集中でき、自分が心地よく感じるリズム性の動作を見つけると、セロトニンによって生活にゆとりの時間が広がるかもしれない。世の中の宗教的な儀式には、単調な動作の繰り返しやそれに伴って言葉を唱えるものがある。それらが長く続いているのには意味があり、その安らぎにはセロトニンの効果もあるかもしれない。

ただし、その効果の前提として自分の行為を信じ、集中することが必要だ。「信じるものは救われる」とは、真理を言い当てているかもしれない。


セロトニンの分泌は、単調リズム性だけでなく、太陽光にも反応する。大きな視点で見れば、これもリズムである。

人の1日の周期は、24時間ちょうどではない。それを整えるための概日リズム（サーカディアン・リズム＊）の一助として、セロトニンの分泌がある。

セロトニンは朝につくられやすいので、朝日が重要と言える。朝日でなくても3000ルクス以上の光量でセロトニンが合成されるという研究があるが、3000ルクスを超える人工光はなかなかない。毎日無料で安らぎを与えてくれる太陽に感謝し、脳の状態を整えてもらおう。

朝日を十分に浴び、大量に合成されたセロトニンは、深い眠りにも重要だ。セロトニンが夜に向かって分子構造を変え、睡眠導入に重要なメラトニンとなるからだ。朝日を浴びずに十分なセロトニンを合成していないと、メラトニンの合成量も少なくなる可能性が高い。脳や身体が持つリズムに合わせるために自然の恵みを活用するのは、生物として理にかなった反応と考えられる。1日のリズムをつくるのは、我々の脳が最大のパフォーマンスを生む最低条件と言えるだろう。

＊サーカディアン・リズム　「サーカ」は「おおよそ」「ディアン」は「1日」の意味で「おおよそ1日のリズム」。人の場合は25時間になっていると言われるが、太陽の光などの「同調因子」で24時間にリセットされることで規則的な生活を送ることができる。［編注］

ストレスとうまく付き合うためのヒント 14

セロトニンを誘導する

セロトニンが脳の状態を整えてくれる。単調で集中でき、自分が心地よく感じるリズム性の動作によりセロトニンが誘導できる。また、朝日を浴びることでもセロトニンがつくられる。

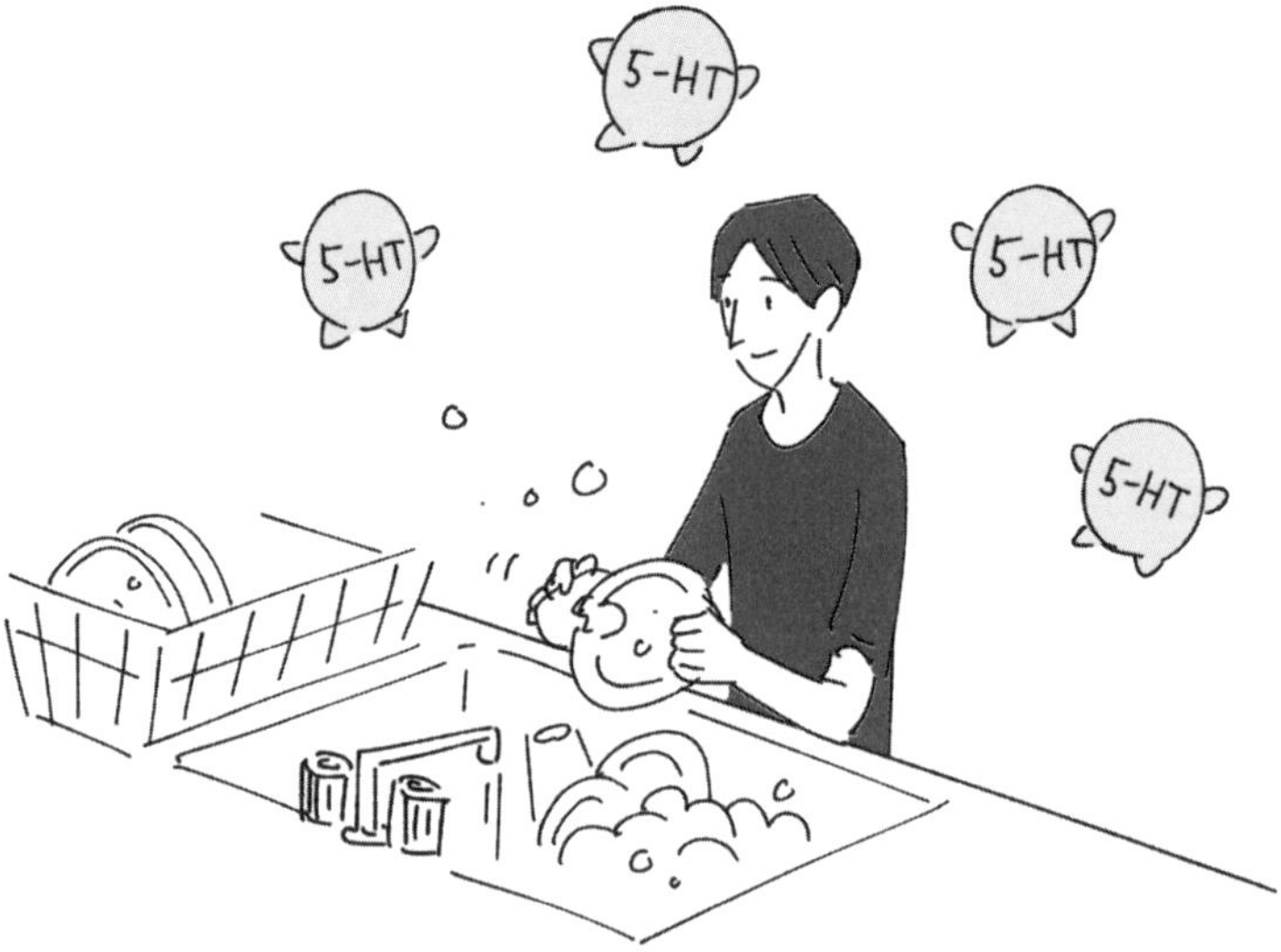

15 副交感神経を優位にする

次のページにある図23は自律神経の配線図だ。脳や脊髄から全身に伸びている。自律神経には拮抗的に働く二つの神経系が属する。交感神経と副交感神経である。

交感神経は我々にエネルギーを与え、パフォーマンスを高める。そのため「Fight or Flight」の神経系と言われる。日本語にすると「闘争または逃走」である。瞬時に臨戦態勢を整えるために重要な機能だ。何かに集中して取り組むとき、交感神経の働きが重要になる。しかし、過度に作用すると過剰なストレスへと誘われ、思考や行動に支障をきたす可能性がある。

一方の副交感神経は、我々にエネルギーを蓄えさせ、パフォーマンスを出すための準備をしてくれる。そのため「Rest or Digest」の神経系と言われる。日本語にすると「休息または消化」である。

交感神経をＯＮの神経系とするならば、副交感神経はＯＦＦの神経系だ。ＯＦＦの神経系がエネルギーを蓄えるから、ＯＮの神経系がうまく機能する。

多くの人がパフォーマンスに直結する部分にばかりとらわれるが、本質的にパフォーマンスを高めることを考えるならば、ＯＮにする技術だけでなくＯＦＦにする技術も重要だ。そのバランスが崩れると自律神経失調症となり、うまくパフォーマンスできなくなる。**ＯＮだけでなくＯＦＦにする能力を身につければ、自己のストレスマネジメントが成功して成長の加速度を高め、パフォーマンスを最大化させてくれる。**

図 23 自律神経

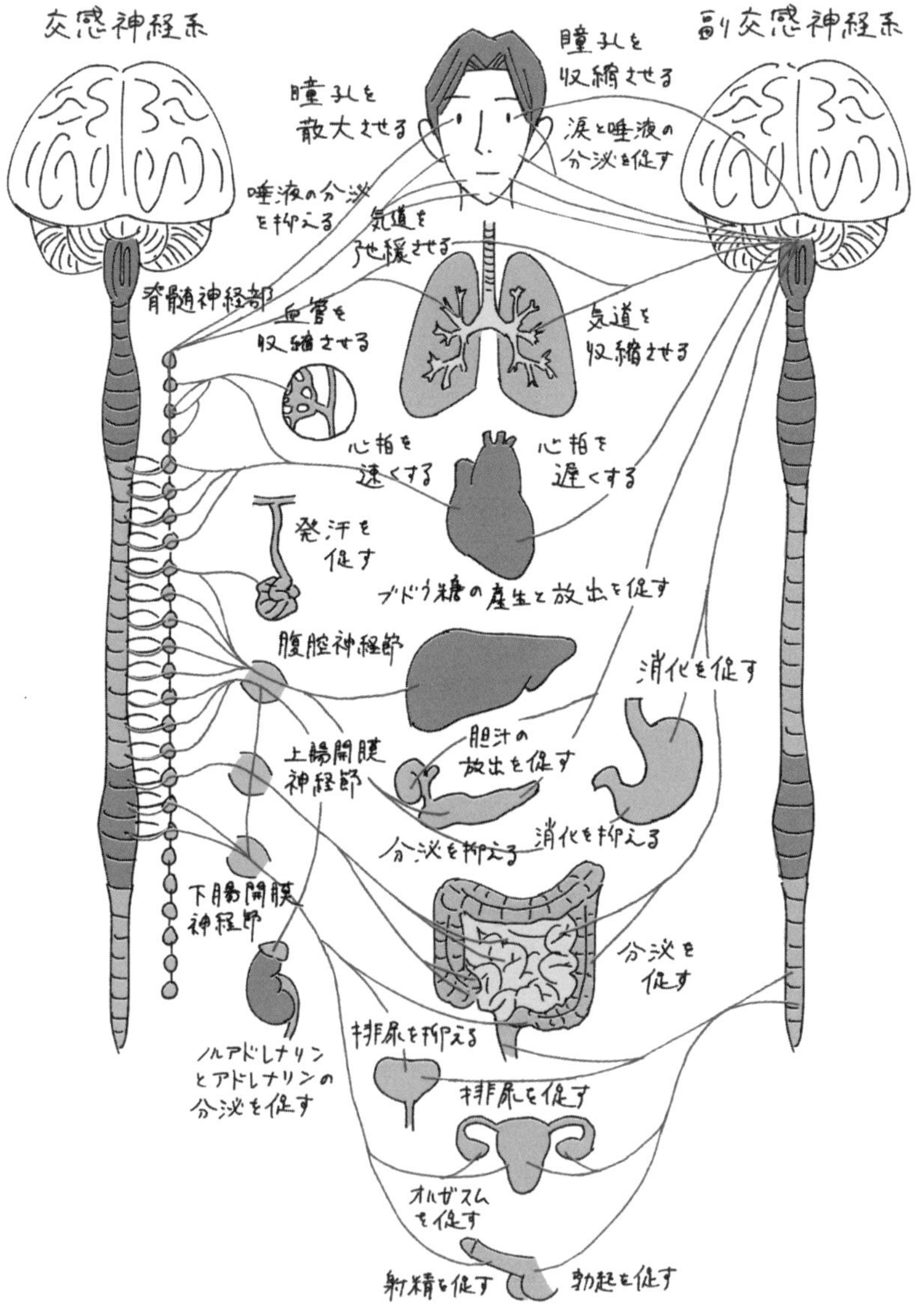

Low, P. (2017).「自律神経系の概要」『MSD マニュアル家庭版』をもとに作成

そのためには、副交感神経が優位になる方法を知る必要がある。自分でその状態を意識的に誘導できるからだ。交感神経と副交感神経が拮抗的と言われるのは、それぞれ別のルートから、全身のさまざまな臓器や血管に作用するからだ。

緊張する場面でパフォーマンスを出そうとすると、心臓が激しく鼓動を打つ。これは交感神経の役割だ。心臓の拍動を高め、全身に血液を行き渡らせ、それによってグルコースなどの栄養分を全身に巡らせ、エネルギーとして活用しやすい状態にするためだ。本番でドキドキするのは悪い状態ではない。全身が準備体制に入っている証拠である。

緊張すると、トイレに行きたくなる人もいるだろう。しかし、トイレに行ったものの実際にはあまり出なかったという経験をした人も多いはずだ。これも適応反応と考えられる。交感神経が強く働くと、膀胱が拡張して尿が出にくくなるよう作用する。Fight or Flight状態で、排泄をしている場合ではないからだ。ところが、過剰に交感神経が高まると身体が副交感神経を作動させようとする。尿意をもたらし、排尿を促すことで副交感神経を使わせようとしているのだ。あくまでも一面的な例だが、交感神経と副交感神経はこのように拮抗的に作用する。

では、解剖学（自律神経の臓器などへの配線）の視点から、どのような副交感神経の誘導が考えられるか考察してみよう。以下のすべてを取り入れるというより、自分のやりやすそうなものを日常に取り入れてみるといいだろう。

瞳孔の収縮も自律神経によるものだ。「眩しいなぁ」と薄目になるくらいの光量を浴びているときは、副交感神経を誘導しやすい。朝日や夕日を見て目を細めている状態が心地良く、落ち着く感覚がある人もいるだろう。

唾液の分泌も副交感神経のため、ガムを噛んだり、飴を舐めたりするのも有効だ。ガムは先ほどの咀嚼に伴うセロトニン効果の可能性もある。重要な面接やプレゼンで緊張し、交感神経が活発化したとき、口の中がカラカラに乾いて唾液が足りないと感じた経験はないだろうか。唾液は自分の状態のバロメータにも使える。そのようなときは、自分を落ち着かせる方法を導入してみるといいかもしれない。

唾液分泌に関して言えば、食事も有効だ。いわゆる「ストレス太り」という言葉を耳にしたことがあるのではないか。ストレスが慢性化すると、望まないのに食べてしまう。これも身体の適応反応である。ストレスが慢性化して交感神経が過多になっていると、脳や身体は副交感神経を作動させようとする。副交感神経は消化のときに高まるので、食べることで胃腸を動かし、副交感神経を使おうとするからだ。

だとすると、食事を自分のストレスの調整時間と考えるのは効果的だ。食事をしているときに仕事や嫌なことばかり考えていると、ＯＦＦに切り替えられない。ＯＦＦモードを導いてくれる食事の時間は、ＯＮに向かう準備時間として集中するのも重要だ。

涙の分泌も副交感神経による。泣きたいときは過剰なストレスがあり、交感神経が働いている。そんなときに泣くと、副交感神経の機能で涙を分泌し、涙成分がストレスホルモンのコルチゾールを体外に排出してくれる。泣くとスッキリするのはストレスホルモンが体外に排出されるからで、理屈としても合っている。

泣きたいときには泣けばいい。涙を流しにくい場面もあるだろうが、涙をこらえるだけでなく、上手に涙を流すのも体内環境の整理に有効なことを知ったうえで、うまく付き合うといいかもしれない。それこそが、生物の環境への適応方法の一つである。

深呼吸も有効だ。ただ、それにはポイントがある。なるべく深く息を吐く点を意識して呼吸するのだ。軽く吸って、苦しくならない程度までゆっくりと長く息を吐く。これを意識してみてほしい。息を吸っているときには交感神経が、吐いているときには副交感神経が起動する。強い怒りを覚えているときや強いストレスを感じているときに、息を長く吐くのが難しいと感じた経験があるのではないか。面接などで緊張のあまりあたふたしているときには、息を吸ってばかりで、ゆったりと息を吐けない印象がないだろうか。一方で、緊張感を持って何かをやり遂げてホッとした瞬間、思わず「はぁーー」と息を吐いた経験はないだろうか。これは交感神経が優位の状態から副交感神経が優位の状態へ誘われるきっかけになる。

肺だけでなくお腹に空気を入れるように吸い込み、細く長く息を吐くように集中してみる。この方法を自分のものにできると、効果的なストレスマネジメントになる。過剰にストレスが作用しているときに、この呼吸法を数十秒間行ってみる。呼吸をうまく使いこなせれば、ＯＮとＯＦＦの上手な使い手となり、パフォーマンスを高められるだろう。

ストレスとうまく付き合うためのヒント 15

副交感神経を優位にする

副交感神経は我々にエネルギーを蓄えさせ、パフォーマンスを出すための準備をしてくれる。薄目になるくらいの光量を浴びる、ガムや飴を口にする、食事に集中する、泣く、深呼吸するなどの方法で副交感神経を優位にすることが、効果的なストレスマネジメントになる。

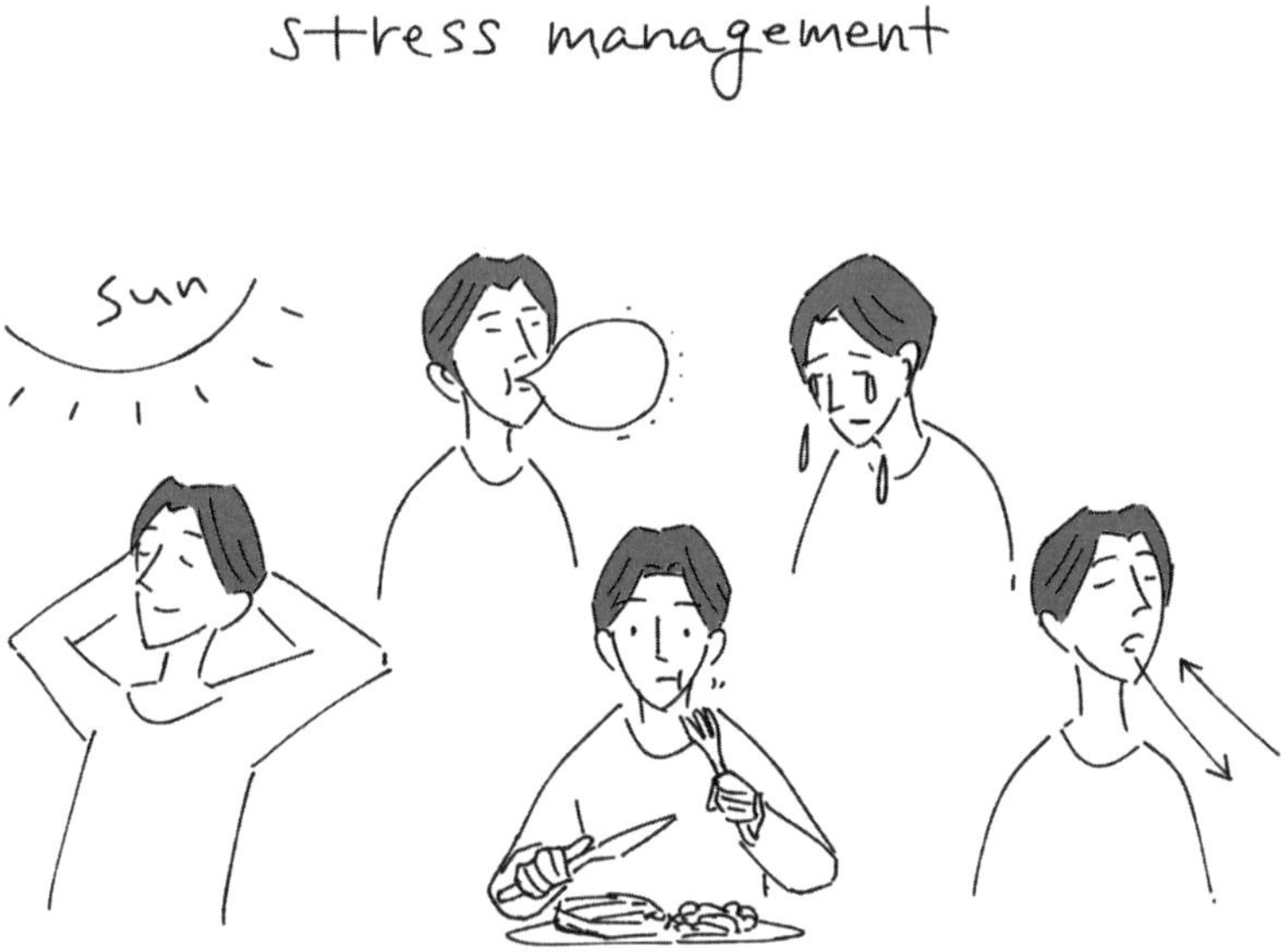

10　ストレスとうまく付き合うために

ここまで、ストレス反応のメカニズムとそこから考えられる付き合い方を見てきたが、最後にもう一度俯瞰しておきたい。

ストレスは、我々がうまく生きていくために無意識のうちに機能している。とはいえ、どのようなシステムも完璧ではない。時に行き過ぎてしまうことがある。しかし、ストレスの仕組みは決して悪のレッテルを貼る対象ではない。

悪とラベリングしていたのは、曖昧でよくわからず、気分を害するだけの存在と認識していたからである。それをご理解いただけただろうか。

曖昧なストレスの仕組みが、自分の中にある大切な仕組みであるとイメージされ、共存共栄関係の存在としてコミュニケーションする大切さに気づいていただけたら幸いだ。

ストレスの本来の役割である学習効率の上昇、生産性と集中力を高める機能は、我々の日常をますます豊かにし、成長を加速させてくれる。むしろ、ほどよいストレスは、我々に力やエネルギーを与えてくれる。生きていくうえで、必要不可欠なものなのだ。

だが、意図しないストレス、過度なストレス、慢性的なストレスには注意が必要だ。マイナスのストレスを上手にＯＦＦする技術を身につけ、それによってＯＮをさらに飛躍させるストレスとの付き合いを実現されることを願っている。

BRAIN DRIVEN

CHAPTER3

CREATIVITY

クリエイティビティ

01 神経科学におけるクリエイティビティ

神経科学は人間の脳を細胞・分子レベルから解きほぐす学問だ。その神経科学は、クリエイティビティについてどこまで科学的に分析しているのだろう。

そもそもクリエイティビティはどのように定義され、どのように捉えたほうがいいのか。クリエイティビティを発揮するための大前提と、クリエイティビティを発揮しにくい環境とはどのようなものなのか。それらの観点で本章を読み進めていただけると幸いだ。

本章のメインテーマは、クリエイティビティを神経科学的に解剖していくことである。

本来、神経科学はミクロの世界に踏み込んでいくものだが、あまりにも専門的になりすぎる。したがって本章では、ミクロの世界の重要な観点を抽出しつつ、神経科学的なマクロの視点で俯瞰しながら、クリエイティビティを発揮するうえで知っておくのが望ましい全体像を捉えることを目的とする。

図24 神経科学におけるクリエイティビティの論文数

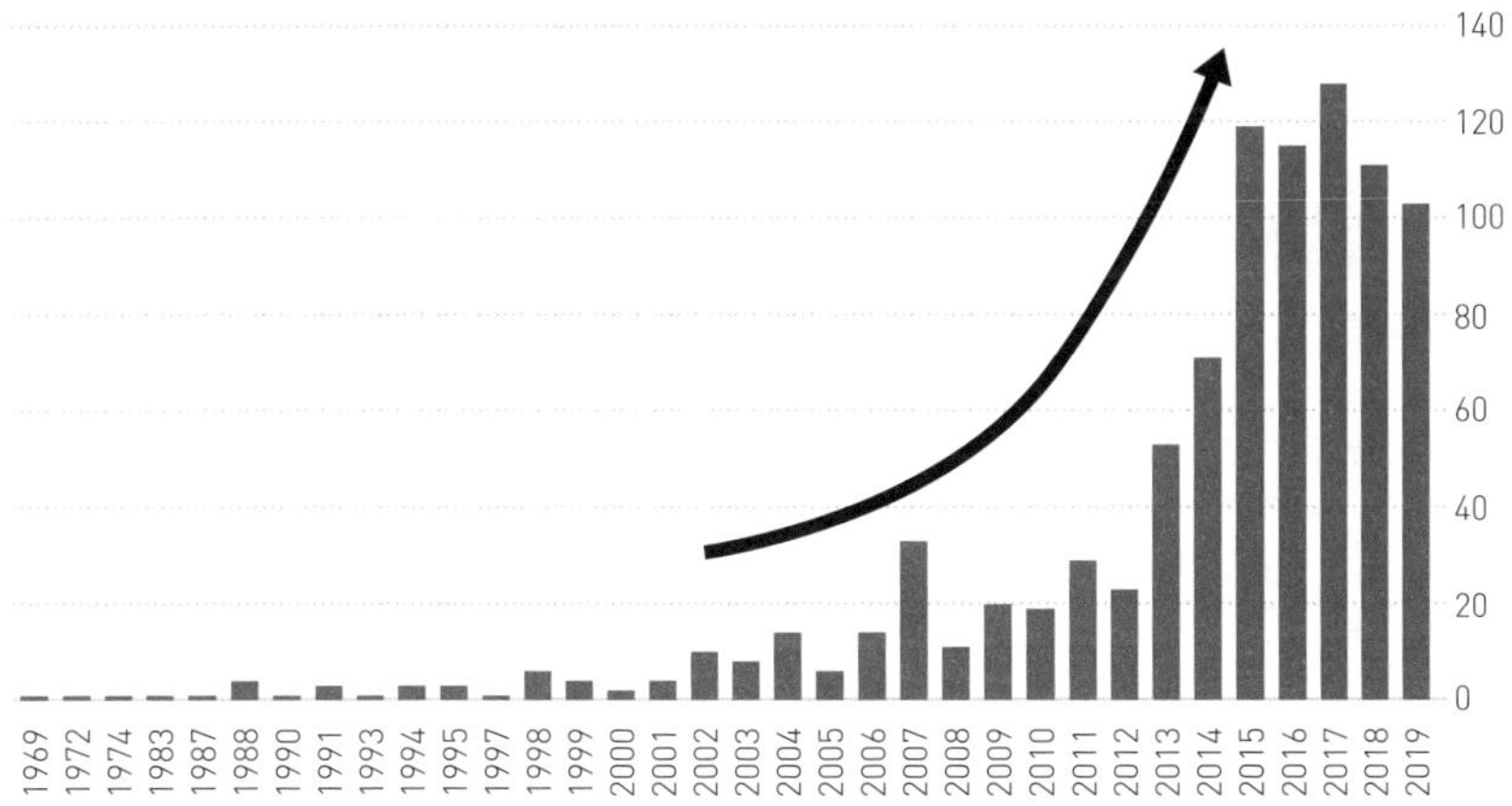

National Center for Biotechnology Information Search database の PubMed® での「Neuroscience Creativity」の論文検索結果数をもとに作成

神経科学でも「クリエイティビティ」はホットトピック

神経科学の世界では、クリエイティビティについてどのレベルまで研究が進んでいるのか。それを時系列に沿って簡単に触れておきたい。

図24を見ると、２０１０年以降に論文本数が急激に伸び始めたことがわかる。

クリエイティビティに関しては、神経科学の分野でも対象として非常に難しい領域だった。ところが、近年になってようやくさまざまなことが明らかになり始めた。結果、研究対象とする科学者が増えつつある。

とはいえ、論文の本数は年間約１００本に届くか届かないかの水準で、多いわけではない。たとえばＣＨＡＰＴＥＲ１の「モチベーション」というワードで検索すると、クリエイティビティの９倍から10倍の数の論文がヒットする。しかしながら、クリエイティビティを研究する科学者の絶対数はまだ多くはないものの、勢いがつき始めていることは、この図からもわかるだろう。神経科学の分野でも、クリエイティビティはホットトピックの一つなのである。

私は、神経科学から見たクリエイティビティには大きな流れがあると感じている。

2010年から2012年ごろまでは、神経科学の視点としてマクロとミクロで見ることが多かった。マクロと言っても「神経科学としてのマクロ」なので、脳のある部位がどのような機能を果たしているか、解剖学的、位置的な視点で調査・分析・研究することを指している。一方の「神経科学としてのミクロ」は、細胞や分子の機構から読み解くことである。

しかし、マクロとミクロですべてを網羅できるわけではない。この両面からクリエイティビティについて探ってきたが、神経科学はクリエイティビティの本質にたどり着けなかった。クリエイティビティが非常に複雑だからである。

単なる部分的な現象の調査では、なかなかクリエイティビティの本質に立ち入ることができない。部分的な現象をつなぎ合わせるシステム、つまり脳の系を捉えることなしにクリエイティビティの本質に触れることは難しいのだ。

そこで登場するのが脳内の三つのモードだ。これらのシステムは前章でも触れているが、ここでもう一度簡単に確認しておきたい。

一つ目は「デフォルトモード・ネットワーク」である。ぼんやりしているときなど無意識のうちに働きやすい脳のネットワークだ。記憶と深く関わる特徴もある。二つ目が「セントラル・エグゼクティブ・ネットワーク」である。意識的に注意の対象、思考を仕向ける際に活用される。この二つを橋渡しし、切り替える役割を担う「サリエンス・ネットワーク」も最近注目を集めている。

人がクリエイティビティを発揮しているとき、これら三つのモードが切り替わりながら、行ったり来たりしている。こうしたネットワークを捉えない限り、クリエイティビティはなかなか解明できない。**近年は、脳のネットワークでクリエイティビティを捉える時代になったと言えるだろう。**

そこで本章では、まずはマクロの分野を見つつ、マクロのつながりの中心を担うネットワークの視点から、クリエイティビティを解明していきたいと思う。

02 クリエイティビティを捉えるための前提と複雑性

神経科学の「マクロ」と「ミクロ」

神経科学の視点からクリエイティビティを解き明かす着眼点として、ミクロ、マクロ、ネットワークについて簡単にまとめておきたい。

マクロと呼んでいるのは、脳の各パーツの解剖学的な塊の機能や役割を中心に捉える視点である。たとえば、脳の前頭前野のいくつかの脳部位がどのように機能しているか、後頭葉にある複数の脳部位にはどのような機能があるか、50以上に分解された「ブロッドマンエリア」と呼ばれる脳の皮質それぞれの機能の相互作用はどうか、海馬や扁桃体はどんな機能かなどである。

一方のミクロとは、マクロを構成する神経細胞やグリア細胞など、「脳の中の細胞レベルでどのようなことが起こっているか」を把握する視点だ。また、細胞よりさらに細かい分子レベルで起こっていることを読み解くのも、ミクロの世界である。

近年、ミクロ、マクロで捉えた脳のさまざまな機能が、互いに関連し合ってネットワークとして私たちの行動や感情や思考を動かし、クリエイティビティを動かしていることがわかり始めてきた。

脳機能は「時間軸」で捉えることも重要

そこでもう一つ重要になるのが「時間軸」で捉える観点だ。

これまでは時間を「点」で取った脳データを基に分析していた。だが、使われる脳機能は時間に伴って変遷していく。点では正確な分析ができなかった。

時間を連続的な線形の軸として捉えることができるようになったのは、脳を可視化する技術の進化によるものだ。科学技術の発展に伴って脳の状態を見る研究機材も進化したからこそ、クリエイティビティを表出させるさまざまな系、機能、システムが時間とともに変遷していく姿を捉えることが可能になった。

もう一つ、時間をメタ的な視点で捉えることも大切だ。瞬間、瞬間に変化するクリエイティビティを捉えるのも大切だが、**変化と反応に応じて書き込まれていく記憶は、時間とともに変化し、クリエイティビティに大きく影響する。**

すでに記憶についてはご紹介しているが、記憶は単なる抽象的な概念ではなく、脳に存在する神経細胞の物理的な変化で説明できるようになった。それを新しい視点で再解釈してみよう。こ

図25　神経科学のクリエイティビティへの視点

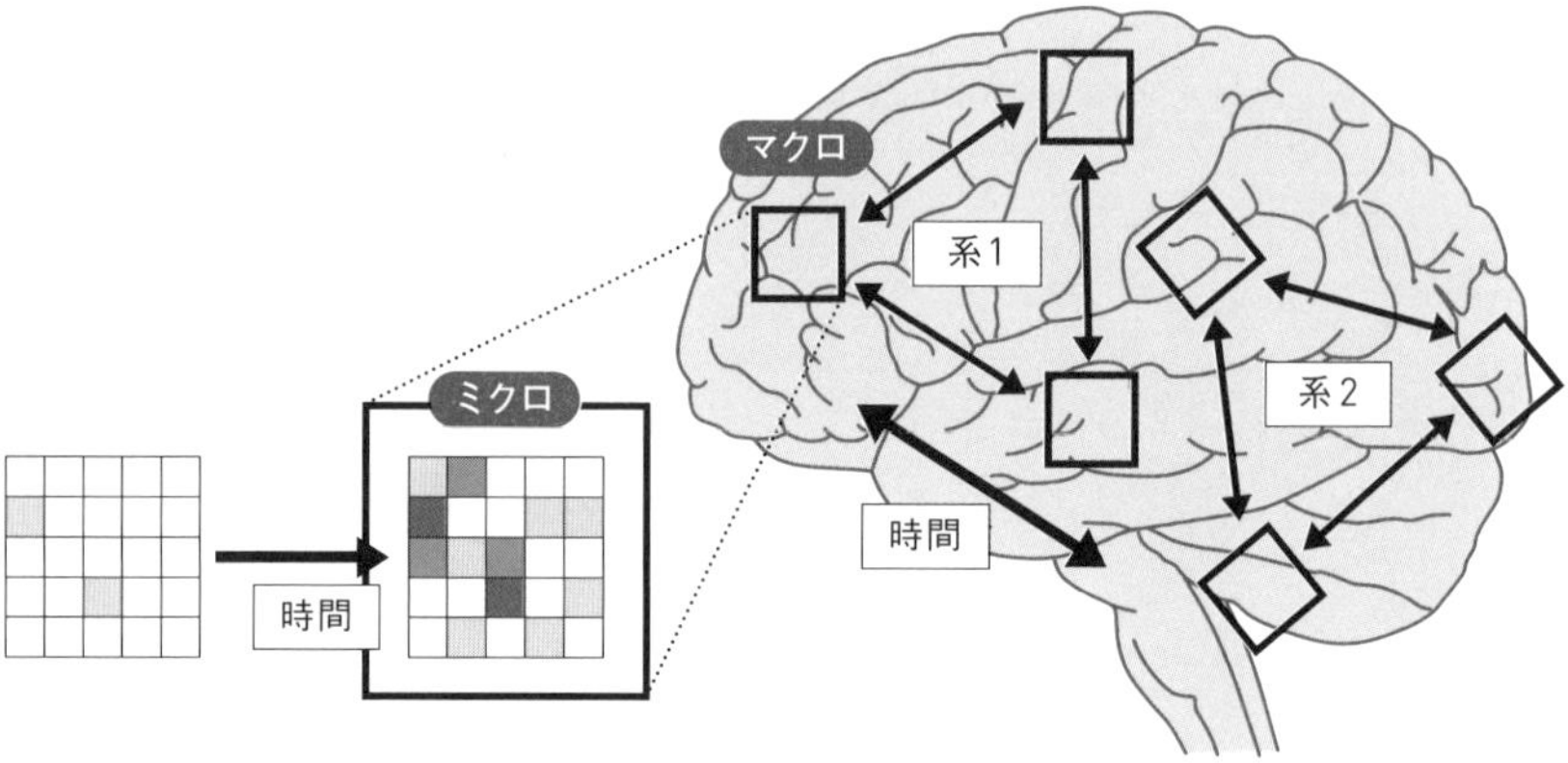

のとき、神経科学でよく使う「記憶痕跡モデル」が理解を助けてくれるはずだ。

図25に書かれた小さな四角形は、それぞれが記憶される神経細胞の細胞群とする。その四角形の濃淡は、記憶の状態の強弱を表している。薄ければ記憶の定着度合いが弱く、濃ければ記憶の定着度合いが強いことを表している。強ければミエリン鞘やレセプターなどの物理的構造が変化し、エネルギー効率の高い神経細胞群になる。エネルギー効率の高い神経細胞群をうまく活用することは、複雑で分散的なクリエイティビティの発揮には欠かせない。この濃淡は、繰り返し使われることで変化し、クリエイティビティに多大な影響を与える。

このように、脳の解剖学的な位置とそれに伴う系を3D的に捉えることに加え、時間軸も踏まえて4D的に脳を捉えていくのが、新たなクリエイティビティの見方として非常に重要になってくる。

図26

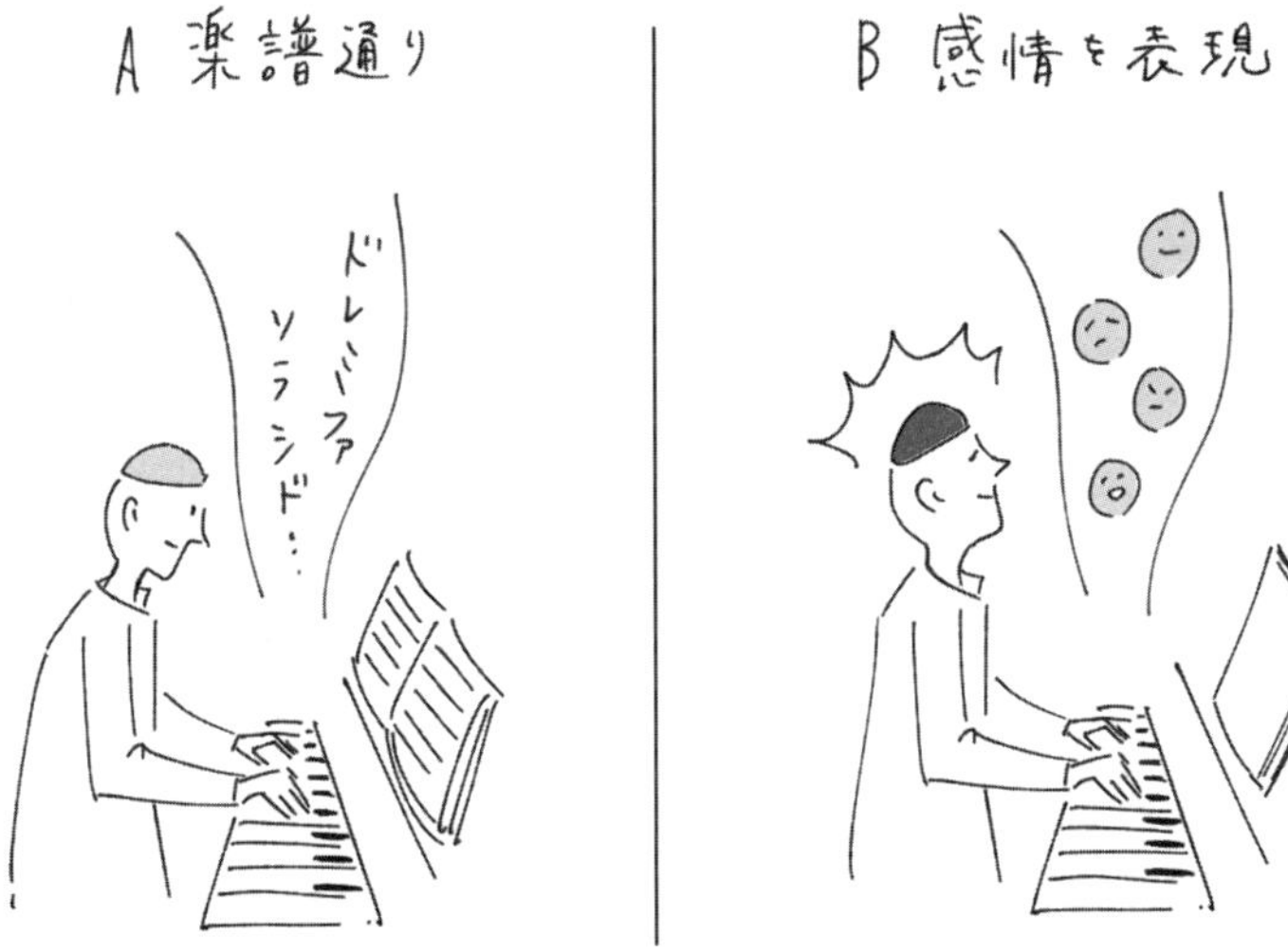
A 楽譜通り
ドレミファ
ソラシド…
B 感情を表現

しかし、４Ｄ的な捉え方はそれほど単純ではない。

脳の活動状態を３Ｄで見たとしても、単に活性化しているところだけを見ればいいわけではない。どの脳部位が不活性化し、機能が抑制されているかを把握するのも重要だ。しかも４Ｄに関しては、時間軸を点から線に変えるだけでなく、時間を経ることによって記憶に刻まれる記憶痕跡、(Memory Trace) すなわち記憶の濃淡も捉える必要があるので、一筋縄ではいかない。

クリエイティビティはいくつもの脳機能と複雑に関連する

図26は、２０１６年に発表されたクリエイティビティに関する論文をもとにイラスト化した[*1]。あるピアニストに、異なるディレクションをしてピアノを弾いてもらったときの脳の状態を研究したものだ。

A群は、楽譜通りに弾いてもらったとき、つま

＊1 Beaty, R. E., Benedek, M., Silvia, P. J., & Schacter, D. L., (2016). Creative Cognition and Brain Network Dynamics. *Trends in Cognitive Science*. 20(2), 87-95.

図27 時間軸に沿って変化する脳の活動部位

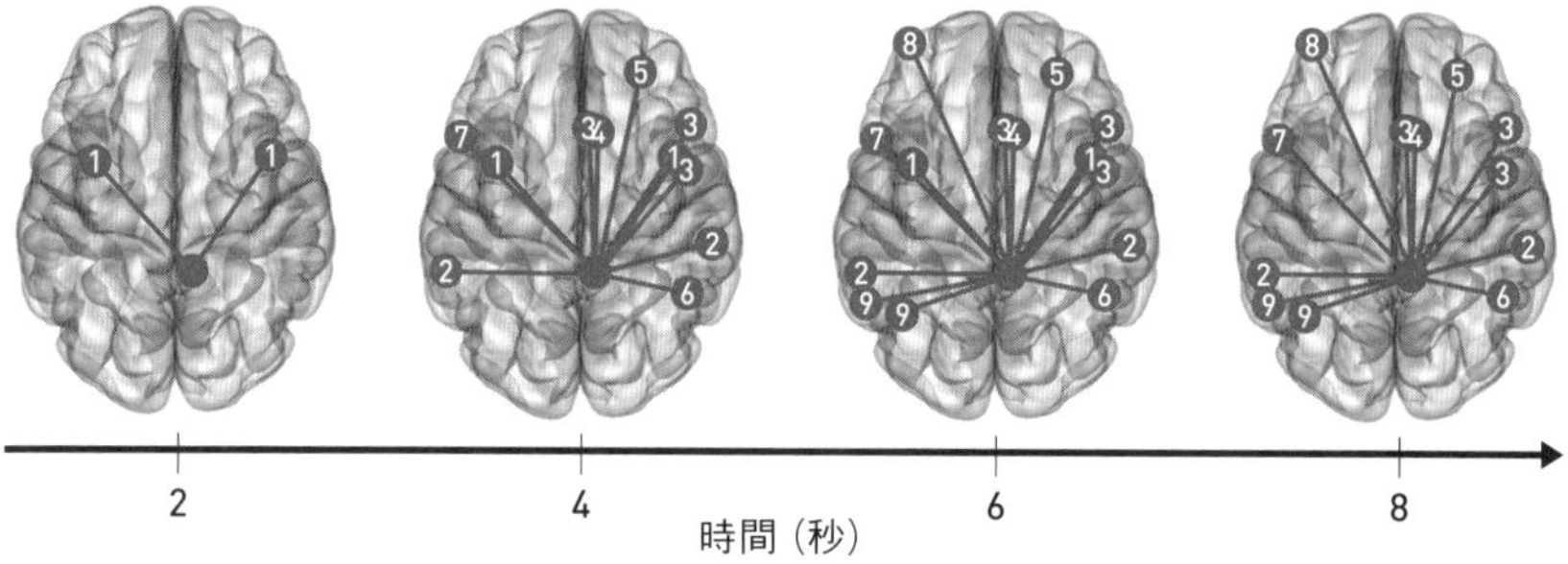

⓿～❾ は脳の解剖学的な番号を表しています。

⓿ PCC ❶ lusula ❷ MTG ❸ PMC ❹ ACC
❺ DLPFC ❻ IPL ❼ STG ❽ RLPFC ❾ ANG

Beaty, R. E., Benedek, M., Silvia, P. J., & Schacter, D. L. (2016). Creative Cognition and Brain Network Dynamics. *Trends in Cognitive Science*, 20(2), 87-95. をもとに作成。ただし、下線部は著者による追記

りピアノの鍵盤を意識して弾いてもらっている様子がわかるだろう。反対にB群は、楽譜通りに弾くというより、むしろ「悲しみや喜びなどの特定の感情を表現すること」を意識して弾いてもらっている様子である。同じピアノを弾く行為でも、意識の仕方によって、もっと言えば「心を込めたかどうか」によって使われる脳のあり方は異なるかが研究されたのである。結果は、使われる脳の領域に大きな違いが出た。

ということは、**同じピアニストが同じピアノを弾いても、決められた曲を決められた通りに弾いているときと、何らかのクリエイティブな操作をしているときでは、使われている脳の部位は違うということだ**。では、クリエイティビティを発揮しているときにどんな脳がどのように使われているのだろうか。

図27は同じ論文から引用しているが、左から右に向かって2秒、4秒、6秒、8秒と時間軸が刻まれている。脳の中でクリエイティブな情報処理をしているときに、どのような脳部位が使われて

いるか、時間軸に沿って変遷を観察した研究である。

CHAPTER1のモチベーションに関して言えば、報酬系と呼ばれる脳の仕組みを中心にさまざまなシステムとの関連を見れば解明できた。しかし、クリエイティビティは多岐にわたる脳部位それぞれが時間とともに中心を変遷させながら、他のシステムと複雑に関連して機能している。

こうした複雑性のため、クリエイティビティはどこか抽象的で捉えどころがなく、先天的なものと考えられてきたのだろう。複雑な脳機能を偶発的に活用し続けることができた人が、偶発的に高いクリエイティビティ能力を身につけ、その力を発揮していたということだ。

しかし、一見すると同じに見える行為でも、クリエイティビティを発揮しているかそうでないかで脳の使われ方の違いが見えてきた。そうなると、偶発的に捉えられていたものを「クリエイティビティ能力を発揮する」ための必然として見ることができるようになる。クリエイティビティをもたらす脳の仕組みを知ることで、意識的にクリエイティビティを高めるためのヒントにもなる。

クリエイティビティを高めるヒント 1

創造力は複雑系だと知る

創造する脳は実在する。しかし、クリエイティビティは脳の複雑系の作用の結果であるため、他の能力を高めるよりもエネルギーと時間を要し、変化を実感しにくい。まずは変化することを知り、多面的な脳内変化（成長）を意識し、実践することが大切である。

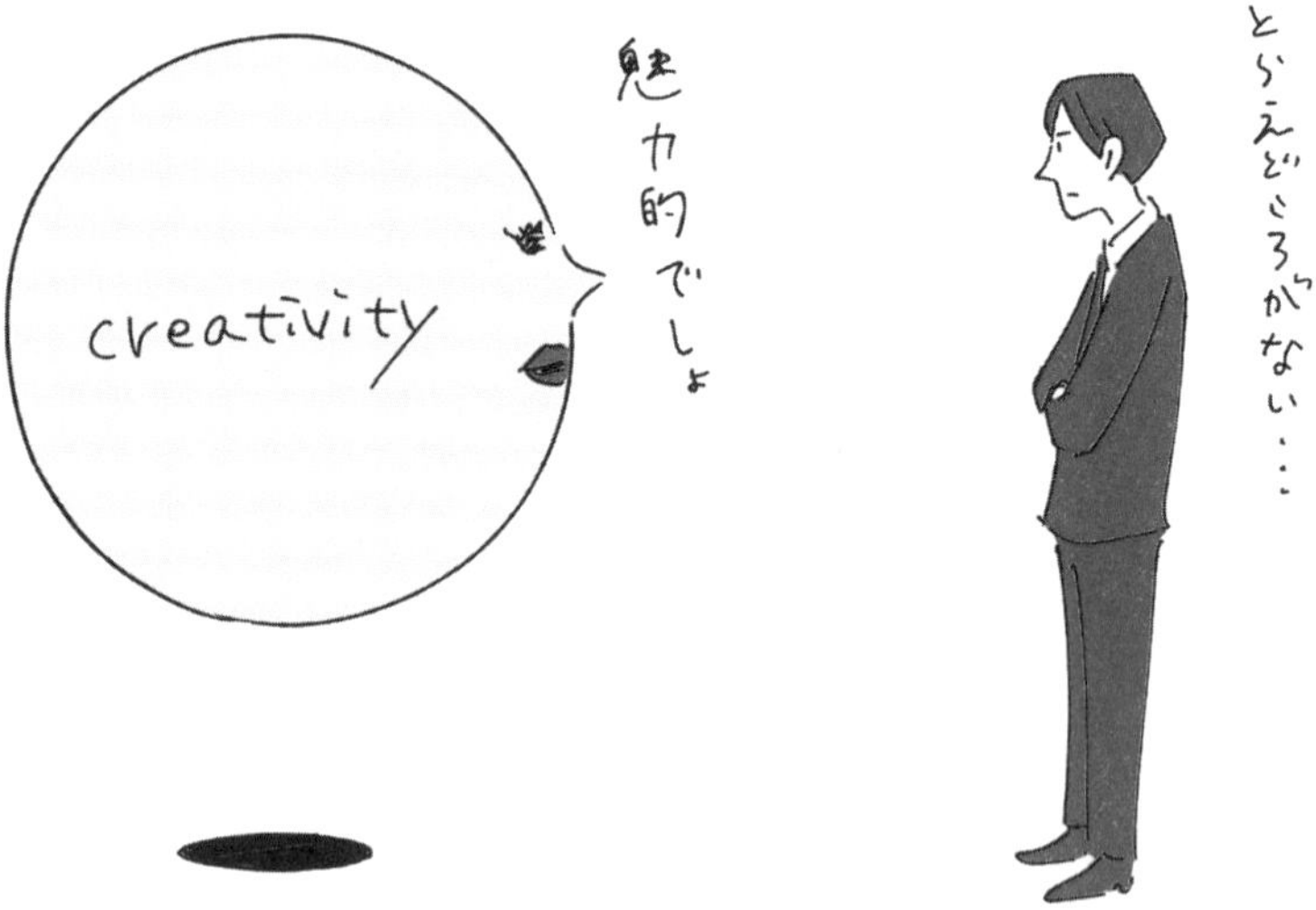

03 人間の脳と人工知能を比較する

クリエイティビティを捉えるには、脳の情報処理について理解する必要がある。

昨今、人間の脳は人工知能と比較されるケースが多くなってきた。ここでは、情報処理の観点から簡単に両者の性質を整理しておきたい。

図書館の本棚とテーブルを想像して欲しい。本棚とテーブルの関係を見ると、本棚はＨＤＤ*である。そこからテーブルに情報を持ってきて処理するのがランダムアクセスメモリ（ＲＡＭ*）だ。テーブルが広ければ広いほど多くの本を載せて情報を得られる。この間でさまざまな処理をしてくれるのがＣＰＵ*である。これを見ると、たしかに人の脳に似ている部分が数多くある。

コンピュータのＨＤＤにあたる部分は、我々の神経細胞に保存される記憶である。その記憶をアクティブな状態にし、短期的に脳に記憶を保存させておく仕組みが「ワーキングメモリ（ＷＭ）」である。それがコンピュータにおけるランダムアクセスメモリと一致する。

何の前触れもなく「3、4、5、4、2、1」と数字を言われても、数秒間はその数字の列を覚えていられるだろう。だが、1時間もすればほとんど覚えていない。この短期的な記憶をワーキングメモリと呼ぶ。我々が人と会話を成立させられるのは、ワーキングメモリを持っているか

＊ＨＤＤ
ハードディスクドライブ。情報を記憶し読み出す記憶装置。［編注］

＊ＲＡＭ
ＣＰＵが処理を行ったり、画面にデータを表示する際の作業用の一時的なメモリー。電源を切るとデータは失われる。［編注］

＊ＣＰＵ
Central Processing Unit。中央処理装置。記憶装置上にあるプログラムを読み込んで演算を行い、周辺機器と接続されデータやプログラムなど情報のやり取りを行う。［編注］

図28 脳とコンピューター

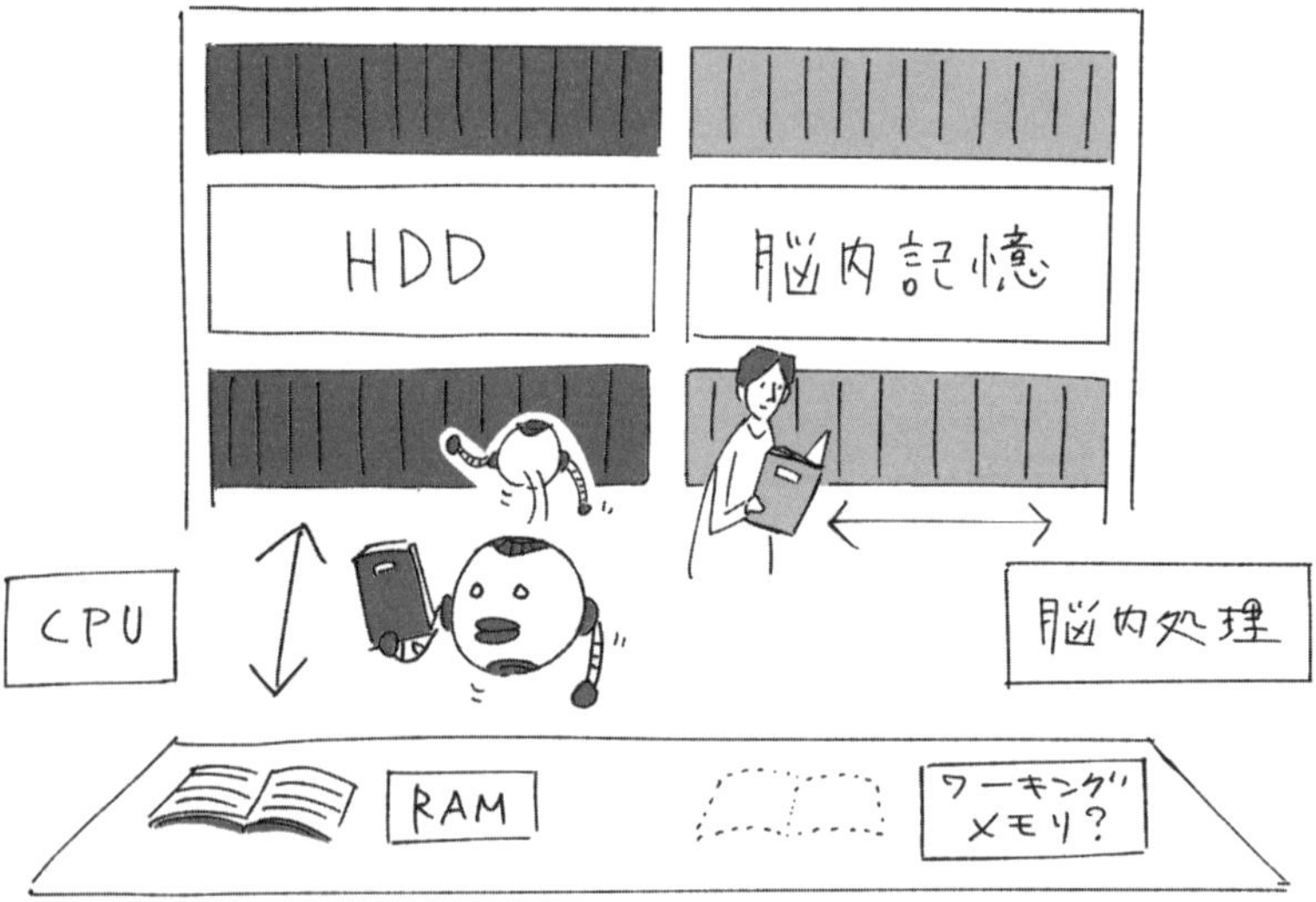
HDD
脳内記憶
CPU
脳内処理
RAM
ワーキング
メモリ？

らだ。ワーキングメモリがなければ相手が言った内容を覚えられず、それに対する返答ができなくなり、会話は成り立たない。ワーキングメモリはクリエイティビティを語るうえで欠かせない脳の情報処理システムであるため、簡単に補足しておく。

ワーキングメモリは長期記憶の一部

ワーキングメモリは、脳のある部位に瞬間的に入ってきた情報を短期的に保持する機能のことを指していた。つまり、脳の特定の部位が瞬間的にある情報をストックしておく仕組みだと説明されてきた。これは心理学の分野で顕著だった。

しかし、そのような脳部位は実際には見当たらない。自然科学的にもそのような現象の説明はできなかった。しかし、科学技術の発展により、神経科学を始めとする学問が、ワーキングメモリという現象にみられる短期的に記憶を保持する仕組みを解明し始めている。そこで出てきた有力な理論の一つが、ワーキングメモリは長期記憶の一部であるという説だ。[*2]

ワーキングメモリは短期記憶であるにもかかわらず、長期記憶の一部という考え方には戸惑うかもしれない。

先ほどの数字の記憶のケースで説明してみよう。仮に短期的に情報を保持する脳部位があるとする。だとすると、「3、4、5、4、2、1」の羅列が「さん、よん、ご、よん、に、いち」と日本語で発音されようが「タラータ、アルバア、ハムサ、アルバア、イトネーン、ワーヒドゥ」とアラビア語で発音されようが、記憶として保持することができるはずだ。しかし、実際にはどうだろう。アラビア語はまったく馴染みのない音の羅列のため、10秒と保持することは難しいはずだ。短期的にどこかの脳部位に保持しておくモデルでは、このような現象が説明できない。

我々は日本語の数字の発音には幾度となく触れているため、記憶として長期的に保存されている。ワーキングメモリとは、長期記憶にアクセスして瞬間的にそれぞれの記憶をアクティブにすることで、脳に情報をフローさせる仕組みと説明できる。一方、アラビア語に馴染みのない人がアラビア語で発音された数字の羅列を聞いたとしても、一部の音は別の文脈で学習していてほんの数秒は保持されるかもしれないが、数字の音として長期記憶化されていないため、短期的にも保存できない。これらのことから、ワーキングメモリは長期記憶の一部であるという説明が有力視されはじめている。

つまり、いくつかの長期記憶を脳の特定の処理によってアクティブにした状態が続いている間は、脳に短期記憶として連続して表現され続けていることになる。反対に、アクティブな状態が

*2 D'Esposito, M., & Postle, B. R. (2015). The cognitive neuroscience of working memory. *Annual review of psychology*, 66, 115–142.

収まってしまうと、瞬間的な長期記憶の連続性は断ち切られ、短期記憶は消えるということだ。

人工知能と脳の違い

コンピュータのランダムアクセスメモリは、機能を表面的になぞれば短期的に処理する情報を取り扱う点で脳のワーキングメモリと一致している。格納する部位が存在する古いワーキングメモリの説でも、近似的な感覚はあった。

しかし、近年の新しいの説ではランダムアクセスメモリと近似しているとは言えない。むしろ、机のような場所があるわけでなく、本棚にある必要な本をその場で広げる状態に近い。情報の取り扱い方が、人工知能と人の脳とでは決定的に違うのである。人工知能はまるで、図書館で該当するテーマの本を次から次へと集めて机で作業する人のようであり、人の脳はまるで、図書館の本棚に向かって該当するテーマに関連しそうな本を手にとっては立ち読みしたり、その本が置かれていた棚の周囲の本に気がとられたりして、なかなか机に戻ってこない人のような情報処理の仕方をする。

このような情報処理の仕方が、クリエイティビティにも大きく影響を与えていると考えられる。詳しくはこれから分解して見ていくが、人工知能と人間の脳は、似たような情報の取り扱い方をしているように見えて、大きな違いがある。その違いをいくつか見れば、我々の脳の偉大さと可能性、ポテンシャルも少しずつ見えてくるはずだ。

人間の脳は「0・1」だけで情報処理をしていない

人工知能は人の脳を模倣してつくられているものもある。それが一般的な認識だ。その認識によってますます人工知能と脳が同一視されやすくなる。しかし、模倣したからといってイコールになるとは限らない。そう簡単にイコールにもできない。

脳のモデルを参考にした「ニューラルネットワーク」もある。その評価が高まるにつれて、ますます混乱をきたす。しかし、ニューラルネットワークのモデルを分析すると、神経細胞に入るインプットとアウトプットの信号を「0・1」で表現していることが多い。

このモデルはたしかに一見正しい。デジタルは二進法なので神経細胞の情報のあり方を0と1に符号化することで「神経細胞が活動状態であるか否か」を置き換えたように見える。その状態が可視化されパターン解析されれば、1千数百億個と言われる神経細胞の情報処理パターンなどたかが知れているので、人工知能が圧倒するように見える。

しかし、その考え方はあまりに軽率だ。

脳に詳しい人は、そのような考え方をしない。なぜなら、神経細胞の情報処理のあり方を「0・1」だけで符号化できないからだ。神経細胞の活動や仕事ぶりを細胞・分子レベルで見ると、一つの神経細胞が無限の仕事をしているのがわかる。DNAの発現から新しいタンパク質の合成、その輸送機構やイオンチャネルの調整など、まだまだ未知の世界も含めて無限の仕組みがあり、それを「0・1」だけで表現できるわけがない。

また、人間の脳はかなり曖昧なため、再現性が低い。一方、人工知能は、一度学習したことの再現率は極めて高い。この点も人の脳と人工知能の大きな違いと言えよう。ただ、人間の脳の再現性が低いといっても、まったく再現ができないわけではない。脳は一定の自然科学的な規則に基づいている。完全なランダムでもない。しかし、その規則はまだ誰にも解けていない。人間の脳はまだ正確に捉えられていないため不明な点が数多くある。しかし、再現性が低い状態ながらも、一部を再現することができ、曖昧な再現精度に人間の脳の面白みがあるともいえる。

人間の脳の情報処理

我々の脳は、たしかに言語的な情報の処理や、数字などを用いた符合的な処理も実行することができる。しかし、非言語的で符号にもできない何とも言い表せない感覚知的な情報も処理している。

脳といえば神経細胞（ニューロン）と義務教育課程で習う。たしかに神経細胞は大切だが、その構成比は脳の10％程度にすぎない。ほかにも、グリア細胞など神経細胞に栄養を与えながら支える仕組みとして活躍する細胞もある。神経細胞はそれらとダイレクトにコミュニケーションをとっている。その相互作用を無視し、神経細胞の有限性だけに依拠して人間の脳を限定的に語るのは、木を見て森を見ない状態と言ってもいいだろう。

さらに、神経細胞は脳内にだけ存在するわけではない。神経細胞は全身に伸び、全身とコミュニケーションをとっている。外部の情報ともコミュニケーションをとっている。極論すれば世界

図29 脳とコンピュータの違い

	人工知能	人間の脳
情報処理	0・1／画一的変化	0〜1／多面的変化
学習したものの再現性	高い	低い
多様性	低い	高い
内外環境の干渉度	低い	高い
生成物質	無機物	有機物
特性	正確性・不変性	曖昧性・不確実性
記憶	言語／符号	非言語+言語／符号

と宇宙につながり、コミュニケーションを行っている。当たり前のように感じるかもしれないが、非常に重要な観点だ。

神経細胞はさまざまな情報処理の中枢である。全身から送られてくる内部環境の情報に、外界から送られてくる外部環境の情報。人間の脳は、それらの情報の干渉を多大に受ける。空腹のシグナル、眠気のシグナル、好不調のシグナルなどの内部環境によって、情報処理のあり方が大きく変化してしまうことは誰でも思い当たるだろう。それだけではない。寒い、暑い、いい匂いがする、そばに魅惑的な人がいる、怖い上司から睨まれているなどの外界の情報によっても、我々の神経細胞の情報処理のあり方は変わってしまう。

だが、人工知能が置かれた環境でパフォーマンスを変えてしまったら大変だ。電源が抜かれたり、機械が作動しない温度など極端な環境の変化が起こったり、人為的に情報処理の仕方が変更されたりしない限り、パフォーマンスは基本的に一定でなければならない。

つまり、人間の脳は非常に内外干渉を受けやすいという特徴を持っている。これは機械との大きな違いである。しかしこれは「どちらが優れているか」という話ではない。それぞれはまったくの別物であり、メリットもデメリットもあるのだ。

人間の脳と人工知能はまったくの別物

内部環境や外部環境からの干渉は一つの例に過ぎないが、人間の脳と人工知能には違いがあり、それぞれ強みも弱みもある。

だからこそ、まったくの異質なものを比較対象にするのは時代遅れと言える。それぞれの強みをどのように生かし、弱みを補って共存しともに進化していくか。それが、これからの人間と人工知能の建設的なあり方だろう。

人間の脳と人工知能がまったく異質なものだと言い切れる根拠として、そもそも生成基本物質が異なる点も挙げられる。

機械や人工知能という無機物と有機物である我々生物は、できることが違って当然だ。生物は読んで字のごとく「なまもの」だから、放っておけば腐る。だからこそ腐らないための仕組みや代謝の仕組みがある。有機体として、新しい生命を生み出すこともできる。

ものの認識、学習も面白い。脳にストックされたものは柔軟性がある一方、脆く曖昧な面もある。情報の保存の仕方が生物としての流動性に組み込まれる以上、情報の引き出し方や引き出され方に曖昧性、不確実性、偶発性、環境依存性などさまざまな要因が関わる。また、有機体が情報を処理するエネルギーは単位が桁違いに小さい。人間の脳の不安定性こそが人工知能のように学習できない理由であるが、面白みでもある。その面白みは、クリエイティビティにとって非常に大切だ。

一方、人工知能は腐ることはなく、いったん学習したことは確実に再現してくれる強みがある。しかしその存在は機械的であり、生物のような複雑系の中に存在し関わることがプログラムされない限りできないため、面白みに欠ける。しかも、人工知能にこの世界のあらゆる情報を処理させようとすると、莫大なエネルギーを要する。

人工知能は、ある特定の一面的な情報処理のあり方を尖らせることが得意だ。つまり、ある一面性において、人間の処理を超えてこなすことが得意だ。囲碁もあっという間に名人に勝利するレベルに到達した。しかし、その「天才的囲碁マシン」は水平線に沈む真っ赤に染まる夕陽を浴びたとしても、そこに美しさや感動を覚えることはできない。美しい、感動という「ラベル」を貼ることはできるかもしれないが、その反応を導くことはできない。模倣はできても、人間が感じる水準と同等にはならず、まったくの別物にならざるを得ない。なぜなら、美しさに感動する反応の多くが、神経細胞から合成されるタンパク質を中心とした神経伝達物質や、それを受け取るレセプターの反応によるからだ。その反応を持ち合わせない無生物的人工知能は、ラベリングはできてもまったく同じ反応にはならない。

人工知能と脳は、模倣的な部分はあっても本質的には異質であり、それぞれの強みは異なる。

神経科学によって脳の理解が進めば、さらに違いが明らかになるだろう。人類はその強みを最大化していく方向に向かい、人工知能はその強みを人類に還元するよう作用するはずだ。

人間の脳の不確実性がクリエイティビティを生む

人類の脳の特徴であり強みは、学習のあり方の曖昧性や不確実性である。学習した内容の処理も曖昧で不確実であり、内外の干渉を大きく受ける。そして、なまものである脳の持つ曖昧性、非再現性、近似的認識、多面的変化、内外干渉という「揺らぐ情報と情報処理」がクリエイティビティを発揮する一助になっている可能性が高い。したがって、クリエイティビティを育むための第一歩として、我々の脳の持つ曖昧で不確実な情報とのやり取りに対する気づきと受容が重要になるだろう。

もちろん、学習したい内容の確実性を高めることも大切だ。曖昧な学習や記憶は批判の対象になりやすいからだ。しかし、それだけでは我々の脳のポテンシャルを最大限に活用しているとは言えない。むしろ、人工知能と同じ戦いをしているとも言える。そうした脳の使い方だけでなく、時として記憶違いや壮大な勘違いをも楽しむことが、これからの時代は重要になる。むしろ、それこそが次世代の脳の使い方と言えるかもしれない。

クリエイティビティを高めるヒント 2

不確実な脳を愛でる

なまものである脳の持つ曖昧性、非再現性、近似的認識、多面的変化、内外干渉という、常に「揺らぐ情報と情報処理」が創造力発揮の一助となる。したがって、不確実性（曖昧、勘違い、意図しないことなど）への気づきと受容がクリエイティビティを育む第一歩となる。

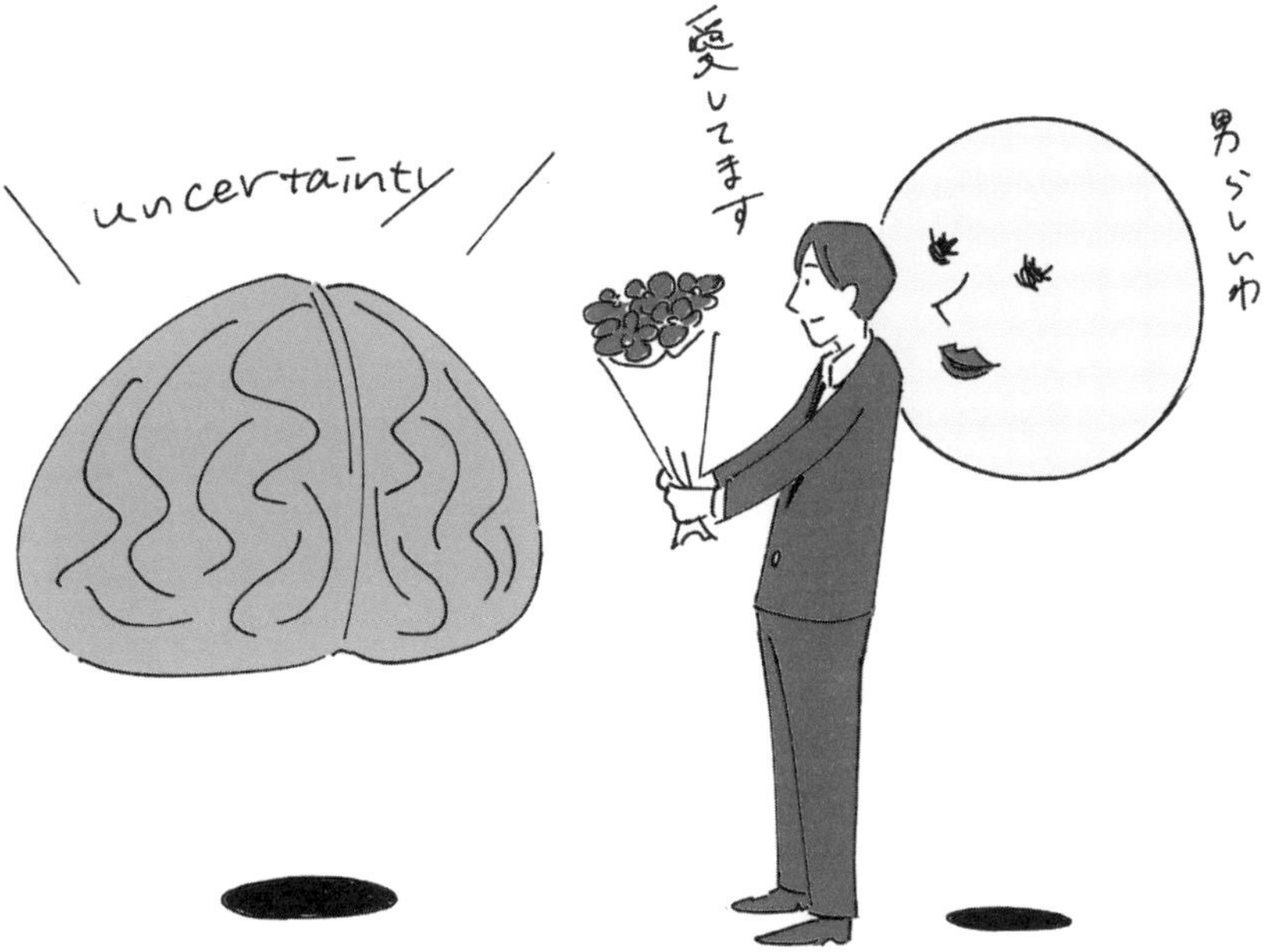

04
神経科学の知識でクリエイティビティは高まる

クリエイティビティは天から降ってくるものではない。さまざまな脳のシステムを駆使することで発揮される。その意味で、神経科学の視点からクリエイティビティを知ることは非常に有意義なはずだ。実際にそれを研究した人がいる。

２０１３年に発表された「Applying the neuroscience of creativity training」[*3]という論文がある。そこには、ある大学院生にクリエイティビティのテストを受けてもらったときのデータが載っている。

Ａ群の学生には、クリエイティビティを高めるための一般的なトレーニングを受けた後にクリエイティビティを測るテストに臨んでもらった。Ｂ群の学生には、神経科学的なクリエイティビティに関する講義を受けてからテストに臨んでもらった。

結果は、神経科学のクリエイティビティに関する講義を受けた人のほうが、スコアが統計的に有意に高く出た。もちろん、論文にはＡ群のトレーニングの内容が記載されていないので何とも言えないところはあるが、神経科学の知識をサイエンスに関連づけてしっかりと理解することが、クリエイティビティを育むことに一役買っている可能性は高い。その理由として、クリエイティ

＊3 Onarheim, B., & Friis-Olivarius, M. (2013). Applying the neuroscience of creativity training. *Frontiers in Human Neuroscience*, 7, 656.

ビティという捉えどころのない能力に対し脳がどのような使われ方をしているかを知ることで、その能力が意識的に発揮されやすくなると考えられる。

神経科学の知識がクリエイティビティに対する曖昧さを回避する

クリエイティビティは、脳の複雑な系を使っている。脳のある部位だけを使うことでクリエイティビティが発揮できれば簡単だが、さまざまな脳機能を総動員する必要がある。**どうすれば能力を発揮できるかわからないことを、人は積極的にやることはできない。**これまではその行為が好きで得意な人の一部が、クリエイティビティの発揮に必要な脳をたまたま活用できていただけにすぎないとも言えるかもしれない。しかし、クリエイティビティを発揮する仕組みを知れば、ある程度の曖昧性は回避できる。脳の活用の仕方とその理由を知れば、曖昧性を嫌う脳の特性から抜け出し、クリエイティビティを前向きに活用できる可能性がある。

もちろん、知識だけでクリエイティビティが高まるわけではない。しかし、捉えどころがなく経験値に頼ったコンテクストが多かったクリエイティビティに、科学的な見解が付与されるのは大きな前進だ。これまで経験的に行ってきた行為が意味づけられ、やるべき行動や思考の指針がクリアになる。自信を持ってクリエイティビティを発揮するための行動をとるための一助になるはずだ。

あなたも、ぼーっとしているときに何かを閃いた体験をしたことがあると思う。だからと言って、本当にぼーっとすることがいいのかは確信が持てなかっただろう。むしろ、仕事中などにぼーっとしていたら周りの人から叱責を食らっていたかもしれない。

しかし、神経科学の見地からクリエイティビティを見ると、ぼーっとする脳の使い方が重要なことがわかる。ところが、ただ単にぼーっとしていればいいわけではないこともわかる。神経科学を通じてぼーっとした感覚を知り、うまく活用すればクリエイティビティを育むことも可能となるのである。

重要なのは、クリエイティビティが発揮されるときの感覚を大切にすることだ。これはモチベーション、ストレスで説明してきたこととまったく同じである。クリエイティビティが発揮されるときの内部環境の変化、それを俯瞰的に捉えるサリエンス・ネットワークを駆使する力が脳処理に再現性を与え、効率的、科学的にクリエイティビティを育む一助となる。

05 神経科学的にクリエイティビティを捉える

クリエイティビティとは何かについて考察したい。一般的な百科事典にはこう書かれている。「新奇で独自かつ生産的な発想を考え出すこと、またはその能力」(『日本大百科全書』ニッポニカ)

一方、神経科学の分野に明確な定義はない。むしろ、神経科学の見地からクリエイティビティを定義するのは、その複雑性から難解になってしまう。研究の文脈では「新しく、価値ある情報(刺激)を発揮する能力」をクリエイティビティとしている。

CHAPTER2のストレスでも、新しいものに対する脳の反応の特徴をお話しした。**実際、脳は新しいものに対する反応と、新しくないものに対する反応が異なる。**[*4]新しいものか、新しくないものかの違いは、脳に痕跡があるかないかの違いだ。

当人にとって価値があるかないかの価値判断ができるようになるには、脳は学習プロセスを踏む必要がある。我々の脳は、何かを見ていきなり「いいな」「きれいだ」「美しい」と感じられるわけではない。そう感じられるような脳に育まれてはじめて、そのように感じられるのだ。

＊4 Kafkas, A., & Montaldi, D. (2018). How do memory systems detect and respond to novelty?. *Neuroscience letters*, 680, 60–68.

図30

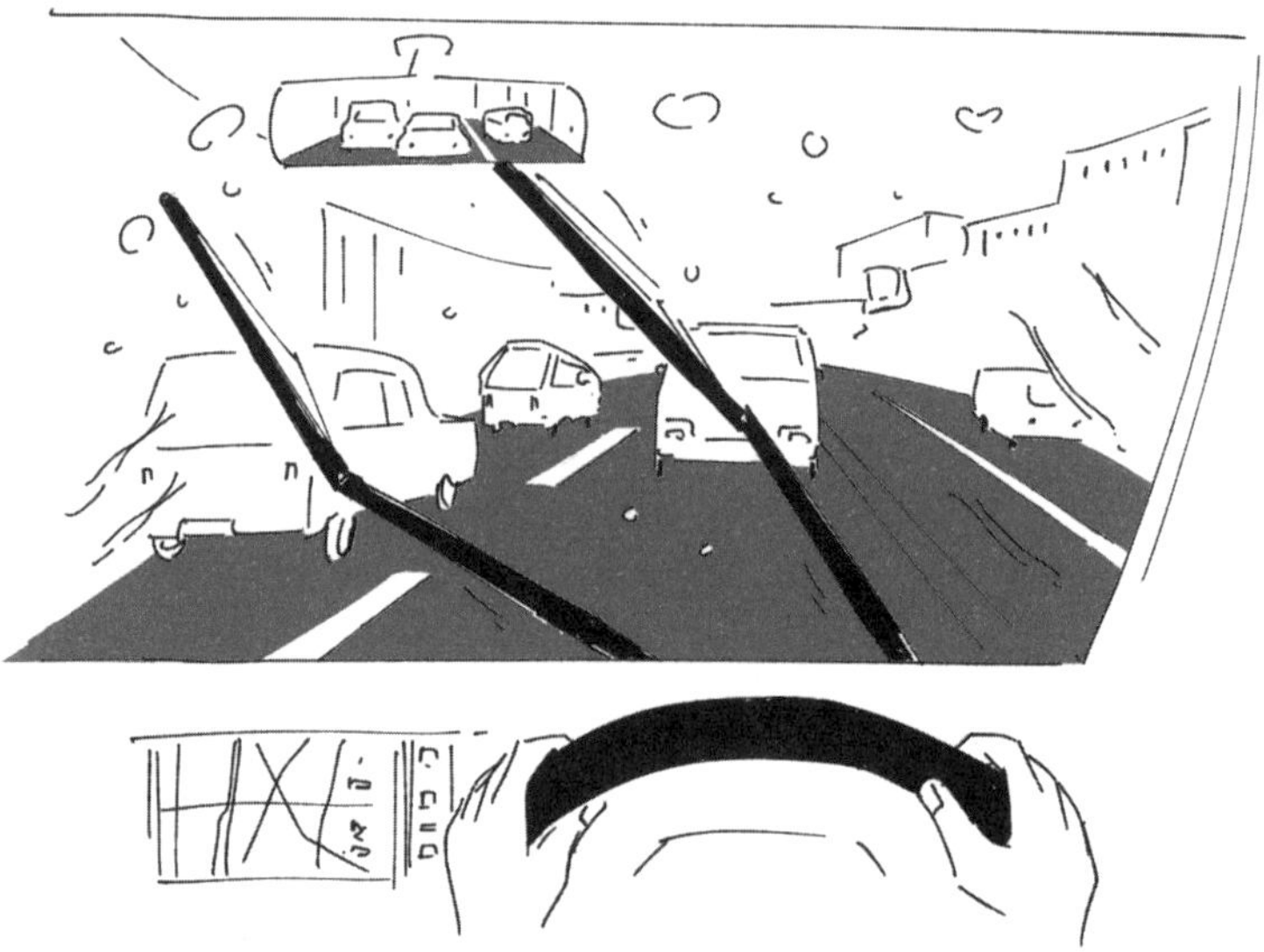

学習プロセスに要する時間は、事象によって異なる。ある絵画を見て「こんなの、どこがいいの？」と感じていた人が、いつの間にか「これは素晴らしい絵だ」と感じるようになるための時間は、一瞬ではない。脳の中では、時間軸に伴って価値を判断する記憶が蓄積され、ようやく価値を感じられるようになる。この観点は、神経科学では重要だ。

創造プロセスと評価プロセスを分けて考える

図30を見ていただけるだろうか。

雨が降っていて、ワイパーを作動させている。車は少し混んでいる状態だ。このイラストを見て、ある人が閃いたという。

「なるほど。雨が降っているとき、車を運転しているドライバーは、基本的にワイパーを作動させる。だとしたら、ワイパーの動きをセンシングすれば、より正確な天気の状態がわかるのではないだろうか」

たしかに、雨が強く降っていれば、ほぼ100％に近い確率でワイパーが作動しているだろう。小雨程度であれば、ワイパーを作動させる人もいれば、使わない人もいる。雨が降っていなければ、ウィンドウォッシャーを使うケースを除けばワイパーを使う人はいないはずだ。ワイパーのセンシングによって、降水の有無だけではなく、雨の強さまで高い確度で判別することが可能になりそうだ。

「これは素晴らしいアイデアだ。これまでの技術を組み合わせるだけで、まったく新しい天気予報ができるかもしれない」

そう主張する人に、あなたならどのように声をかけるだろうか。

「新しく、素晴らしいアイデアだね！」

「いやいや、車が少ないところの精度は低すぎるんじゃない？」

「そんなアイデアは、とっくの昔に出ていたよ」

このように、誰かがアイデアを出し、それに対するさまざまな賞賛や批判が出てくるのは日常的に見る光景だ。しかし、このようなやりとりにおいて、「アイディアを出す人」と「アイディアを評価する人」の立ち位置を区別して理解するのが、クリエイティビティを理解し育むためには重要である。

この一連のやり取りを大まかに分類すれば、二つのベクトルがある。一つは、ある人がアイデアを出す「創造プロセス」である。二つ目は、それに対して賞賛したり批判したりする「評価プロセス」だ。**創造プロセスと評価プロセスは、異なる脳を活用する。**それを踏まえ、それぞれが

図31　クリエイティビティと評価

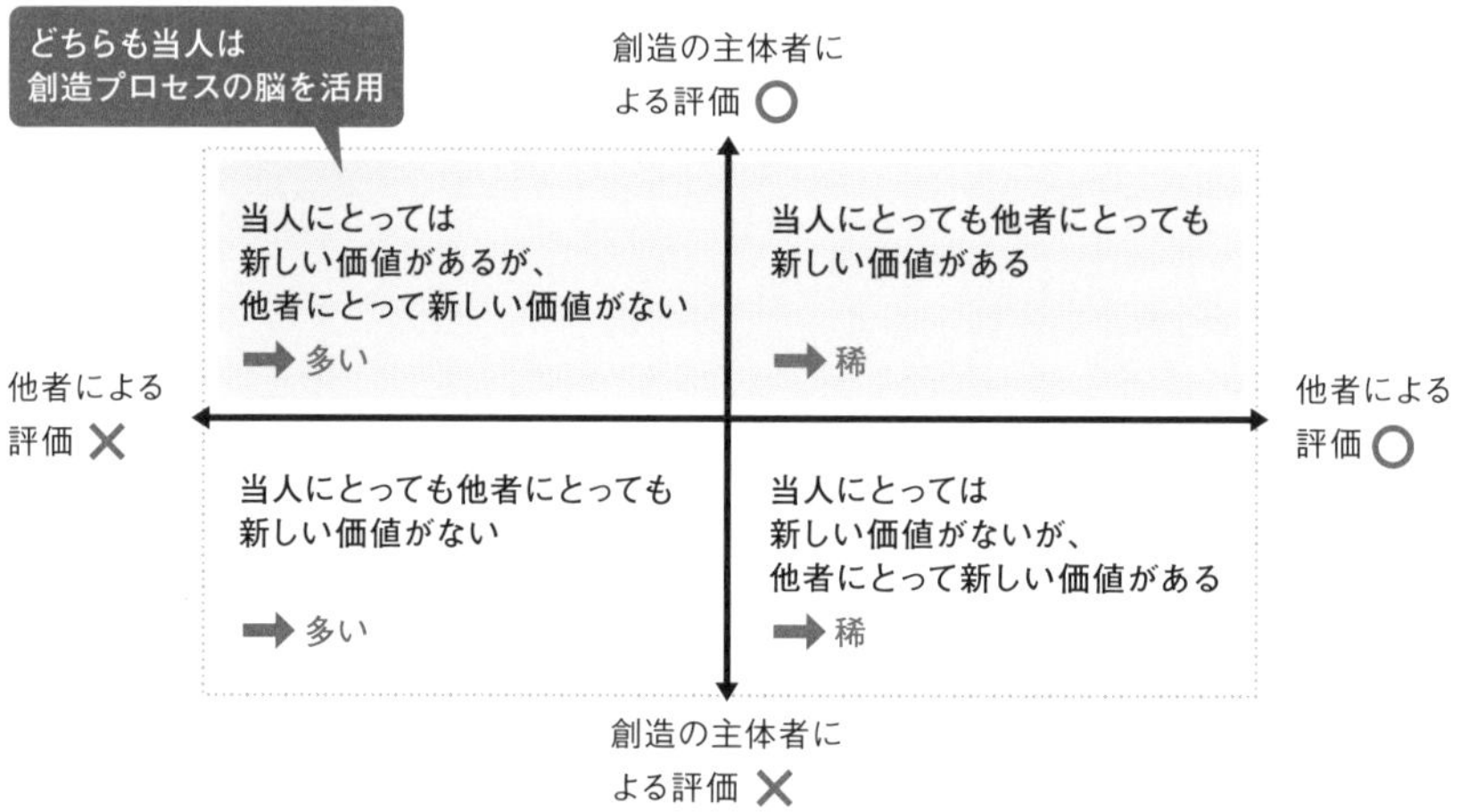

別物であることを十分に理解する必要がある。批評家になれても自分では創造できない人や、反対に創造は得意だが批評は苦手という人が多くいることを考えれば明らかである。

　多くの場合、創造プロセスは創造の主体者が担い、主体者が生み出したものに対して他者が評価プロセスを行うケースが多い。しかし、創造の主体者が行う評価プロセスがあることも忘れてはならない。これらを踏まえ、創造主体者によって生み出された創造物に対する評価のあり方を四つのケースに分類する。

　創造者にとって新しく、価値あるものを生んでいるケースは二つの場合に分かれる。多くの場合は当人が新しいと評価しているだけで、他者にとっては新しい価値がないものが多い。しかし、稀に創造者自身にとっても他者にとっても新しく価値あるものという評価になるケースもある。

　創造者にとって新しくなく、価値もないケースも、二つのケースが考えられる。たいていは、創造者にとっても他者にとっても、新しさも価値もないという評価になる。しかし、稀に創造者自身にとっては当たり前のことが、異なる文脈や世界にいる他者にとっては新しく価値あるものに映ることもある。

創造者が見る目と評価者が見る目は、処理する脳やプロセスが異なる以上、分けて捉える必要がある。そうすることで、新しく価値ある創造物が発見されやすくなるだろう。クリエイティビティを育むことを考えると、創造する主体者にとって新しく、価値あるもの生み出す脳の情報プロセス、創造プロセスをいかに育むかが重要になってくる。

ところが、他者にとって新しく価値あるものを生み出すのは容易ではない。当人が脳で情報の創造プロセスをしているにもかかわらず、第三者の評価プロセスによってそのプロセスが遮られているケースが見受けられる。その点について、さらに一歩踏み込んで考えてみたいと思う。

周りの評価にかかわらず、自分にとって新しいものを生み出す

私がいろいろと考えた末にワイパーのアイデアを出し、それが新しく価値あるものであれば、私はクリエイティビティを発揮するための脳を使っていることになる。しかし、それを評価する第三者が「それは新しくない。価値がない」と言ったとしよう。そのとき、たしかに第三者にとっては新しくもなく、価値あるものでもないかもしれない。しかし、私のクリエイティビティを発揮する脳が使われている点は変わらない。これが、創造プロセスと評価プロセスを分けて考え

るということである。

教育現場において、次のような光景をイメージできないだろうか。

美術の授業などで絵を描いたとき、当の本人は新しく、斬新な絵を描いたつもりでも、それを評価する先生や友人たちに「センスがない」「もっとこうしたほうがいい」などと言われてしまうケースがある。主体者として創造的で新しく価値があるものを生み出したとしても「そんなの新しくない」「価値がない」「みんな知っている」などのフィードバックをされると、絵を描く意欲が失われる。場合によっては、自分の意に反した無難な絵を描く習慣が身についてしまうことさえある。

主体者がせっかく創造プロセスの脳を活用したとしても、そのプロセスにおいてネガティブなフィードバックばかり受けていたら、創造モチベーションは高まらず、創造プロセスの脳を活用しなくなってしまう。

クリエイティビティを育むための「マジック」などない。いかにクリエイティビティ脳を活用し続けるか、脳の創造プロセスを活用し続けるか、それらを継続し続けるかがクリエイティビティを高める。重要なのは、他人に低く評価されたからといって、やめないことだ。

そもそも自分だけでなく他人にとっても新しく、奇抜なアイデアを思いつくのは難しいものだ。さまざまな人に対して価値があるものを生み出すのも、そう簡単ではない。クリエイティビティが天性のものと取り扱われる理由は、誰にとっても新しく価値あるものになりにくく、周りからのネガティブなフィードバックを受けやすいからだ。だから、自分には向いていない、難しいとクリエイティブ脳の活用を止めてしまうことが挙げられる。

クリエイティブ脳を育むポイントの一つとして考えられるのは、ネガティブな他者評価を受け流す能力だ。他者の評価にかかわらず、いかに自分にとって新しく価値あるものを考え続け、生み出し続けるのかが重要なのである。

その点で、教育者や上司など評価者側の役割も改めて捉え直す必要がある。誰にとっても新しく価値ある創造的なものはそう簡単に生まれない。それを客観視したうえで、創造の主体者がクリエイティビティを発揮する場面を提供し続けることが求められる。

創造プロセスの脳は、非常に複雑なプロセスを経る。したがって、習得も容易ではない。日々の繰り返し、反復がどうしても必要となる。そのためには、創造の主体者が前向きに創造プロセスを継続してくれるための言葉がけをしたり環境を整えたりする必要がある。**創造している当人が自身でも言語化できない新しさを見出してあげたり、当人にとって何が新しく、価値があるのかについてとことん向き合う機会を創出するのも大切だ。**

ここまでの議論を踏まえ、改めてクリエイティビティを定義しよう。とりわけ、創造プロセスと評価プロセスが異なることを強調したい。

「創造とは、周りの評価にかかわらず、本人にとって新しく価値ある情報や刺激を脳内で生み出すプロセスをいい、その能力をクリエイティビティという」

このほうが、創造とは何かがより理解されやすいだろう。

クリエイティブする主体者が「クリエイティブ脳」を使っていることが重要なのだ。周りの評価や、評価者にとっての新しさ、価値にとらわれることなく、クリエイティビティを高めたい本人にとって新しく価値あるものであればいい。それがクリエイティブ脳を育むための第一歩と言えよう。

もちろん、これは危険性もはらんでいる。

人間のモチベーションにとって他者からの評価は大きい。多くの人にとって新しく、かつ価値あるものを生み出すのがそう簡単ではないとすると、ネガティブなフィードバックがかかりやすくなり、本人のモチベーションを削いでしまう可能性は否定できない。だからこそ、自分にとっての新しさと他人からの評価を分けて考える発想が欠かせないのである。

クリエイティビティを高めるヒント 3

本人にとっての創造

創造力を育むためには、周りの評価者にとっての新しさや価値にとらわれることなく、創造力を高めたい本人にとって新しく価値あるものを脳内で生み出せているかを見極めることが重要である。

他者評価の危険性

多くの人にとって新しく価値あるものを生み出すのは簡単ではない。そのため、本人が創造的な脳の使い方を育んでも、評価者にとって新しく価値あるものでないと、評価することで本人のやる気を削ぐ。結果として創造プロセスを停止させ、創造力を育むプロセスを停止させられている可能性がある。

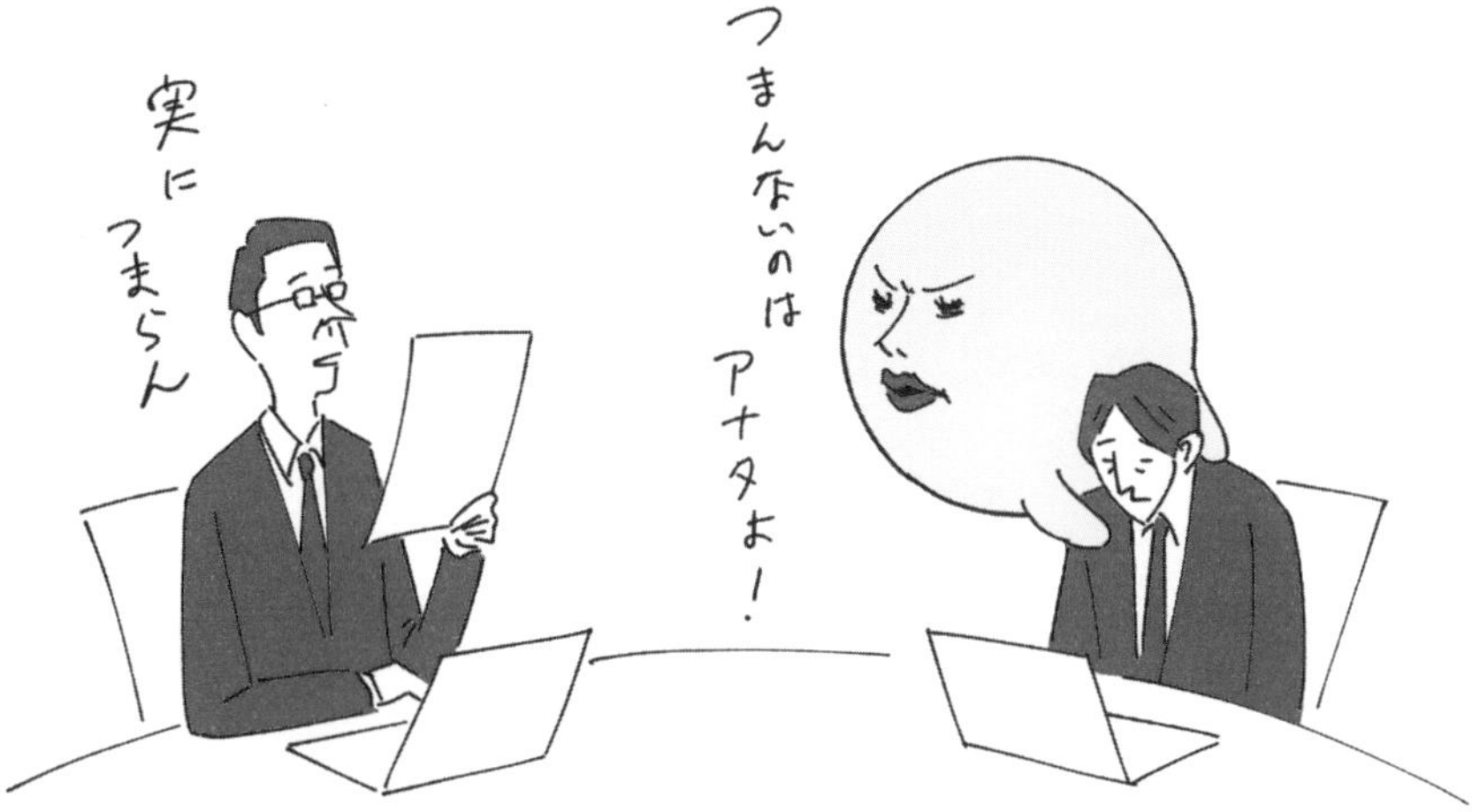

06 クリエイティビティを発揮するための大前提

心理的安全状態をつくる

クリエイティビティを発揮する大前提としていくつかのポイントがある。その一つが「心理的安全状態」である。モチベーション、ストレスでも出てきた。それだけ重要ということだ。図32を見てほしい。重複する部分もあるが、このときの脳の状態をもう一度説明しておきたい。右と左の脳は、ストレスが適度な状態か、過剰な状態かの状態を表している。左の脳は心理的安全状態にあり、ストレスが適度な状態を示す。右の脳は心理的危険状態にあり、ストレスが過剰な状態だ。このとき、偏桃体が過剰に反応する。それによって前頭前野の機能が失われる。

とくに、クリエイティビティを発揮するうえで重要な前頭前皮質はｄｌＰＦＣとｒｌＰＦＣである。これらの機能が失われると、脳内でいくつもの情報をフローさせておくワーキングメモリの機能が使えなくなってしまう。脳特有のパターン解析機能や、不確かなことに対しても前を向

図32 クリエイティビティと心理的安全状態

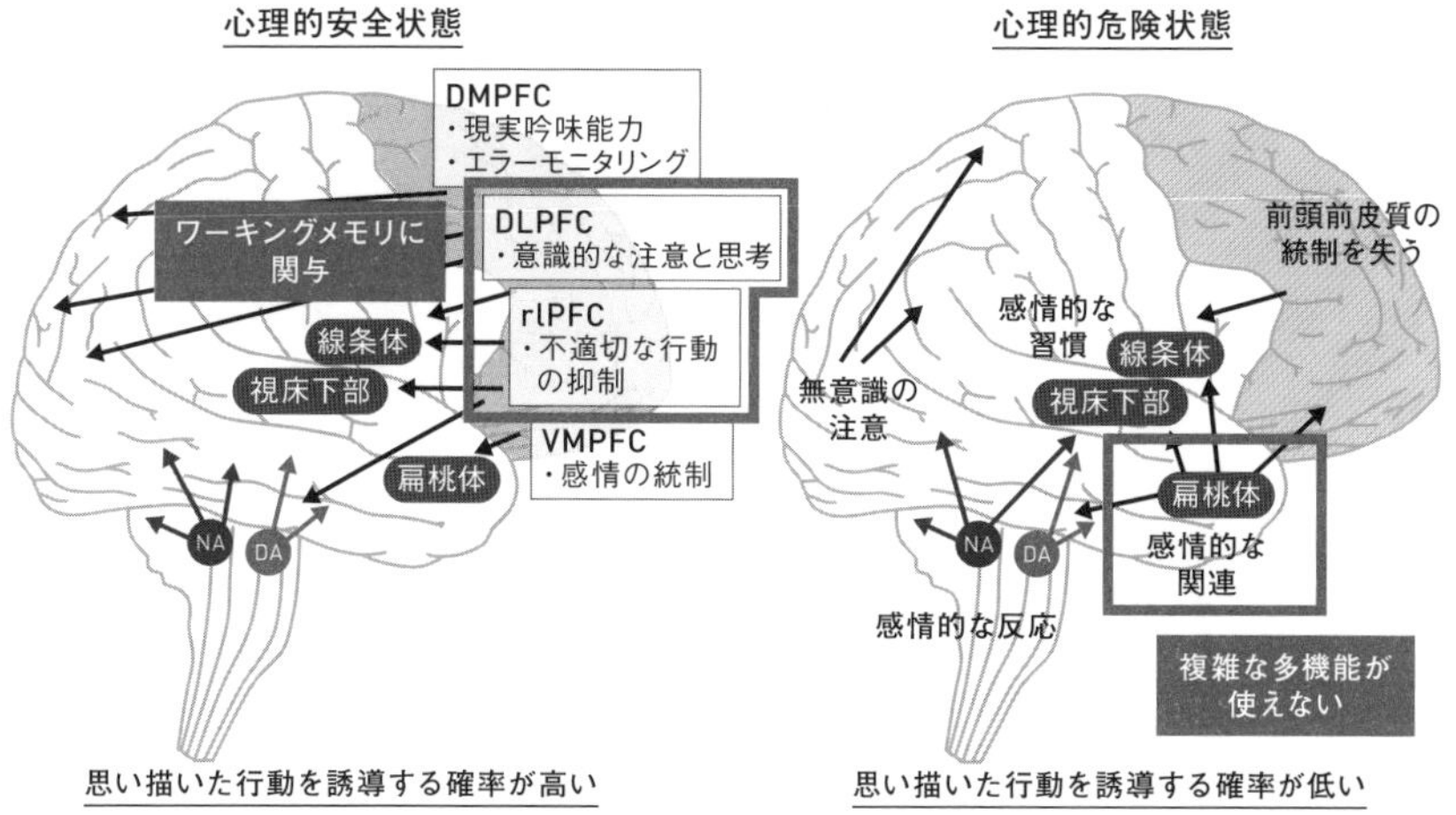

Arnsten, A. F. (2009). Stress signalling pathways that impair prefrontal cortex structure and function. *Nature reviews Neuroscience*,10, 410-22. をもとに作成。ただし、下線部と色囲み部分は著者による追記

かせる機能などが活用できなくなり、クリエイティビティを発揮するうえで致命的となる。したがって、前頭前皮質が正常に働くために過剰なストレス反応による心理的危険状態を避ける必要がある。

クリエイティビティにつながる体験や記憶という意味で、ストレスが過剰になる体験も場合によっては必要となる。しかし、発想の材料として記憶をつくる行為と、それを活用してクリエイティビティを発揮する行為は別の機能である。あらゆる体験や記憶は、クリエイティビティを発揮する種になりうるが、クリエイティビティを十分に発揮させるには、心理的安全状態を形成しておくことが必要となる。

クリエイティビティは後天的に育まれると信じる

二つ目の前提条件はクリエイティビティが後天的に育まれる点を信じることだ。まずは、モチベーションの章でご紹介した神経科学から見た欲求の五段階説を思い返してほしい（36ページ）。脳の下部の領域ほど、すでにＤＮＡによって規定された機能が主体となる。反対に、脳の上部の領域ほどエネルギーをかければ細胞レベル、分子レベルの変化が起こって機能を整え、後天的に育まれる。神経科学の観点からクリエイティビティを発揮する脳を覗いてみると、そのほとんどが大脳新皮質や大脳辺縁系など脳の上部領域の活動によることがわかってきている。[*5]

これからお話しするマクロから見た脳部位の多くが、この大脳新皮質や大脳辺縁系に関連する。**クリエイティビティは天性のものと言われることが多いが、かなり後天的に育まれる要素が多い事実がご理解いただけるだろう。**

信じる大切さは、モチベーションの章でもストレスの章でもお話しした。偉大な創造力を発揮した人は、そのプロセスで血の滲むような反復につぐ反復を繰り返し、それを経て創造力が発揮されている。そうした後天的な脳の活用がない限り、クリエイティビティは発揮されない。

このような前提を踏まえ、本格的にクリエイティビティを発揮する脳の状態を探究していく。

＊5　Vartanian, O., Bristol, A. S., & Kaufman, J. C. (2013). *Neuroscience of Creativity*. Cambridge, MA: The MIT Press.

その前に復習がてらクリエイティビティを神経科学的に理解するうえで非常に重要な脳の仕組みを三つ紹介しておく。

クリエイティビティにとって重要な三つの脳の仕組み

一つ目が、「神経可塑性（Neuroplasticity）」である。神経可塑性とは、神経細胞と神経細胞の結び目であるシナプスが変化し、脳が変化することを表す。かつて、人間の脳は変わらないと言われていた。古い教科書には、脳では新たな細胞すら生まれないと書いてあった。しかし、最近は新しく神経細胞がつくられる現象（神経新生）も発見されている。脳は後天的に新しい細胞を生む変化をもたらしているのだ。

実際に、クリエイティブ脳は主に高次機能系と学習系と呼ばれる大脳新皮質と大脳辺縁系の機能を使う。両者はともに後天的に変化し、神経可塑性の一例と言える。**クリエイティビティは、後天的に学んだことから育まれるとも言い換えられる。**

神経可塑性は非常に重要だが、何もせずに変わるわけではない。そこで二つ目に重要となるのが、クリエイティブ脳の部位を使っているか否か、Use it or Lose itの原則だ。神経細胞、とくに脳の細胞は肉体の筋肉とよく似ている。筋トレで何度も何度も使っていると、筋肉は太くなってくる。神経細胞も使えば使うほど、神経細胞を取り巻く「ミエリン鞘」が少しずつ太くなり、レセプターの受容感度が高まっていく。そのような変化をもたらすことで、クリエイティビティが発揮しやすい脳になっていく。

脳は効率的に脳を構成しようとする。したがって、使っていればそこが強固になってくる。しかし、使っていなければ使っていない神経回路を脳内に留めておくのはエネルギーの無駄使いになる。それをなくすために、プルーニング（刈り込み）という神経細胞を切り離す作業などが行われることはすでにお話しした。特定の脳部位を使っているか否かは、クリエイティビティの文脈でも非常に重要な観点になる。

クリエイティビティを育むうえで三つ目の重要な脳の仕組みは「Neurons that fire together wire together*」だ。

これもすでにご紹介したが、神経細胞同士は同時に活性化されることで結ばれる。脳の配線（シナプス）を脳の中でどのように形成していくかは、体験や学びのあり方によって変わってくるということだ。どんなに同じような環境にいようが、その環境に対してどのように注意を向けて脳に情報をプロセスさせていくかによって、クリエイティビティを発揮する種として記憶を保持できるかが変わってくる。意識的に同時発火の原則を活用することが、クリエイティビティを育むためには重要になる。

同時に脳の多機能を活用するにはどのようにする必要があるか説明していきたい。そのために、まずはマクロの視点からクリエイティビティが発揮される際に活用される脳機能をご紹介していく。それぞれの機能だけでクリエイティビティは発揮されないが、複合的活用によりクリエイティビティが発揮されることを念頭に読み進めてもらえるとうれしい。

＊Neurons that fire together wire together
「共に発火すれば、共に繋がる」異なるニューロンが同時に発火することでニューロン同士の結びつきが強くなる。ヘッブ則（48ページ参照）のこと。

クリエイティビティを高めるヒント 4

心理的安全と創造性

創造性はさまざまな脳機能を使うことがわかっている。扁桃体が極度に活性化すると他の脳機能が使われなくなるので、創造性を発揮するうえで心理的安全状態は前提条件となる。しかし、恐怖や不安体験の脳の学習は、創造性発揮の１ピースにはなりうる。

創造性も育まれる

創造性の脳機能は主として後天的に育まれ、変化（可塑）し、使われた分だけ（Use it or Lose it）成長する。多様な刺激と多様な脳処理を体験学習していく（Neurons that fire together wire together ）なかで、創造性に必要な脳が育まれていく。

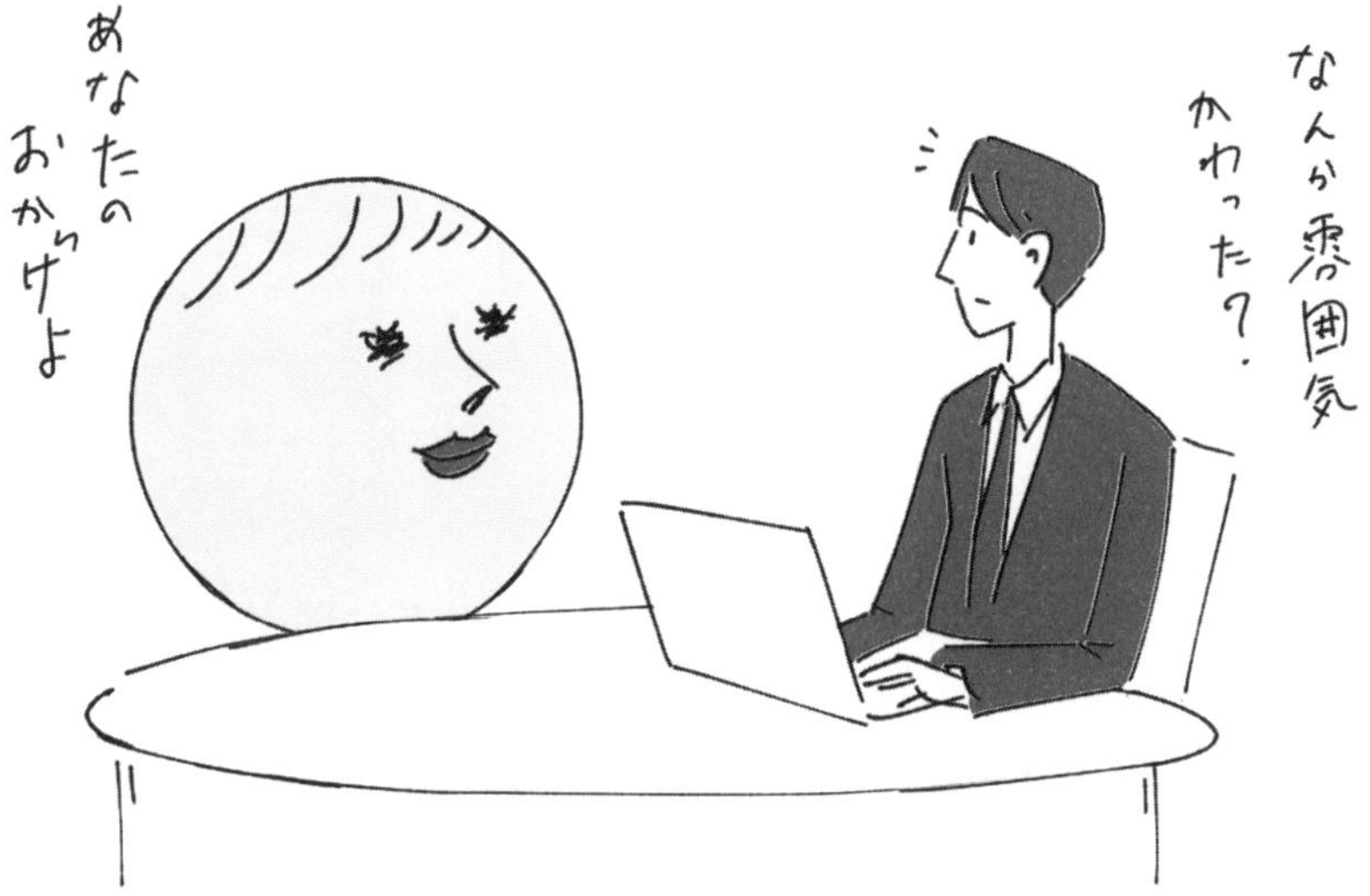

07

マクロの視点からクリエイティビティを捉える

ここから、脳的マクロの視点でクリエイティビティを解剖してみたい。

すでに紹介したように、2013年にMIT Pressから『Neuroscience of Creativity』という専門家に向けた著書が出版されている。この本では、クリエイティビティが活用される際の解剖学的に重要な脳部位が、その役割とともに事細かに説明されている。

時は流れ、科学技術がさらに発展すると、これまでの知見に加えてより精緻でリアルに近づいた実験が可能となってきた。2016年にCell Pressより発表された論文では、時間ごとに変遷する脳の機能が可視化され始めたことがわかる。創造的なことを思案しているときには、ある脳部位だけが使われているわけではなく、脳のさまざまな機能が右往左往している。[*6]

「クリエイティビティには、右脳が大切だ」

そのような通説が流布している。しかし、実際には脳の右側も左側も使われていて、前側も後ろ側も使われている。脳内の部位を縦横無尽に活用しているのが、クリエイティビティの特徴の一つと言えるだろう。

＊6　Beaty, R. E., Benedek, & M., Silvia, P. J., Schacter DL. (2016). Creative Cognition and Brain Network Dynamics. *Trends in Cognitive Science*, 20(2), 87-95.

図33 時間軸に沿って変化する脳の活動部位

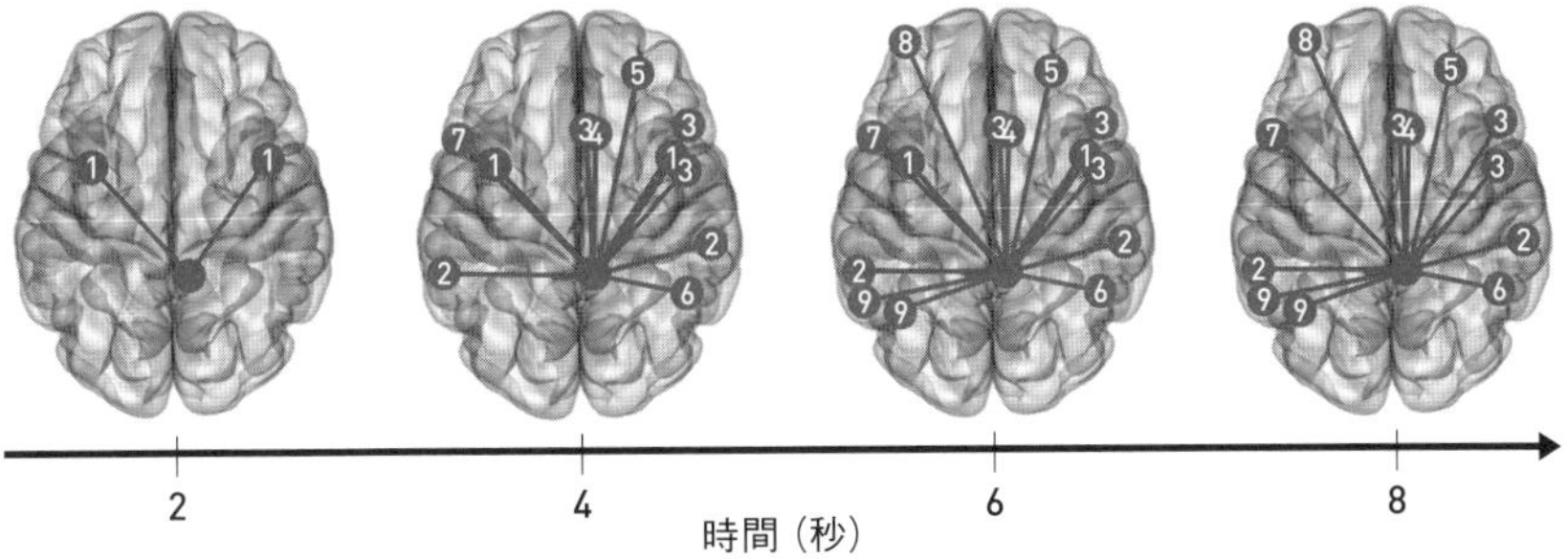

0〜9は脳の解剖学的な番号を表しています。

0 PCC　1 Iusula　2 MTG　3 PMC　4 ACC
5 DLPFC　6 IPL　7 STG　8 RLPFC　9 ANG

Beaty, R. E., Benedek, M., Silvia, P. J., & Schacter, D. L. (2016). Creative Cognition and Brain Network Dynamics. *Trends in Cognitive Science*, 20(2), 87-95. をもとに作成。ただし、下線部は著者による追記

２０１６年にはクリエイティビティが時間とともにどのような脳部位をいかに渡り歩くのかが少しずつ見えてきている。それを表現したのが２５０ページでも紹介した図33である。まさに、脳内を縦横無尽に駆け巡っていることがイメージできるのではないか。

クリエイティビティが育まれ、高いクリエイティビティを持った人は、このような脳の働きを経験してきたのだろう。もちろん、このモデルの脳の活用のされ方が、必ずしもあらゆるクリエイティビティの発揮に使われるとは断言できない。ただ、それぞれの脳機能のさまざまな組み合わせがクリエイティビティを表現しているのは間違いない。だからこそ、脳のそれぞれの機能を熟知するのが自己のクリエイティビティを高めることにもつながる。そこで、図33のクリエイティビティ時間変遷モデルに沿って、それぞれの脳機能を見ていくことにしよう。

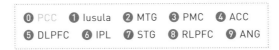

クリエイティビティの始点はデフォルトモード・ネットワーク

新しいアイデアが生まれるときの脳活動の起点はどこにあるのだろうか。クリエイティビティを時間とともに捉えることで、それが少しずつわかり始めた。その起点を種（Seed）と表現する。この種として位置付けられているのが、後部帯状回（ＰＣＣ＝Posterior cingulate cortex）と呼ばれる脳部位である。

ＰＣＣはこれまで何度も出てきたデフォルトモード・ネットワークの中心的な脳部位である。つまり、クリエイティビティが発揮される始点はデフォルトモード・ネットワークが活動しているときと考えられる。ただし、あくまでも始点がデフォルトモード・ネットワークということであり、他のネットワークを使わないわけではない。

デフォルトモード・ネットワークは「タスクネガティブ」な脳の状態とも言われる。これをやろう、あれをやろうとトップダウン（意識的）でタスクをこなそうとしていない状態を指す。デフォルトモード・ネットワークが機能しているところでは、自分の内側にある情報を処理している。

人間の脳は外側にあるさまざまな情報を処理している場合もあれば、目を閉じて自分の心臓の音を聞いたり、頭の中で思いつくことを考えたりするなど、自分自身の内側にあるいろいろな状態に目を向けることもある。何かを創造しているわけではなくても、イマジネーションを膨らませているときは内側の情報を探り、活用している。そんな時、デフォルトモードネットワークが活用されている。

ここから、デフォルトモード・ネットワークは**覚醒しているが休息状態であり、外側の世界ではなく自分の内側にある世界に注意を向けた状態と説明される。**目を閉じて思索にふけっていたり、妄想したり、目を開けてはいるものの外にある情報を見ているのではなく、脳の中で何かをつぶやいていたり、自分の世界に入り込んでいる状態だ。これがクリエイティビティの始点の状態である。

具体例としてよく挙げられるのが「マインドワンダリング」状態だ。自分の世界ではなく夢の世界にいて、起きてはいるけれども夢を見ているような白昼夢状態のとき、脳はデフォルトモード・ネットワークになっていると考えられる。意識的に何かを想像しているのではなく、意識はしていなくてもボトムアップ的にいろいろなことを考えている状態が、マインドワンダリングの状態と言える。

「5分でいいので、呼吸に集中して心を静めてください」

最近流行の瞑想やマインドフルネスである。呼吸に集中することに慣れていない人は、ほんの5分程度の間に、いつの間にか呼吸への集中を忘れて「このあと何を食べようかな」「あの人と何をしようかな」などと無意識のうちに考えてしまうものだ。風呂に入って体を洗っているときに余計なことを考え始め、ふと気づくとどの部位を洗ったか覚えていないという経験は誰にでもあるのではないか。これらがマインドワンダリング状態で、デフォルトモード・ネットワークが活性化している状態である。

マインドワンダリングを活用する

そう考えると、呼吸法や瞑想はクリエイティビティを高めるきっかけになるかもしれない。呼吸に集中していたのに余計なことを考えてしまうと、集中できない自分を嘆いたり否定したりする。**しかし、脳が勝手に作動し始めることを悲観する必要はない。**

なぜなら「意識的なあなた」とは異なる「無意識のあなた」に出会うチャンスであり、デフォルトモード・ネットワークの起動状態と「会話」できるようになるからだ。気づいて意識を向ければ、もはやデフォルトモード・ネットワークは機能していない。ただ、デフォルトモード・ネットワークでどのようなことを想像し、思考し、感じていたのかを知ることはできるはずだ。

呼吸を意識したり瞑想したりしているときのマインドワンダリングは、決して脳や能力の欠陥などではない。むしろ、それを活かそうとする意識が重要である。集中力を高めるために呼吸に集中するのも大切かもしれない。ただ、注意が分散しても悲観するのではなく、自然現象として面白がってから、もとの目的である呼吸に戻るくらいのスタンスがいいだろう。実際、集中力を高める呼吸法のプログラムでは、呼吸に意識を向けてもらったあと、その間にどのようなマインドワンダリングがあったかを内省してもらうケースもある。

デフォルトモード・ネットワークで処理している内容は、ほとんどが他愛もないものでクリエイティブではない。しかし、自己の内側で起こるデフォルトモード・ネットワークと対話できるようになると、クリエイティビティを刺激したいときに自らこのモードを誘導できるようになる。呼吸法を通じて他愛もないマインドワンダリングを内省することは、クリエイティビティの足がかりとなる可能性がある。

意識的な無意識化の導入

デフォルトモード・ネットワークは、マインドワンダリングのような無意識に近い状態で処理される。だから、意識的にデフォルトモード・ネットワークを誘導するのは矛盾するように見える。しかし、起動しやすい状態を知っていれば、デフォルトモード・ネットワークを誘導することは可能だ。これを「意識的な無意識化」と呼んでいる。

すでにご紹介した通り、デフォルトモード・ネットワークは海馬など記憶の中枢部位と連携をとるため、記憶の影響を多分に受ける。直前や直後の記憶によって処理されやすいのだ。[*7]少し前にあった嫌なことや嬉しかったこと、少し先にある楽しみや不安に関することを脳が勝手に想像し、思い出す。記憶ドリブンの行動や意思決定の誘導がデフォルトモード・ネットワークの役割であったことを思い出していただければと思う。

この特性を十分に理解すれば、意識的に活用することができる。普段の生活では何も意識しないとき、直前直後の他愛もない記憶が作動している。したがって、デフォルトモード・ネットワ

*7 Andrews-Hanna, J. R. (2012). The brain's default network and its adaptive role in internal mentation. *Neuroscientist.*, 18(3), 251-270.

ークに処理してもらいたい内容を、意識的に強く記憶の足跡に残すことは重要だ。このように「意識的な無意識化」を活用するのがクリエイティビティを発揮する大前提となる。

なぜなら、クリエイティブな発想はいきなり天から降ってくるものではないからだ。クリエイティビティを発揮したい特定の事柄について悶々と堂々巡りを繰り返し、想像や思考をし続けてはじめて閃くものだ。当然、脳には想像や思考した記憶の足跡が強く残る。こうした意識的な思考と想像は、セントラル・エグゼクティブ・ネットワークによって情報が処理されている比率が高い。

そして、意識的に注意の対象を絞って思考したり想像したりすると、その神経回路を使った分だけUse it or Lose itの原則に則り、神経細胞が長期記憶化に向けて歩み出す。そこではじめて、長期記憶化されるほど強く繰り返しプロセスされた情報が、デフォルトモード・ネットワークに処理される権利を得る。

クリエイティブな発想を引き出すには、物事に強く浸り続けることが有効だ。それによって強い記憶として脳に留まり、意図した情報をデフォルトモード・ネットワークに処理してもらえる可能性が高まるからだ。

ただし、単に浸り続ければいいわけでもない。意識的に浸ったあとは、その世界から脱却する必要がある。記憶の足跡をつけたあとは、脳をデフォルトモード・ネットワークが起動しやすい環境にする必要がある。そのための方法をご紹介しよう。

CHAPTER 3 CREATIVITY

08

デフォルトモード・ネットワークを起動させる方法

意識的に脳に空白をもたらす

思考に煮詰まったり、想像に限界を感じたりするほど脳をフル稼働させたら、そこで諦めずに熟成させるくらいの気持ちで寝かせてもいい。時間を置いたり、他のことをしたり、寝ている間に記憶は強固になるから、寝てもいい。

考えても考えても名案が生まれない、面白いアイデアが生まれない、クリエイティビティが発揮されないと感じたら、頭を空白にしてデフォルトモード・ネットワークを起動させたほうがいい。要するに「ぼーっ」としてほしいのだが、やってみると本気でぼーっとするのは難しい。だからこそ、本気でぼーっとする能力が大切なのだ。

常にタスクポジティブでいないと落ち着かない人もいるだろうが、それは創造的な何かを生み出しやすい脳の状態とは言えない。脳には、せかせかと情報処理をさせる機能もある一方、ぼーっとした状態になるための機能もある。だが、ぼーっとした状態を自分のものにしている人はなかなかいない。このぼーっとしている状態は、客観的に見れば何もしていないように受け取られ、注意されたり、叱られたり、ネガティブなフィードバックを受けるケースが多いはずだ。教育現場や職場では、怒られるかもしれない。

しかし、ぼーっとしている状態の中には、非常に生産的で創造的なぼーっとしている状態もある。ぼーっとしている状態に創造性を発揮できるか否かは、どれだけ意図して集中的に思考や想像をし続けたかによって明暗を分ける。脳に負荷をかけずにただぼーっとしている状態はクリエイティブにならない可能性が高い。**しかし、思考にどっぷりと浸ったあとのぼーっとした状態は、クリエイティビティにとっては非常に重要な時間となる。**

視点を集中させることなく「見ているようで何も見ていない状態」にするとぼーっとしやすい。何か動いているものがあったり、明らかに不自然な音や匂いなどの刺激があったりすると、それに注意が集中してしまいぼーっとできない。ただひたすら広く、過激な動きや刺激のない静かな環境に身を置くことは、クリエイティビティを引き出すための有効な方法の一つと言えよう。その点、開けた大自然などは、どこを見るでもなく、注意を決めきらせない効果が高そうだ。そんなふうにアートを鑑賞する人もいるかもしれない。自分ならではの、ぼーっとする方法や環境を探してみるのも、クリエイティビティを発現する大切な1ピースになるだろう。

単純作業を味方にする

他にもデフォルトモード・ネットワークを誘導しやすい状態がある。単純でやり慣れたタスクを意識的にやるのだ。

その典型例は、先ほども紹介した呼吸法だ。意識的に集中していると、そのうち脳はそのタスクに飽きて、いつの間にかマインドワンダリングを始める。**どっぷりと思索に耽ったあとは、少し呼吸に集中してマインドワンダリングを誘導してもいいかもしれない。**

散歩でもいい。煮詰まって散歩に出たときにふと解決策を思いついた話をよく聞くが、それは神経科学的にも理にかなっている。シャワーを浴びているとき、髪を洗っているときなどに、知らぬ間に違うこと考えている経験はないだろうか。歯磨きや皿洗いなどのさまざまな単純作業は、情報処理を持て余した脳に勝手な思考や想像を誘導してくれる。

クリエイティブな人ほど、単純なタスクを嫌うイメージがあるかもしれない。しかし、クリエイティブな発想を引き出そうとして引き出すよりも、そう意識しないうちに閃くことが多いだろう。単純なタスクをやっているときには他の情報処理もできる脳の余白があるため、意図した行為とは別に記憶の足跡のある情報を意図せず処理する可能性を高め、クリエイティビティを発揮しやすくなると考えられる。

脳の環境がいつもと異なるときも、通常とは異なる脳モードで情報が処理されるため、意識的に取り組むタスクポジティブな状態では閃きづらいことを、閃くことがある。タスクポジティブに脳で記憶痕跡を熟成させる点が前提となるが、そのうえで脳の環境を変えると、入ってくる情報が変わり脳の処理の仕方も多少変化する。

いつもと違う場所で仕事をする。普段は行かないプールで泳ぐ。特別な日にサウナに入る。これらは日常的に身体や脳に届けられる情報と異なるはずなので、いままでとまったく同じように情報処理されるとは限らない。気分転換するように、環境を変えるのもクリエイティビティを引き出す一つのきっかけとなる。研究室で何年も試行錯誤しても閃かなかったのに、旅先で突如閃いたりする事例なども、その例と言えよう。

典型的に脳モードを変える現象が睡眠だ。寝ているときと起きているときでは、使われる脳がまったく異なる。脳は睡眠時にも記憶の整理や強化をしているが、寝ている間の脳の処理が目覚めてすぐに切り替わるわけではない。起きてから完全に脳が覚醒するまでの切り替え途中の段階（トランジッションフェーズ）は、普段と異なる脳モードになっている。そのため、普段とは異なるアイデアが生まれる可能性も高まると考えられる。起きたら閃いたという話も聞くが、それも理にかなっていると言えるだろう。

いつも同じ決まった場所で、決まったことを、決まった脳モードで処理させるのは、使う脳モードを規定してしまい、脳の処理幅を狭めてしまう。脳モードに変化球を加えてみるのは、ＰＣＣを起点としたデフォルトモード・ネットワークを誘導し、クリエイティビティを引き出すのに役立つ可能性があるのだ。

クリエイティビティを高めるヒント 5

意識的無意識化

発想したい対象にどっぷり浸ったら、そこから無思考モードに入ってみる。どっぷり浸っていたのなら、無意識にそのことを想起する可能性が高まり、創造プロセスを開始する可能性が高まる。

単純なことに集中

どっぷりモードからの離脱には、他のことをしたり単純な作業に集中することが有効かもしれない。単純な作業は脳が飽き、勝手にマインドワンダリングしやすくなる。どっぷりモードに浸った内容は、そのようなときに自然と思い出される可能性が高く、創造プロセスの機会になりやすい。

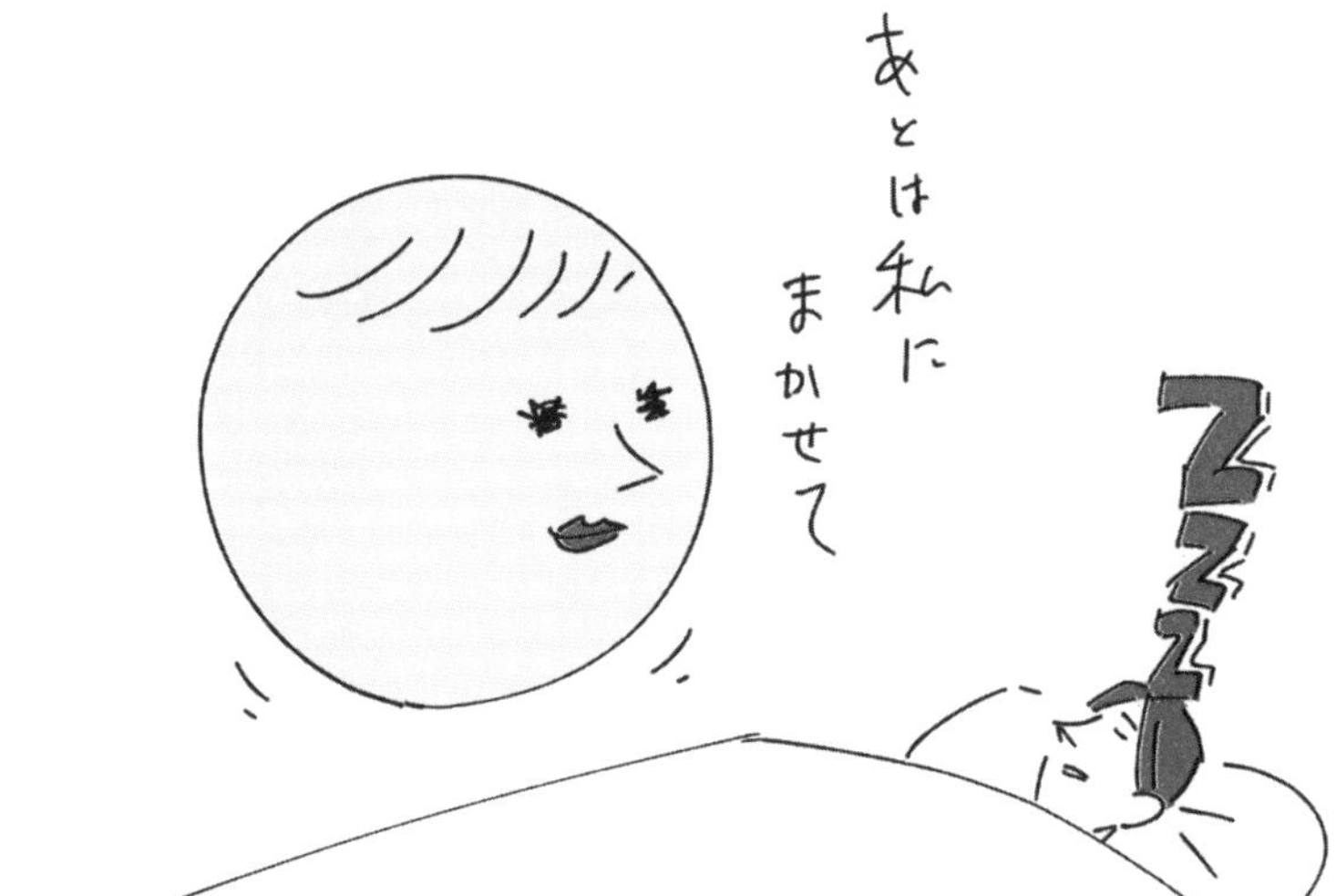

09 過去と未来の話がクリエイティビティを高める

PCCには、他の役割もある。

PCCの延長上に海馬があり、海馬の延長上に扁桃体が結びついている。海馬がエピソード記憶を保持すると、それに伴う感情の情報が扁桃体で結びついている。この海馬と扁桃体の連携プレーをさまざまな形で「まさぐって」いるのがPCCである。

イメージとしては、PCCが海馬のエピソード記憶をたどり、ああでもない、こうでもないとこれまでの出来事を探っている状態である。ただし、すべてのエピソード記憶が感情の情報を保持しているわけではないため、感情の記憶は発露したりしなかったりという状態だ。それも含めて、エピソード記憶と感情の記憶をまさぐるのがPCCの役割である。

このPCCの機能に関連する、クリエイティビティを発揮する能力を高めた二つの実験がある。

神経科学や心理学などでクリエイティビティを計測する際によく使われるのが、代替案を示すテストである。たとえば「かぶること以外に帽子をどのように使うか」などと聞くテストだ。そのテストで、エピソード記憶がどれだけ影響しているかを示す実験がある。

２０１４年にアディスなどによって行われた実験では、過去の出来事から未来にどのようなことが起こるか想像してから代替案を示すクリエイティビティテストを行った。その結果、想像の詳細さと代替案の数に相関が見られたことが示されている。[*8]つまり、過去の記憶を思い返して未来を想像させると、クリエイティビティが高まったのである。そして、未来を鮮明に想像すればするだけ、それが他のクリエイティビティにも寄与することがわかったのだ。

２０１５年にマドラーらによって行われた実験では、二つのグループが代替案のテストを受けた。一つのグループは過去にあった出来事について具体的に詳しく聞いたのちに代替案のテストを受け、もう一方のグループは何もしないで代替案のテストを受けた。その結果、過去にあった出来事を詳しく聞かれたグループのほうが、代替案の数が多かった。未来をシミレーションするタスクの詳細度も高まっていた。[*9]

過去を詳しく引き出す行為をEpisodic Specificity Induction（エピソディック・スペシフィシティ・インダクション）と呼ぶ。過去の話を詳しく聞いたり、未来を思い描いたりするだけでクリエイティビティが高まるという内容は、どこか胡散臭く聞こえるだろう。だが、神経科学の見地から見てもあながち間違っているとは言えない。新しいことを思いつかせているのは紛れもなく脳であり、脳にある記憶が発想の種を支えているからだ。だから、**「記憶をアクティブにする働きかけ」がクリエイティビティを高める方向に作用することはあり得る。**

＊8　Addis, D. R., Pan, L., Musicaro, R., & Schacter, D. L. (2016). Divergent thinking and constructing episodic simulations. *Memory*, 24(1), 89-97.

＊9　Madre, K. P., Addis, D. R., & Schacter, D. L. (2015). Creativity and Memory: Effects of an Episodic-Specificity Induction on Divergent Thinking. *Psychological Science*, 26(9), 1461-1468.

雑談がクリエイティビティを高める可能性がある

その点で、雑談の価値を見直してもいいのではないか。ビジネス分野で雑談の重要性が再認識されて久しい。すぐに仕事の会話から始めない、いわゆる「アイスブレイク」だ。相手との距離感を縮める効果だけでなく、具体的に過去に何をやっていたかについて事細かに鮮明に話をすると、アイデアを生み出すための効果を発揮する可能性もある。とくに、エピソード記憶だけでなく感情記憶にもアプローチすると効果的かもしれない。

未来の話をするのも効果がありそうだ。未来の話をするときに使われる脳機能は、クリエイティビティを発揮するときのＰＣＣの使い方に似ている。とはいえ、いきなり未来のことを話すのはハードルが高い。雑談の最後に話を膨らませて妄想するなど、未来に目を向けた話を意識的にしてみるといいかもしれない。

大事なのは、良い話をしよう、格好良い話をしようと考えず、脳の中で未来を鮮明に思い描き、感情的な要素などもふまえて脳に情報処理をさせることだ。他者の評価も気にする必要はなく、評価が目的ではないという共通理解を持っておくとよいだろう。

女性は「女子会」というイベントを頻繁に開くイメージがある。だが、「男子会」はほとんど聞かない。あくまで私の主観だが、具体的な事象を話すのが得意なのは女性のほうが多い印象がある。つまり雑談は女性のほうが得意なのかもしれず、それは大きな強みだ。実際、２００２年から2003年にEUの神経科学の研究機関が約5000人分の脳データを分析したところ、統計的にPCCは女性のほうが大きいという結果が出た。[*10]

もちろん、個別に見れば男性でもPCCが大きい人もいれば、女性で小さい人もいる。しかし具体的なエピソードについて、女性はよどみなく次々に話し出す傾向がある。それもクリエイティビティにとっては非常に重要な能力である。

一方で、男性は抽象的な会話に陥ったり、意味を求めたりする傾向がある。エピソードを出すのと意味記憶は違った脳部位を使う。意味や意義にだけ偏るのではなく、抽象と具体の行き来、その先にクリエイティビティが姿を表すのである。

＊10　Ritchie, S. J., Cox, S. R., Shen, X., Lombardo, M. V., Reus, L. M., Alloza, C., Harris, M. A., Alderson, H.L., Hunter, S., Neilson, E., Liewald, D., Auyeung, B., Whalley, H. C., Lawrie, S.M., Gale, C. R., Bastin, M.E., McIntosh, A. M., & Deary, I. J. (2018). Sex Differences in the Adult Human Brain: Evidence from 5216 UK Biobank Par ticipants. *Cerebral cortex*, 28(8), 2959-2975.

クリエイティビティを高めるヒント 6

具体的な雑談の活用

発想が必要なときに、まったく関係のない話題でも構わないので最近あった出来事をなるべく具体的に思い出してもらう。その際、どのように感じたかまで表現できると、創造力を発揮しやすい脳になる可能性が高まる。目を閉じ、情景を思い浮かべながら行うと、さらに効果的だ。

未来に対する雑談

雑談の終わりに、具体的にあった出来事の描写から、未来をどうしたいのか、どうしたくないのか、未来はどうなっていると思うか、どうなっていないと思うかなどを頭に思い浮かべて話を締めくくると、その後の創造活動に良い影響がもたらされる可能性が高まる。楽しい話をしよう、良い話をしようなどと考えず、頭に浮かんだことを思いのままに語る。

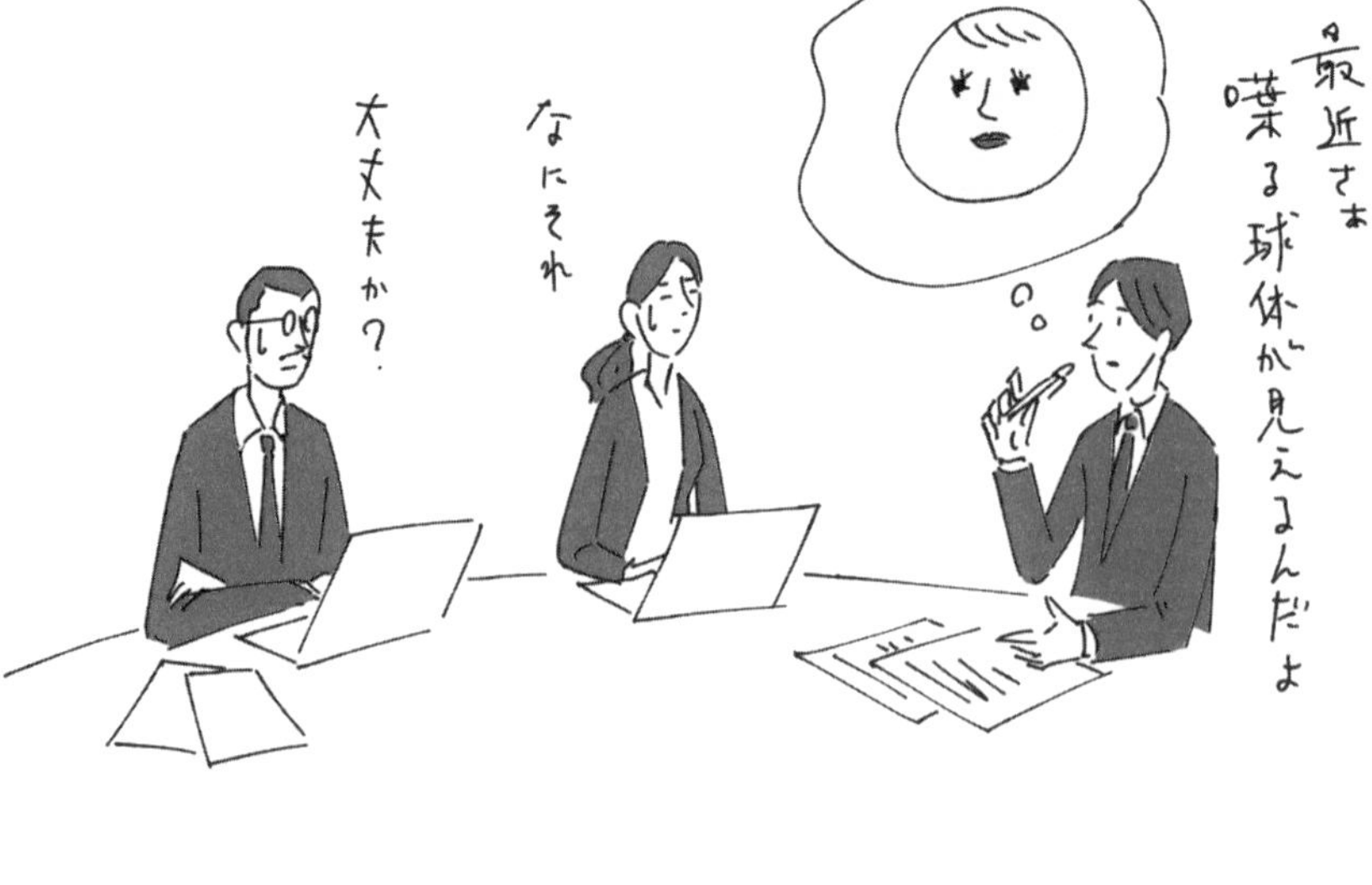

最近さぁ
喋る球体が見えるんだよ
なにそれ
大丈夫か？

10 サリエンス・ネットワークをクリエイティビティに活かす

次に活躍するのはサリエンス・ネットワークだ。自己の内側の情報をキャッチする、気づき（アウェアネス）の中枢である。

サリエンス・ネットワークは主に二つの脳部位から構成される。一つは側頭葉と頭頂葉との境目にあるくぼみの少し奥側にある島皮質である。もう一つはＰＣＣ（後部帯状回）の前側に位置するＡＣＣ（前部帯状回）だ。まずは島皮質の役割から理解を深めていこう。

島皮質の機能は、自己の内側の感覚と感情の状態をモニタリングすることだ。具体的には前側、中央部分、後ろ側と大きく三つのパートに分かれている。

前側は体験や知覚を主観的に把握するときに使われる。驚いて「びくっ」としたり、恐怖を感じるなどの反応を、あとから主観的に捉え直すときに活躍する。

誰かを「わっ」と驚かすと、相手は無意識に「びくっ」と反応する。意識していないのに勝手に反応してしまうのが自然である。この反応を私たちは「情動」「ムード」と呼ぶ。しかし、一方で「いま、自分はびっくりした」と認識する作業も行われる。情動反応（ムード）に気づいて認識した状態である。これを「フィーリング」と呼ぶ。ムードとフィーリングは異なる脳のメカニズムが使われる。それらを橋渡しするのが、島皮質の前側である。[*11]

島皮質の後ろ側は心臓、筋肉、腎臓、膀胱など身体の内部感覚の状態を感じ取る。外界の情報だけに依存するのではなく、自分の内側にある感覚的な要素や感情的な要素にも注意を向けているのだ。[*11]

中央部分は、前側や後ろ側、扁桃体などと連絡し、感覚や感情の情報をポリモーダル（多様式）に統合する[*11]。我々の感情や感覚など「感」の中枢と言える。我々は、この「感」の働きなしに世の中を生き抜くことはできない。恐れを感じるから危険を回避し、食欲を感じるから食べ物に向かい、痛みを感じるから再び痛みに直面しないように学習する。幸せの反応を感じられなければ、幸せにはなれないだろう。

この島皮質の機能について事細かに書かれたこの論文の執筆者Mani N. PavuluriとAmber Mayは、デカルトの有名な言葉「I think, therefore I am.（我思う、故に我あり）」は誤りであると指摘し、「I feel, therefore I am.（我感じる、故に我あり）」だと主張している。たしかに、自己を感じることができなければ、そもそも自己を認識することはできず、自己において「自己」が存在しないことになる。それも一理あるかもしれない。

＊11 Pavuluri, M., & May, A. (2015). I feel, Therefore, I am : The Insula and Its Role in Human Emotion, Cognition and the Sensory-Motor System. *AIMS Neuroscience*, 2(1), 18-27.

自分の感情や感覚に向き合う

哲学的解釈はさておき、ここにもさまざまな発想のヒントがある。クリエイティビティを発揮するとき、内側の情報に目を向けるのが重要だということだ。とくに、感情的な要素のほかに感覚、知覚、内部感覚などに目を向けていく必要がある。

普段から自己の感情や感覚を意識していないと、それらは刹那的に消えてしまう。嬉しいことがあったとき、その時点では嬉しいと感じているだろうが、「嬉しいと感じている自分の状態」に気づいていないと、すぐにその感情を忘れてしまう。それが、島皮質を作動させられたかどうかの違いである。

そこで、自分の感覚や感情の「オタク」になってみるといいかもしれない。いわゆる五感をフル稼働させて観察してみるのもいい。

視覚と言ってもさまざまだ。暗闇での見え方と明るいところでの見え方は違う。何か一点に注意を向けて見ているときと、全体をまんべんなく見ているときの見え方は異なる。さまざまな色に対する感じ方、太陽や電灯などいろいろな光の感じ方も人によって違う。視覚に対してどのような刺激が心を落ち着かせ、どのような刺激が高まらせるのか、無数に観察できる。匂いも同じだ。さまざまなところに匂いがある。同じコーヒーでも温度によって匂いが変わるなど、多くの気づきがあるだろう。

我々の脳は内外の干渉を多分に受けながらも、さまざまな種類の信号を精妙かつ多様に解釈する能力を持つ。一定に定まらない「ゆらぎ」のある解釈と情報プロセスが人間を人間たらしめ、一人ひとりの違いを浮き彫りにする。

そのような魅力の詰まった「感」をないがしろにするのはもったいない。自己の人生を彩り鮮やかにしていくのは、人生に彩りを与える「感」をいかに活用するかに依存する。そのような感度、感性が、クリエイティビティにも重要なのである。

多くのアートは、抽象的な「感」の世界をさまざまな手段で表現していると言えるかもしれない。アーティストが100人いれば100人の「感」があり、その「感」が共感を生むこともあれば、違和感を生むこともある。**この「感」をクリエイティビティに生かすには、普段から自己の「感」に気づき、向き合う必要がある。**

クリエイティビティを高めるヒント 7

感情・感覚を味わう

創造活動には、自己の感情などをモニタリングする機能を持つ島皮質が一役買っている。普段から、自己の感情、感覚に気づき、味わう。その積み重ねは、創造力を育む一助となる可能性が高い。何気ないタイミングで、自分の感情、感覚と対話することを心がける。

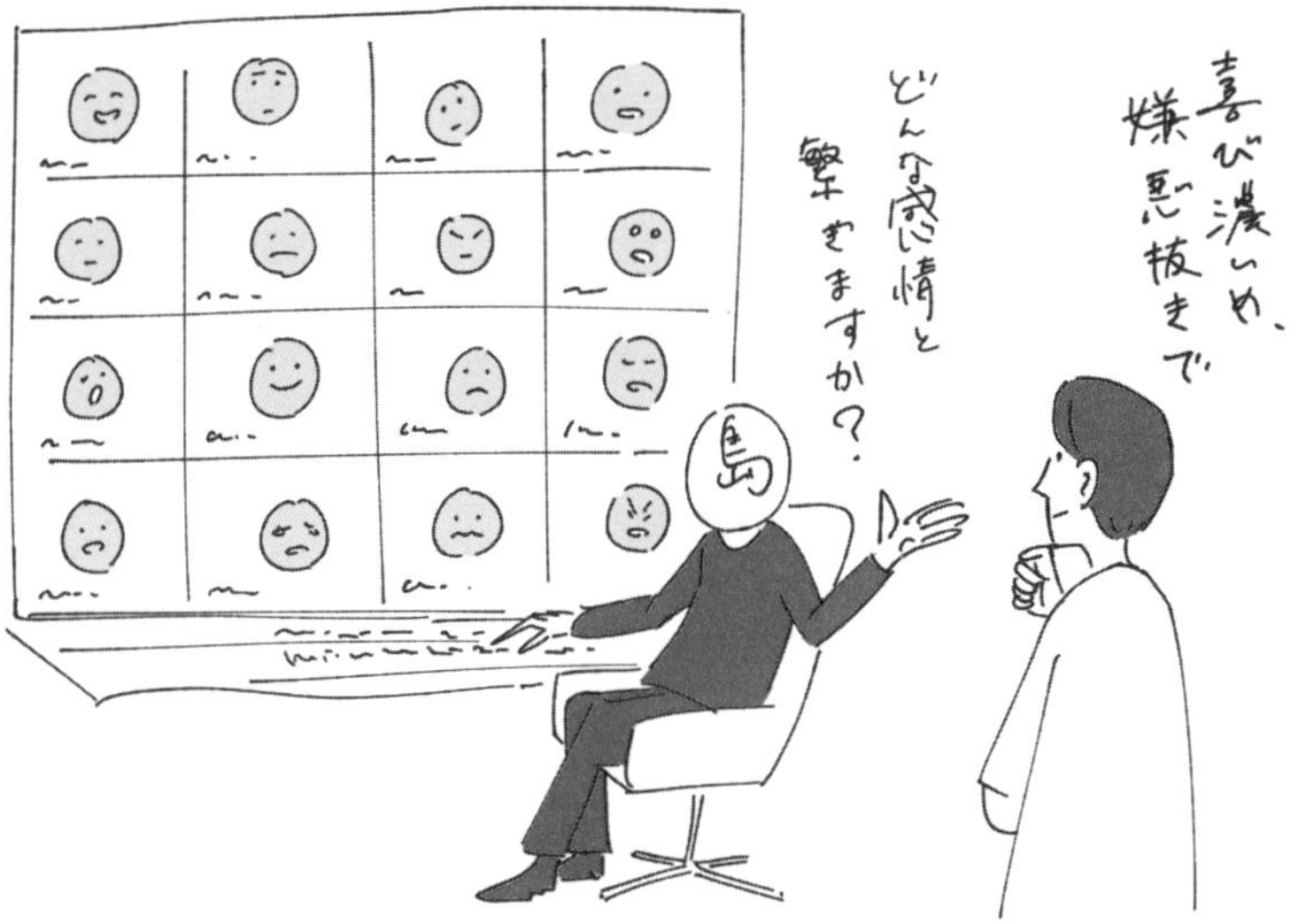
島
どんな感情と繋ぎますか？
喜び濃いめ、嫌悪抜きで

違和感のクリエイティビティにおける重要性

サリエンス・ネットワークのもう一つの重要な部位が、PCCの前側の前部帯状回（ACC＝Anterior cingulate cortex）である。ACCもこれまで何度か登場している脳部位だ。ACCは主にエラー探知の役割を担う。誰かの粗を探したり、自分の失敗ばかりにとらわれてしまったりするときにACCが作動する。だが、何かを発想しよう、想像しようと脳で熟成を重ねているときにも、ACCが働いていることに注目してほしい。デフォルトモード・ネットワークを作動させ、サリエンス・ネットワークで自己の内側の感覚や感情に注意を払っている状態でもACCが働いている。

先ほどご紹介した島皮質の中央部は、このACCと連絡を取り合っている。脳で処理されている情報と、自己の「感」と記憶とを参照し、そのうえでエラーを探知する。ただ、エラー探知機能は具体的に言語で教えてくれるわけではない。「何かがおかしい」と脳に違和感を抱かせるのがACCの役割である。

とはいえ、そのままではクリエイティブな着想に至ることはない。デフォルトモード・ネットワークが処理している情報に気づく必要がある。そのためには島皮質によって「感」が活用されていなければならない。その状態で何らかのエラーがあれば違和感として脳に表現される。

違和感も着想や新たな創造にとって脳機能的に重要と言える。ただ、違和感を覚えるのは気持ちの良いことではないと思う。しかし、違和感は過去に多くの経験をしているからこそ感じられるものである点を忘れてはならない。まったく知らないことに対して違和感は生じない。

むしろ「ここがおかしい」と明確に言語化できるエラーは誰にでもわかる。そのようなエラーは単純に直せばいいだけで、クリエイティビティに重要ではない。非言語的な反応だからこそ、面白い発見や新たなアイデアの種になる可能性を秘めているのだ。しかし、世の中を見渡すと違和感がないがしろにされていると思えてならない。ビジネスの現場で「何となく変です」などと非言語的な違和感を主張しようものなら、非論理的と一蹴されるだろう。

違和感を覚えるのは、脳に根拠がある。その根拠の探究が、面白い発想や新たなアイデアにつながる可能性がある。そこに至るには、その分野にどっぷりと浸る必要があり、自己の内側の反応に興味を持つことが求められる。違和感の正体に気づくことができれば、それについて考え、言語化し、非言語的な絵や音楽などに表現することもできる。それが創造や新しい着想の起点につながる可能性があると考えると、違和感はクリエイティビティの宝箱かもしれない。

次の詩は、作家の渡部昇一さんの『「人間らしさ」の構造』(講談社)から引用している。

真珠貝は貝殻の内側にはいった砂くずが痛いため、それを包む成分を出しているうちに真珠を作り、詩人は自分の心の痛みをもととして詩を作るという。貝にとっては、砂くずは異物である。それが貝にとっては違和感なのであろう。しかしそれがもととなって美しい真珠が貝殻の内側に形成されるのである。人の心もおなじだ。強烈な違和感が偉大なる人物を作るもとになるのである。

渡部さんも、違和感が新たな発想につながると語っている。

クリエイティビティを高めるヒント 8

違和感に耳を傾ける

脳は時として、言語として説明できないものの自己に不利益な情報を非言語的に処理し、その状態を違和感として発露する。その違和感について考えたり、言語化したり、非言語的に表現したりする行為が、創造や新しい発想の起点になることがある。

違和感は宝箱？

違和感などの「何となく」感じる情報は、一般的には「口にするな」「説明できないなら言うな」などと打ち捨てられる可能性が高い。そこに「新しく」「有用な（価値ある）」発見が隠されているかもしれない。

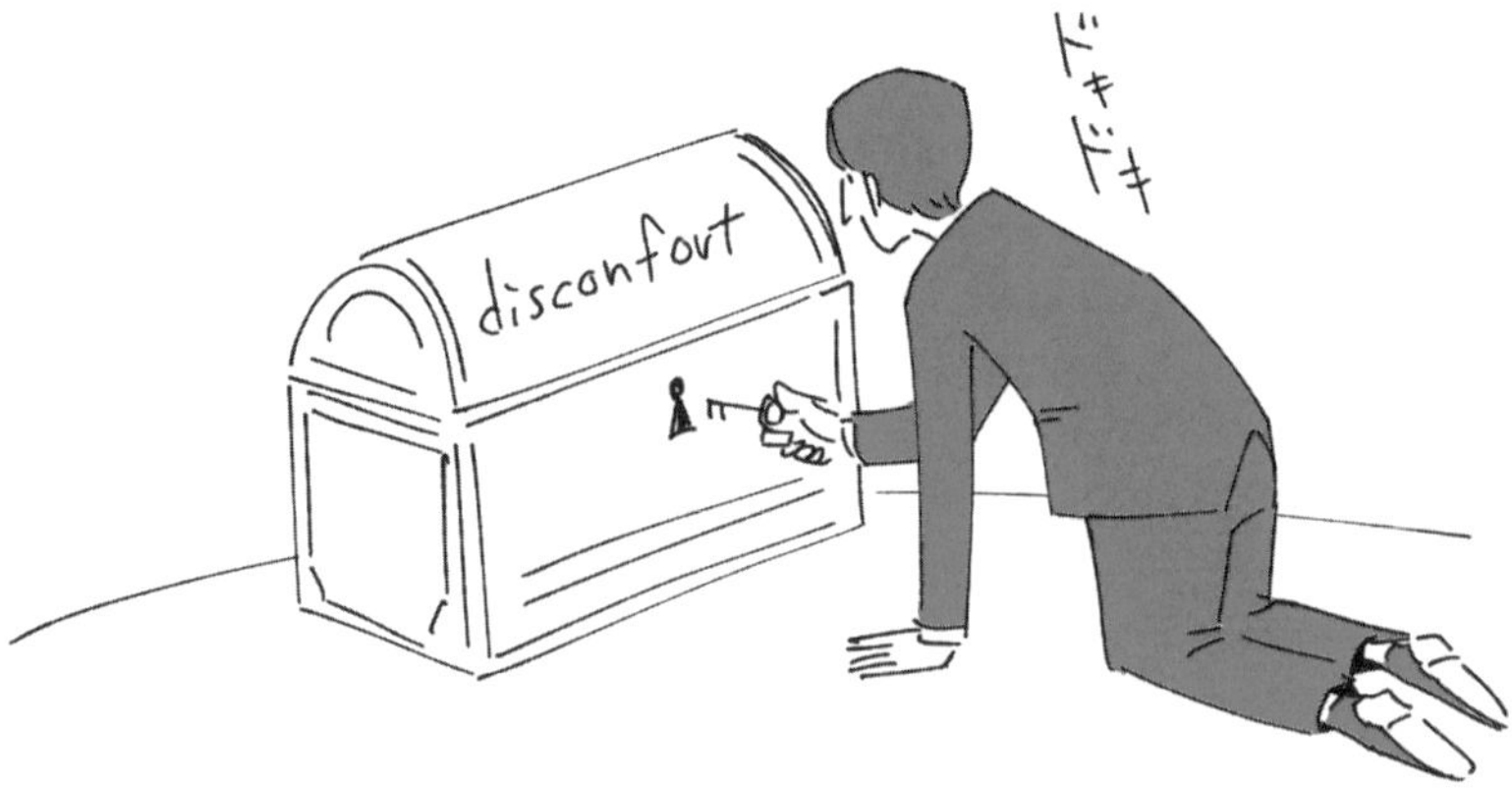

新たな発想を新しい価値にする力

ＡＣＣはエラー探知機能を持っているが、エラーと聞くとネガティブな内容を想像しやすいと思う。だが、脳にとってのエラーは「脳がこれまで保持していた情報（記憶）と異なるケース」だけでなく、「脳にとって新しい情報」も含まれる。したがって、自分の知らない考え方や新しいものに対しては、何も知らないはずなのに否定的になる場合もある。

新しさに対するエラー検知機能は、クリエイティビティを育むうえで非常に重要である。我々の脳は、すべての情報に対して注意を払うことはできず、かなり限定的と言ってよい。そうなると、どこかで体験した記憶や学んだ記憶をベースにさまざまな情報を当てはめ、何となく知ったつもりになる傾向がある。本当は新しいのに、新しいと感じられないケースもあるのだ。

わかりやすい新しさには誰もが反応するだろうが、わかりにくい新しさにも反応できるようになるのが、クリエイティビティを育むうえでは重要だ。この能力は新しいものを受動的に待ち受けているだけでは獲得することができないので、能動的に新しさを見出す必要がある。

研究や創作活動においては、同じような作業の繰り返しが多い。それを同じことばかりで退屈だと考えるか、同じような繰り返しのなかに新しさを発見できる目を養おうとするかによって、クリエイティビティを育む水準が変わる。自分だけでなく社会にとっても新しいアイデアや考えは、同じような作業のなかから新たな気づきや示唆、仮説を上塗りし続ける日々の上に成り立っているのだろう。

図34　クリエイティビティとバイアス化

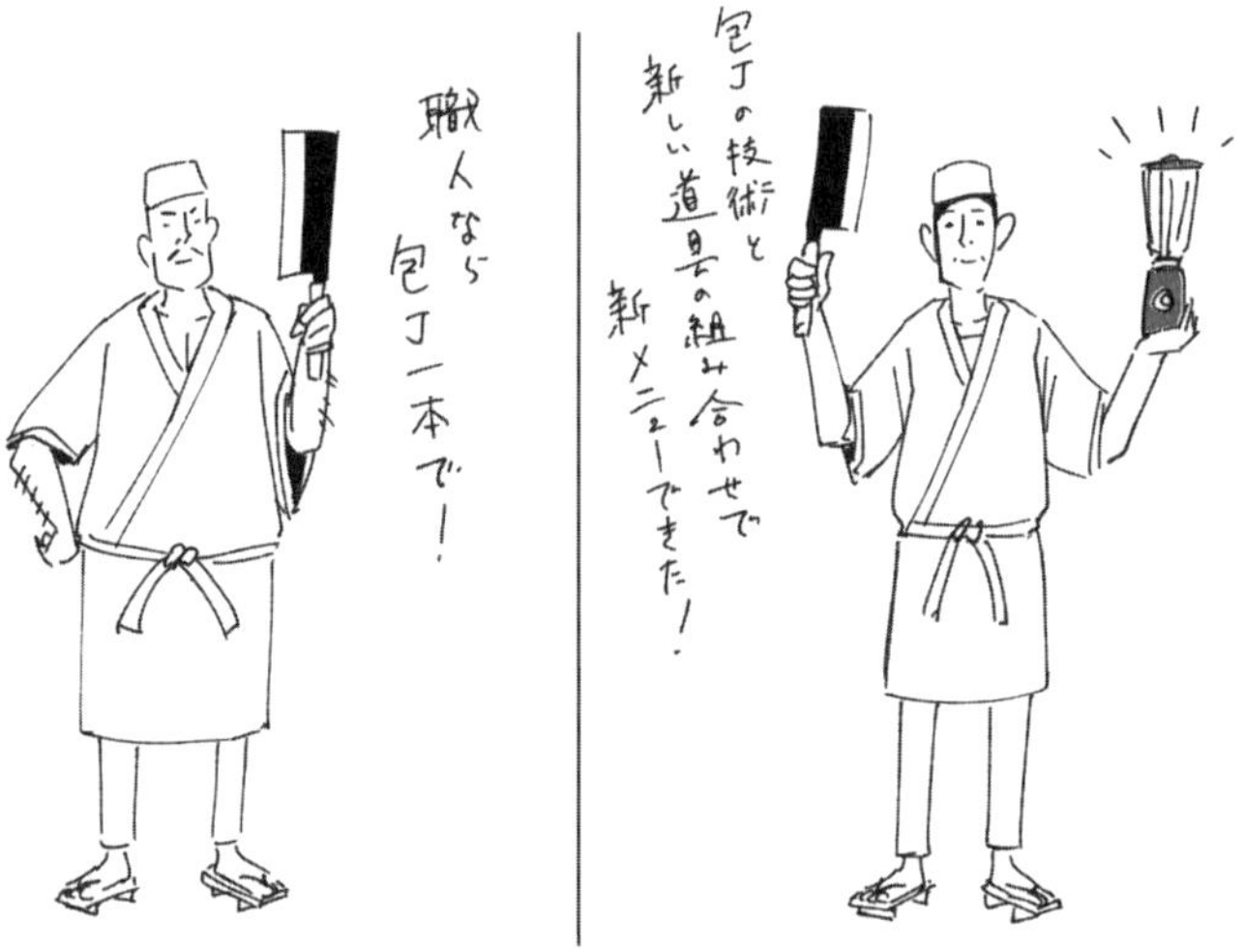
職人なら包丁一本で！
包丁の技術と新しい道具の組み合わせで新メニューできた！

図34は、それを表したイラストだ。

同じことを繰り返すのは記憶を長期化させ、情報処理効率を高めてくれる。その結果、情報処理をしつつ他のこととも結びつけられる脳の余白が生まれる。

だが、同じことを繰り返すには脳のエネルギーが必要である。繰り返しによってエネルギー効率が高まって楽になっているところに新しい学びを関連づけるのも大きな負荷となる。そのため多くの場合、練りに練った自分の技術やアイデアや想像に固執したくなる。

しかし、そうなると脳はクリエイティビティとは正反対の方向に進む。脳のバイアス化だ。バイアス化の進んだ脳は、やり慣れた同じような情報処理しか実行しない。それ以外のやり方、考え方をエラーと認識し、拒絶したり反感を持ったりする。それでは発想の種が生まれない。すでに自分で確立した考え方、アイデア、やり方、想像を強くして頑固な神経回路をつくるだけだ。

クリエイティビティを発揮するには、強力な神経回路は有効だ。そのための頑固さは大切である。だが、頑なに築き上げた脳の情報処理のあり方の軸を大切にしつつも、新たな学習を神経回路に関連づけ、多様なシナプスや発想を生み出す網目を広げる作業が必要だ。

築き上げられた脳の軸はエネルギー効率が高いので、それに関連づけた学習は、ゼロから新たに学習するよりはるかに効率的になる。それにより、ささやかな違和感に気づくなど感情や感覚が鋭敏となり、新たな発想への展開が可能となる。

普段から、新しさに対する感度を高めておく姿勢がクリエイティビティを育むには重要となる。そのためには、新しい刺激に触れる、新しい刺激を思い返してそこに新しさを感じる、新しさを起点に他の脳内の情報と組み合わせることが大切だ。そして、何の変哲もなさそうなところに新しさを見出す目を養う必要がある。

クリエイティビティを高めるヒント 9

新しさを見出す

何気ない日常や日々のルーティンのなかにも、必ず新しい要素は眠っている。単に新しいものに触れることでその感度を高めるだけでなく、自分で能動的に新しさを見出す訓練をする。

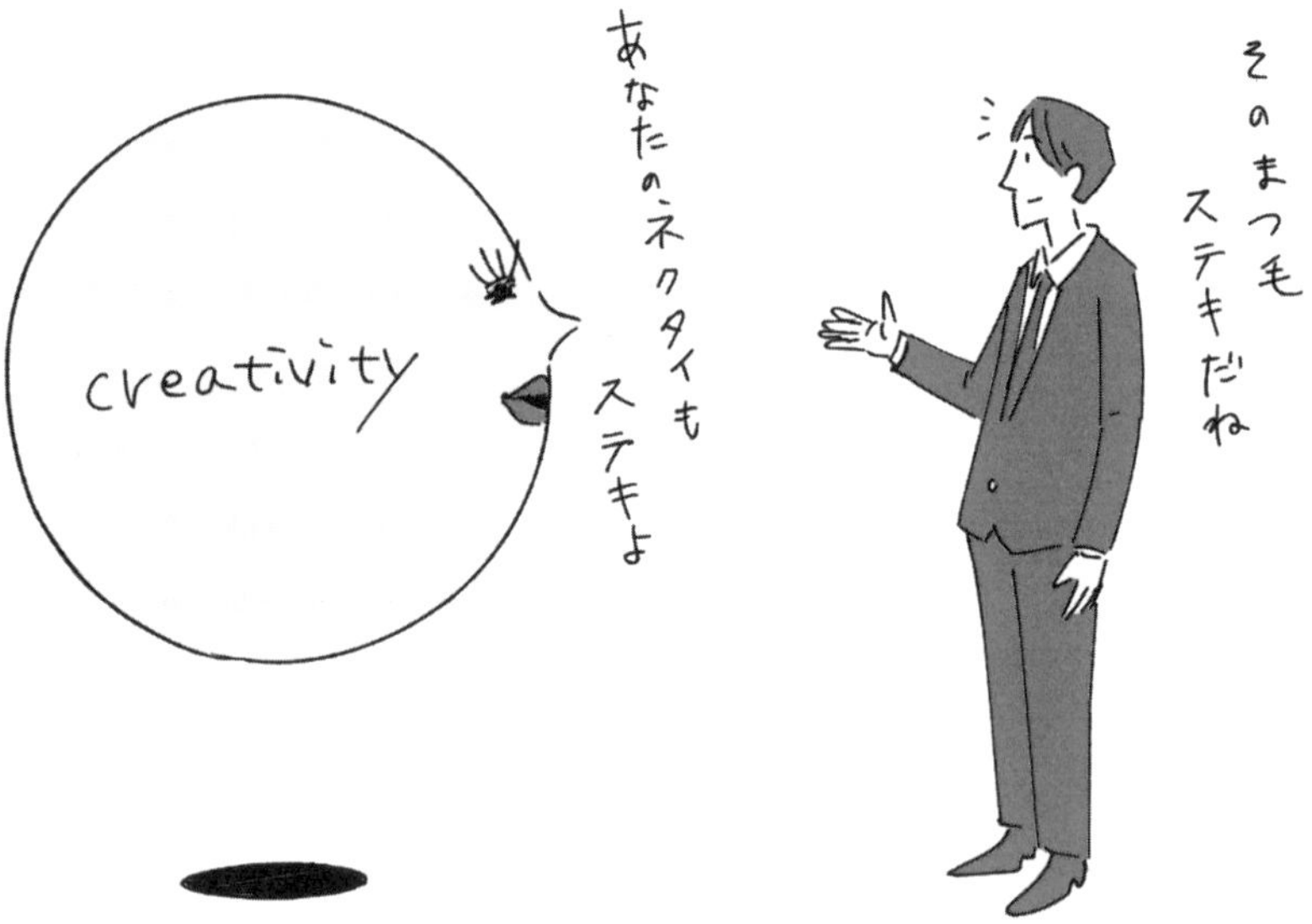

そのまつ毛ステキだね
あなたのネクタイもステキよ
creativity

「感」を深める

脳に入った情報をＰＣＣを中心としたデフォルトモード・ネットワークで処理し、それに伴って生じた違和感を含む感覚や感情の発露をサリエンス・ネットワークによって処理して気づきを得たあとは、先ほど触れた「感」の情報に注意の焦点を強く当てる。

脳内をめぐる「感」の情報は捉えどころがなく、言語化も難しいので脳に留まりにくく、たちどころに忘却されていくからだ。したがって、自己の「感」がどこからきているのか意識することで、ワーキングメモリによって脳に「感」の情報を留めておくことができる。

サリエンス・ネットワークを経た情報は、セントラル・エグゼクティブ・ネットワークのｄｌＰＦＣ*に受け渡され、トップダウンの注意機能を使おうとする。**感情や感覚からもたらされた脳内情報を脳に留めさせ、それをトップダウンで思考、分析させようとしているのだ。**

これは単にトップダウン思考をしているわけではない。デフォルトモード・ネットワークによるボトムアップ思考に由来する感情や感覚に対する思考、分析だ。頭でっかちに思考するトップダウン思考に支配された思考法とは一線を画す。デフォルトモード・ネットワーク由来の思考法のほうが、圧倒的に高等な処理をしていると言える。トップダウン思考から始めようとすると、思考しようとする範囲の脳の情報処理しかできず、思考の幅が狭まるからだ。

もちろん、その限定性を客観的に認識したうえで、従来の思考のフレームを外し、逆や裏を考えるのであれば構わない。だが、論理的なアプローチによる言語的、符合的に処理される世界観

＊ｄｌＰＦＣ
背外側前頭前野。価値記憶やエピソード記憶、感情記憶をふんだんに参照し、過去の経験から類推して判断する。自ら意思決定するときに使われる。

だけでは、世の中すべては語り尽くせない。論理のフレームを外し、言語外の感覚や感情などの要素に対する注意と意識的無意識化を促すことが、クリエイティビティを発揮させるためには重要と言えるだろう。

自分が当たり前だと思っているバイアスに気づき、それに違和感を覚える感覚は、ｄｌＰＦＣのもう一つの重要な役割である認知的柔軟性につながる。まずは、知らず知らずのうちに前提にしたり正しいと思ったりしていること、あるいは価値があると思い込んでいることを認知して疑ってみる。そこから新たな考え方を創造することが、脳に新しい考え方や情報処理を生み出し、クリエイティビティを育むことにつながる。

ある有名なクリエイターは、創作活動に入ったときには嫌いな人に会うのが重要だと指摘している。自分とはまったく異なる脳の情報処理をしている人、理解し難い情報処理をしている人に会うのだ。表面的にはネガティブな回避感情をもたらすが、客観的に見れば違和感からの気づきや未知の世界を知る大きな学びになる。ややハードルが高いかもしれないが、クリエイティビティを育むために嫌いな人をうまく活用するのも選択肢の一つだ。

自分の「感」に注意を向け、強く焦点を当てておけば、少しの間は脳にキープできる。このキープされた情報が他の脳部位で処理されたり、他の脳の情報と組み合わされたりして新しさやクリエイティビティにつながる。具体的には、次にご紹介するｒｌＰＦＣでパターン解析的な情報処理が行われたり、ＡＧ（角回）と呼ばれる脳内情報を統合する部位に送られたりする。

いずれにせよ、「感」への気づきを気づきで終わらせず、脳に表現し続けるために強い注意を当てるｄｌＰＦＣが重要な役割を担っている。

クリエイティビティを高めるヒント 10

感情と感覚にフォーカスする

新たな発想の種になる感情や感覚は刹那的だ。その情報を脳に留めて活用するために、自分の内側からの感情や感覚に強く焦点を当てることも重要となる。

認知バイアスに気づきうまく付き合う

脳は知らないうちに「当然〜するべき」と認知する。それは情報処理を早めてくれる一方で、発想や気づきの限定をもたらす。自分の認知バイアスの癖や思考に気づき、あえて崩してみるのはクリエイティビティを高める一助になる可能性が高い。

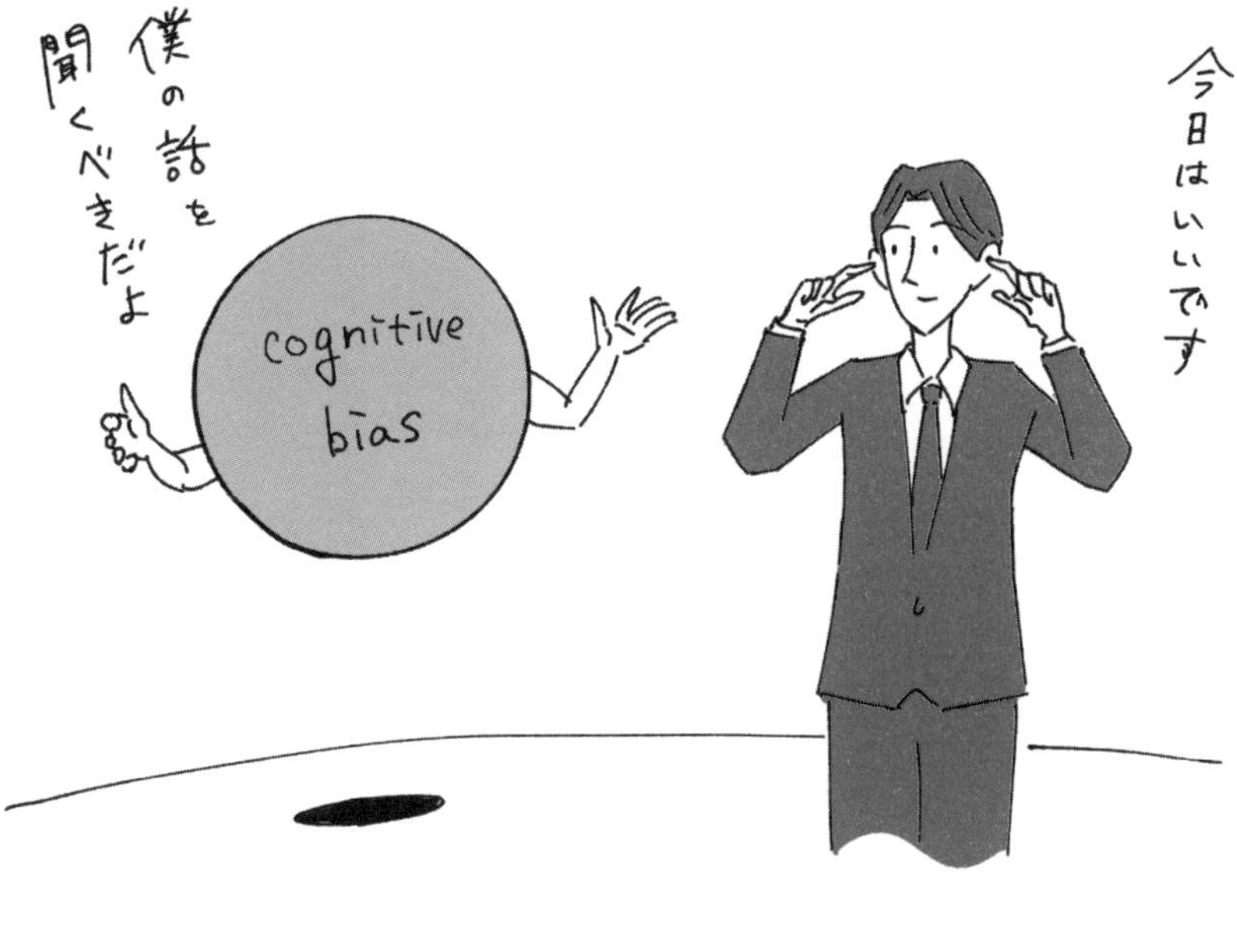
僕の話を聞くべきだよ
cognitive bias
今日はいいです

11　不確かさへの挑戦の連続がクリエイティビティを育む

前頭前皮質の前側に位置するｒｌＰＦＣ*がクリエイティビティの発揮に関与することは非常に興味深い。ＣＨＡＰＴＥＲ１でも、ＣＨＡＰＴＥＲ２でも、この部位には非常に大切な役割があるとお話しした。

再度確認しておくが、ｒｌＰＦＣは我々に根拠のない自信を与え、何とかなると楽観的な状態をつくるうえで、大切な脳部位である。その効果として、当人にとって未知の活動に臨むことそのものが、クリエイティビティが発揮されている証拠となる。

脳には前例や実体験に伴う記憶しか存在しないため、未知に対しては生命を維持するためのリスク判断の機能が強く作用するのは当然である。過去のデータベースに基づく論理的な脳が、できない理由や失敗したときのデメリットに焦点を当てることで、新たに作り上げた仮説、妄想、想像に基づくアイデアを実行させない可能性を高めるのである。

クリエイティビティの定義でも強調したが、クリエイティビティを育むためには他者評価にかかわらず、自分にとって新しく価値あるものをいかにして脳のなかで繰り返し使っていくかが重

＊ｒｌＰＦＣ
脳の最先端部分にある前頭前皮質の一部。「メタ認知」で自分を俯瞰視するときに活用される。また「不確かさドリブンの探索機能」を引き起こす役割などももつ。

要となる。自分の脳のなかで、自分にとっての新たな考えや想像へ挑戦することの延長線上にクリエイティビティ能力の獲得があるのだから、自分との戦いとも言える。

その戦いを制するには、未熟なアイデアや想像を自分自身がどれだけ信じてあげられるかにかかっている。根拠を伴った自信は大切な能力だが、未知のものには適用できない。根拠があるアイデアや想像は新しいとは言えないので、クリエイティビティを育む挑戦にはならない。**むしろ、真の意味で新しいアイデアや想像は、その根拠をサポートする情報が十分とは言えない**。クリエイティビティを高めるのは、そうした状態から新たなアイデアや想像をサポートする情報を自分で見出し、練り上げていく作業である。

そのプロセスを踏むなかで、自分にとっての新しいアイデアや想像がさらに洗練され、より進化した形で脳にインプットされていくだろう。その情報処理プロセスが、創造プロセスの最重要フェーズと言える。その推進力として、rlPFCの不確かさに対する価値探索機能が欠かせない。

このrlPFCの機能を育むには、自分にとっての新しい挑戦や、未知のものに取り組みなんとか乗り切った体験を脳に刻み込むことで、「挑戦に伴う不安感」を「挑戦に伴う成長や変化への希望」と捉える脳に変える必要がある。

さまざまな挑戦を続けられる人こそクリエイティビティが高いと思えるのは、少なからず挑戦に対する価値を脳が学習しているからだ。通常、挑戦はリスク判断の餌食となって実行されない場合が多い。挑戦を継続できるのは、それだけ挑戦の価値を脳が学習している証になる。挑戦は必ずしも成功を保証しないが、成長の要素になることは間違いない。その価値を強く認識し、挑戦し続ける人は、それだけの脳処理を使っているので、クリエイティビティ能力も高まるに違いない。自分への挑戦をやめないことが求められるのだ。

だからこそ、避けたくなるような不確かなことに対して、できない理由にフォーカスするのではなく、できる理由にフォーカスしていきたい。**不確かなことでも、楽しみながらできる理由をつくり出すマインドセットが必要になる**。それには、普段から挑戦によって得られるものをメタ認知することで、脳にその価値記憶をパターン化させておくことが重要だ。

クリエイティビティを高めるヒント 11

不確かさを楽しむ

不確かなこと、曖昧なことへ価値を探索する脳機能がある。これは後天的に育まれやすい。日ごろから曖昧、不確かな場面に直面したとき、その場を楽しんだ経験、快感情を覚えた経験がこの脳部位を強固にしていく。その際、確率論的な確からしさは抑制することがポイントとなる。

できた部分、できる部分も見る

期待値差分が少ないため、人の注意はできた点に向きにくい。だからこそ、できた部分に意識して注意を向ける。むしろ、注意の仕組みを逆手に取り、できない理由ではなくできるための情報を探る。

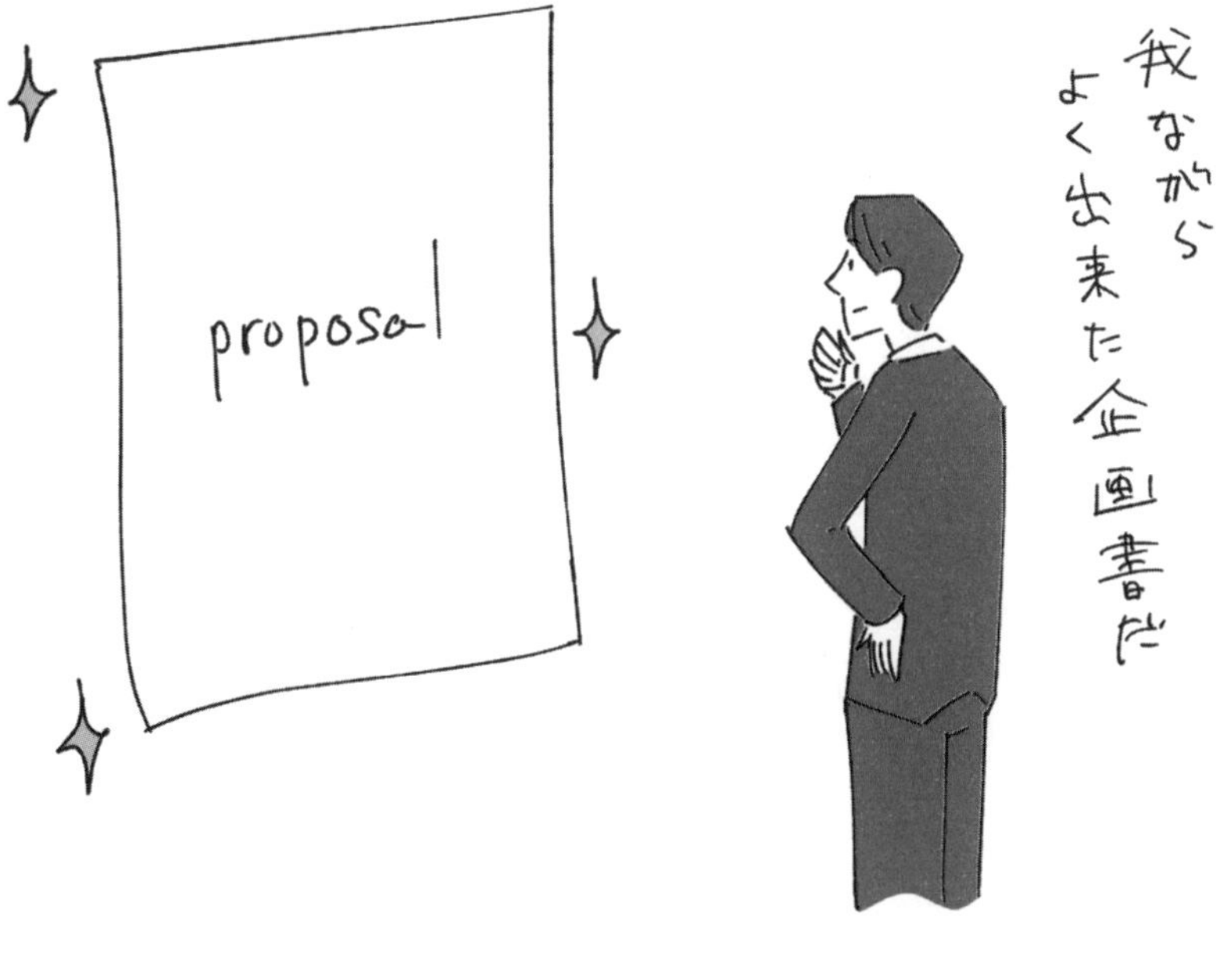

12 身体イメージと共感がクリエイティビティを後押しする

クリエイティビティは多くの脳機能を活用するが、その中には縁上回*（ＳＧ＝supramarginal gyrus）と中心後回*（ＰＧ＝postcentral gyrus）がある。

２０１８年に書かれた論文で、これらの部位に関連する実験が行われた。この論文の研究者たちは、「クリエィティブな発想には、大きく２つの種類がありそうだ」と考え、それぞれの脳の使われ方がどのように違うかについて研究した。*12

オリジナルのアイデアを思いついた場合と、面白いアイデアを思い出した場合の違いを研究したのだ。具体的には、「帽子をランプのシェードに使ってみようと思いついた」ケースと、「帽子を募金活動のお金を入れるために使っていたことを思い出した」ケースで、それぞれの脳の使われ方を調べた。そのとき、もっとも差分が表れたのがＳＧとＰＧだった。

ＳＧとＰＧが活性化したのがオリジナルのアイデアを「**思いついた**」ときの特徴で、面白いアイデアを「**思い出した**」ときの脳の使い方と異なることがわかった。ただ、ＡＧ、海馬、デフォルトモード・ネットワークに関する脳部位など、他の脳部位は共通していることも明らかになっ

*12 Benedek, M., Schües, T., Beaty, R. E., et al. (2018). To createor to recall original ideas: Brain processes associated with the imagination of novelobjectus. *Cortex*, 99, 93-102

*縁上回
頭頂葉の一部。感覚神経との連絡に重要な役割を担ったり、他者のジェスチャーなどに反応し、他者との関わりにおいても重要な脳部位と考えられている。

*中心後回
頭頂葉の一部。感覚神経との連絡に重要な役割を担っているが、とりわけ全身の触覚の情報を取り扱っている。

た。したがって、オリジナルのアイデアを思いつくには、面白いアイデアを思い出すプロセスを経ている可能性も高く、包含関係にあるとも考えられる。

では、ＰＧやＳＧはどのような機能を持つのだろうか。それを知れば、新しいアイデアを思いつくヒントになるはずだ。

ＳＧは二つの機能が知られている。一つは触覚情報や空間の把握、四肢の位置情報把握や他人の姿勢やジェスチャーなどを把握するために働く。もう一つは他者の動作をモニタリングするだけでなく、ミラーニューロン*と呼ばれる神経細胞によって相手の心や感情を推定したり共感したりすることにも寄与していると言われる。その根拠として、ＳＧが損傷するとエゴが強くなる状態がよく例として挙げられる。

一方のＰＧは島皮質と強く連携した、全身の感覚神経が集まる場所である。五感に加えて位置感覚、痛覚、振動感覚、温度感覚などの感覚も取り扱う。

ＳＧとＰＧは、ともに身体感覚に関わる脳部位だ。**クリエイティビティを発揮する際は身体イメージを脳内でシミュレーションし、そのときの感覚や他者の感情までシミュレーションしている可能性がある。**よりリアルに想像するのもクリエイティビティを高める条件の一つなのかもしれないし、未来をより詳細に鮮明にイメージすることがクリエイティビティの向上に繋がった実験ともつじつまが合う（２９５ページ）。

＊ミラーニューロン
自分が行為を実行するときにも、他者が同様の行為をするのを観察するときにも活動するニューロン。単に行為の視覚特性に反応しているのではなく、行為の意図まで処理していることが示唆されており、他者の行為の意味の理解・意図の理解などとの関与が提案されている。

クリエイティビティを高めるヒント 12

身体イメージを伴う想像

真新しい使い道などを脳内で想像するときは、自己の身体イメージをつくり、あたかもその中で自分が使ったり、動かしたり、関わったりしていることを想像している可能性が高い。自分や自分に近しい人の動きを脳でイメージすることが、創造力を育む一助となる可能性がある。

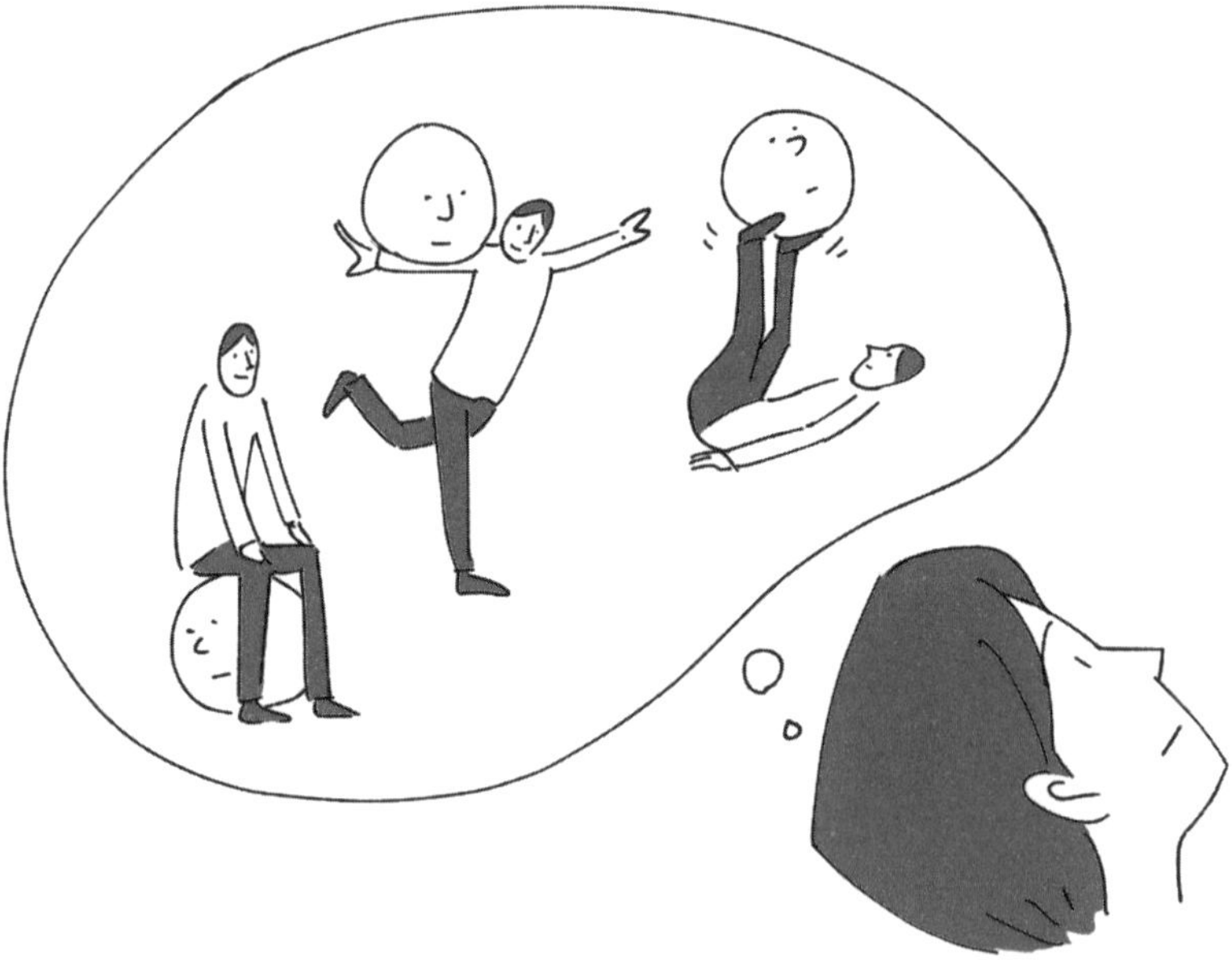

13 クリエイティビティと脳内の情報統合システム

さまざまな脳部位がクリエイティビティに重要だと説明してきたが、クリエイティビティにもっとも直接的で大きな影響を与えると思われるのは角回（ＡＧ＝angular gyrus）である。

２０１０年、これまでの人生において創造力を発揮してきた経歴を問うCreative Achievement Questionnaire（ＣＡＱ）というアンケートの結果と、脳の解剖学的な構造の発達度合いの相関性を示した実験が行われた。その結果、右角回にあたる脳部位の表皮の厚さが厚ければ厚いほど、ＣＡＱのスコアが高まる相関を示した。[*13] つまり、右の角回が物理的に大きければ大きいほど、人生において創造的な活動が多かったことになり、実際に使われた分だけ右角回が大きくなった証と言える。

ＡＧがクリエイティビティに大きく影響するのは、脳のさまざまな部位と解剖学的に連携していて、さまざまな情報を統合する役割を担っているからだ。そのうちの主な役割を、三つにまとめてみよう。

＊13 Jung, R. E., Segall, J. M., Jeremy Bockholt, H., et al. (2010). Neuroanatomy of creativity. *Human Brain Mapping*, 31(3), 398-409.

①言語の解釈に重要な役割を担う。しかし単に文字通りの言語理解というより、言語の周辺情報の理解、つまりメタファーなどを理解したり、抽象的なものの理解に重要な役割を担う。

②ＡＧもデフォルトモード・ネットワークのコアシステムの一部である。無意識に近い状態でさまざまな脳にある情報を並列的、同時多発的に処理する。

③情報のハブとしての機能が強い。感覚情報（視覚、聴覚、触覚）、記憶情報（意味、エピソード、感情）、高次機能処理情報などのハブになっている。[*14]

これらのことから、**クリエイティビティを発揮するときには単にファクトや数的情報だけでなく、さまざまな映像的想像、感覚、感情、思い出、妄想、予測、勘違いなどがその要素になり得る。**たとえ物理的な大発見が数字の羅列だったとしても、そこには自然界の現象からヒントを得たり、見えない世界を脳で映像化して想像を膨らませたりした可能性があるのだ。

脳は多面的な情報を「揺らぎ」をもって統合できる強みがある。「揺らぎ」はあやふやで不確かで何とも言えないものである。しかし、表現しにくい部分に貪欲に挑み続け、それを表現できたときにはじめて、現実世界に新たに披露される創造物になるのだろう。

脳の中でさまざまな事柄を結びつけるのが、ＡＧを育む方法だ。芸術の観賞もＡＧの発達に大きく影響する可能性がある。芸術の創作もＡＧをふんだんに使うが、鑑賞するときも活用されている。絵画を鑑賞するときも、自己の過去、現在、未来と関連づけたり、何とも言えない表現に対する解釈を試みたり、絵画から受ける感覚や感情を味わったり、作者の思いを想像してみたり、さまざまなことができる。

＊14　Seghier, M. L. (2013). The angular gyrus: multiple functions and multiple subdivisions. *Neuroscientist*, 19(1), 43-61.

成功者が芸術に莫大なお金を払う理由に、芸術を嗜むことができる脳を持ち合わせている可能性がある。世の中を切り拓いてきた人たちは、まだ見ぬ世界や曖昧なものを受け入れながら前進してきた。曖昧な世界を具現化する能力は、真のアーティストが使うクリエイティブな脳の活用と重なる。だからこそ、芸術作品に心を打たれる可能性も高くなり、それに投資することにもつながるのだろう。

芸術によってＡＧを育むには、お金をかけなくてもいい。芸術作品ははじめから芸術作品ではない。芸術作品を芸術作品と感じられる脳が、はじめて芸術作品を芸術作品としていくのだ。だから、自分の向き合い方次第で脳に芸術を存在させることができる。

有名な絵画でも、子どもの絵でも、街のポスターでもいい。絵画に限らず音楽や演劇でも構わない。外界にある情報と自分の身体や脳を接続するハブを多く持てば持つほど、ＡＧの関与が高まり育まれる。ポイントは、言語の限界性を認識することだ。

言語の限界性を認識する

ＡＧはメタファー（比喩）の解釈や、何かをメタファーとしてたとえるときに使われる。さまざまな情報を統合しない限り、メタファーが何を意味するかわからないからだ。

試しに、次の文が何を比喩しているか考えてみてほしい。私たちがいかに言語に制限されているかをよく伝えてくれる。

それは底面はもつけれど頂面をもたない一個の円筒状をしていることが多い。それは、直立している凹みである。重力の中心へと閉じている限定された空間である。それは或る一定量の液体を拡散させることなく地球の引力圏内に保持し得る。その内部に空気のみが充満している時、我々はそれを空と呼ぶのだが、その場合でもその輪郭は光によって明瞭に示され、その質量の実存は計器によるまでもなく、冷静な一瞥によって確認し得る。

何を意味しているかわからないかもしれない。あるいは読み進めていくうちに、何を指しているかわかった人もいるだろう。正解はコップである。コップという言葉を使わずにコップを表現した谷川俊太郎さんの文章である。(「コップへの不可能な接近」『谷川俊太郎詩選集2』集英社より引用)

あなたは、ここに書かれた情報だけで何かを探っていたと思う。そんなときに使われる脳部位がＡＧである。この文章は、まだ続く。

指ではじく時それは振動しひとつの音源を成す。時に合図として用いられ、稀に音楽の一単位としても用いられるけれど、その響きは用を超えた一種かたくなな自己充足感を有していて、耳を脅かす。それは食卓の上に置かれる。また、人の手につかまれる。しばしば人の手からすべり落ちる。事実それはたやすく故意に破壊することができ、破片と化することによって、凶器となる可能性をかくしている。

だが、砕かれたあともそれは存在することをやめない。この瞬間地球上のそれらのすべてが

粉微塵《こなみじん》に破壊しつくされたとしても、我々はそれから逃れ去ることはできない。（以下略）

もちろん、ここまで表現するのは難しいかもしれない。しかし、コップという言葉を使わずにコップを表現する訓練は、ＡＧの訓練には効果的だ。

言語は非常に便利である。コップをコップと表現すればそれで理解できてしまう。しかし、便利な反面、言語は無数の情報をカットしている可能性もある。だからこそ言語のバイアスを解除して表現を試みると、ＡＧが活用されて新たな表現における示唆、新しいものの見方につながると考えられる。

14 クリエイティビティと言語・非言語の情報処理

非言語的な情報処理が脳の大半を占める

脳の情報を処理する対象を四つに分けると、図35のようになる。

横軸が、自分の体内の情報か、体外の情報か。そして縦軸が言語的な情報か、あるいは非言語的な情報かである。我々の身の回りには、当然、言語情報もあるが、ほとんどが非言語である。文字は少なく、ほとんどが絵、音、表情などである。

脳にも言語情報はある。意味記憶やエピソード記憶によって抽象的なものの解釈ができたり、思考したりすることができる。言語は重要なツールの一つだ。ただ、脳は非言語的な情報を取り扱う機能の方が圧倒的に多い。そこにも情報処理の対象があることを忘れてはならない。

興味深いのは、一般的な教育を受けていると人間の発達が図35のようなU字カーブを描きやすいことである。

図35 脳の情報処理対象分類

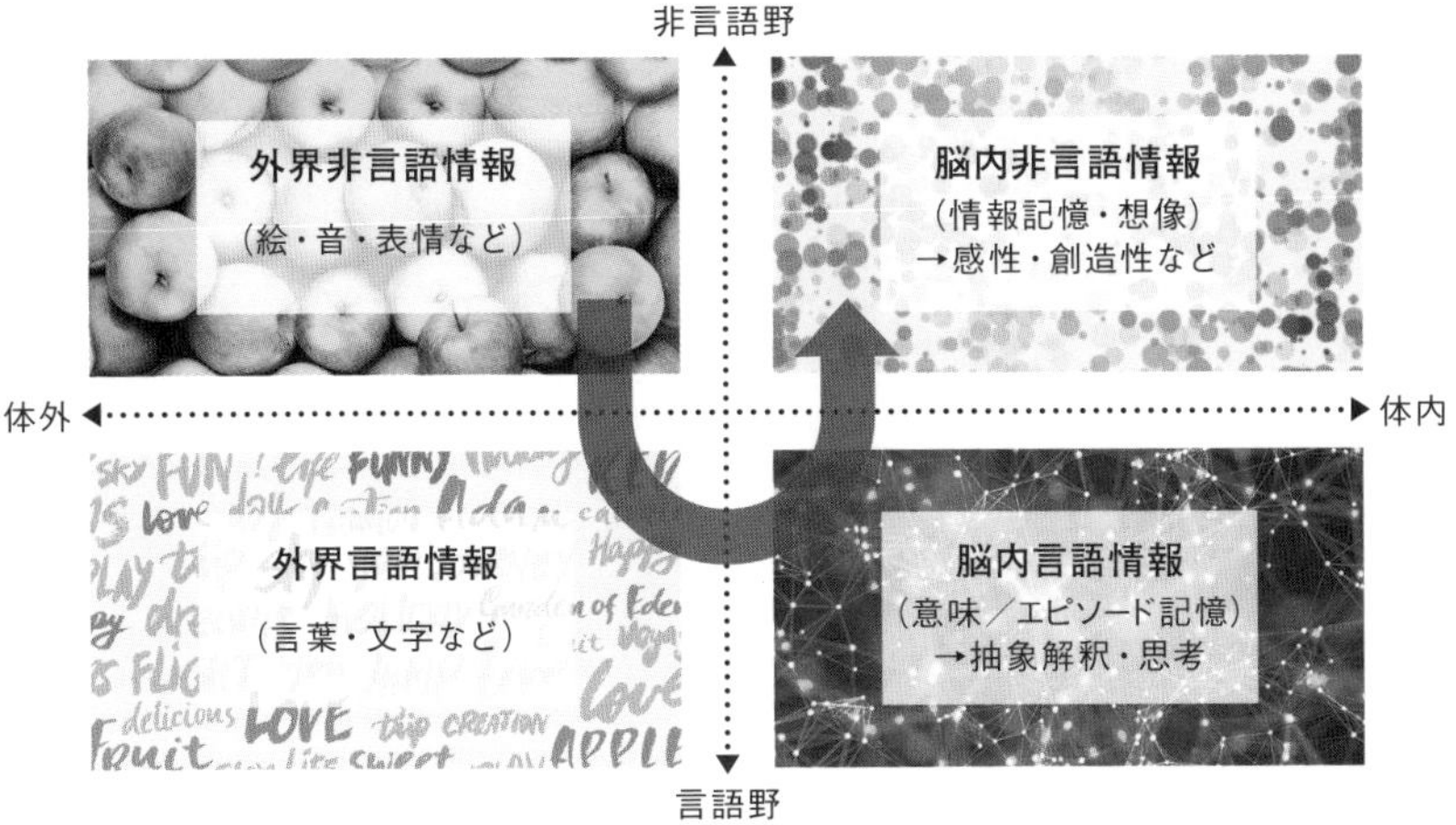

生まれて間もないころは言語がわからないから、親の表情を見たり、声を聞いたりして表情から情報を読み取る。音の高低さからさまざまな判断をしたり、情報を選択したりして意思表示をしている。成長するにつれ、さまざまな言語を学び始め、外からの言語情報を体得していく。さらに成長すると、脳内で言語情報を巧みに操り、より抽象的なものを理解するようになり、思考訓練を積み重ねていく。多くの場合はここで止まるが、非言語野に入っていく人もいる。

この順序が正しいわけでも、推奨するわけでもない。ただ一般的に世の中の状態を見ると、このような流れになりやすい。だからこそ、この右上の象限、内側の非言語的な脳の情報処理機能ももっと活用できれば、我々の可能性はより開かれるだろう。

解剖学的には、脳が行う情報処理は、圧倒的に非言語的なものが多い。私たちの脳の中に保持される記憶を神経科学的に分類したのが次のページの図36だ。

図36 脳の記憶分類

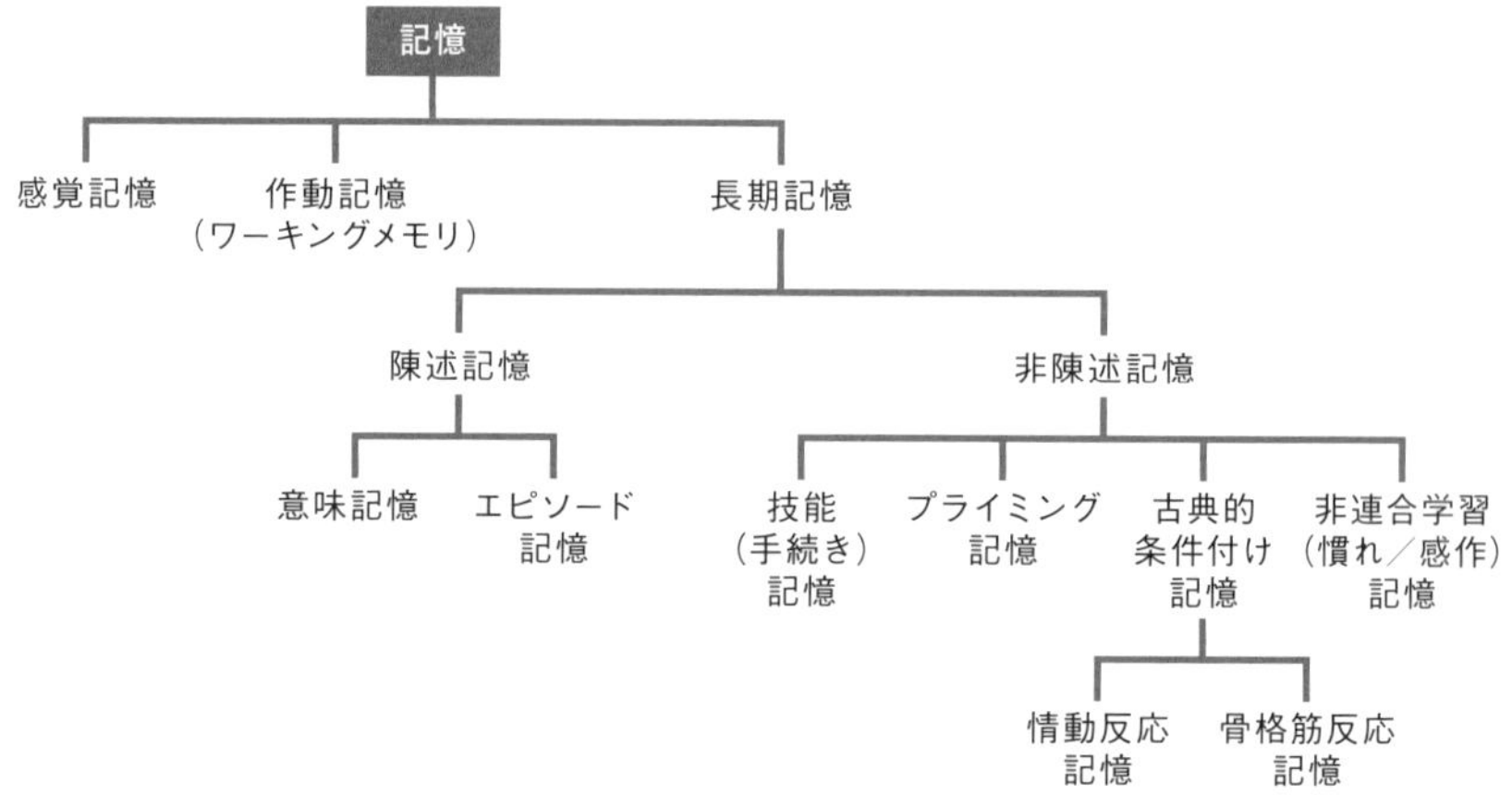

左側にある陳述記憶（decrative episorate memory）は言語で伝えられる記憶のことを指す。その内訳は意味記憶とエピソード記憶しかない。それ以外は、なかなか言語的には伝えにくい記憶ばかりが並ぶ。

たとえば技能（手続き）記憶だ。運動や技能を言語で説明するのは難しい。

「自転車に乗る技能を、言語によって説明してください」

この問いに、あなたもチャレンジしてみてほしい。自転車に乗るときの手足の状態やバランス、体の使い方や重心の位置などを言葉で表現するのがいかに困難かおわかりいただけると思う。

このように、脳には言語的な情報処理機能や記憶よりも、非言語的な情報処理や記憶の方が多い。そうであるならば、その非言語的な情報処理をもっと大切にし、曖昧だから見ないのではなく、曖昧なことを嗜んだり、その非言語的な反応を、言語の限定性を認識したうえで言語化することにトライしてみることも大切だ。そうすることで、すべてを明示的な言語だけで捉えようとする狭い世界から、新しい世界が見えてくるだろう。それがクリエイティビティの発揮においても重要な一因となるだろう。

言語以外のツールを使い「言語バイアス」を解く

先ほどのコップのように、周囲にあるものを「当たり前化」した言語を排除して言語化する訓練は非常に効果的だ。言語でなくても、絵や音楽など、さまざまな表現方法がある。谷川俊太郎さんは、詩集についてこう記している。

この詩集では，いろんなことを「定義」しようとしてみましたが，結果的には，言語というものでモノやモノゴトを完全に定義することは不可能なんだと思いました．収録した「私の家への道順の推敲」では，南阿佐ヶ谷から成田東の自分の家へ行く道を定義したんだけど，この詩をたよりに家に来ようとした人は，みんな道に迷っちゃった（岩波書店ホームページ『定義（電子書籍）』「この本の内容」より引用）

私たちは言語によって便利にもなるが、失ってしまうものも多い。周辺情報を探るのがAGの使われ方の一つなので、そのような脳の使い方とクリエイティビティがリンクしているのは意識する必要があるだろう。その意味で、言語バイアスを解くこともクリエイティビティを育むヒントの一つになる。

ものごとへの言語による意味づけは、時として情報を大きく限定する。そうならないように、直接的な言語のタグをあえて使わないで表現してみるのがＡＧの使い方である。メタファーの活用は、ＡＧを活性化すると言われる。直接的な言語以外でも表現できるのを忘れてはならない。

その点、子どもの言動は参考になるかもしれない。表現できる言葉の数が少なく、私たちにとって予想外の表現を使ってくるからだ。そこに、多くの発見がある。

「足が、メロンソーダ」

私の3歳になる甥が言い放った言葉である。

みなさんは、この言葉のイメージが湧くだろうか。私はさっぱりわからなかった。彼が伝えたかったのはこうだ。

「足が、しびれた」

甥は「しびれた」状態を言い表す言葉を持っていなかった。足がしびれて「ビリビリ」した状態を表現したのが、かつて飲んだことのある「シュワシュワ」したメロンソーダだったのだ。この感覚は、言語の限界性から離脱し、クリエイティビティを醸成するＡＧの活用のヒントになるだろう。

クリエイティビティを高めるヒント 13

言語バイアスを解く

ものごとへの言語による意味づけは、時として情報を大きく限定する。そこで、直接的な言語のタグをあえて使わないで表現してみる。メタファーの活用はAGを活性化するとも言われる。直接的言語以外でも表現できることを忘れない。

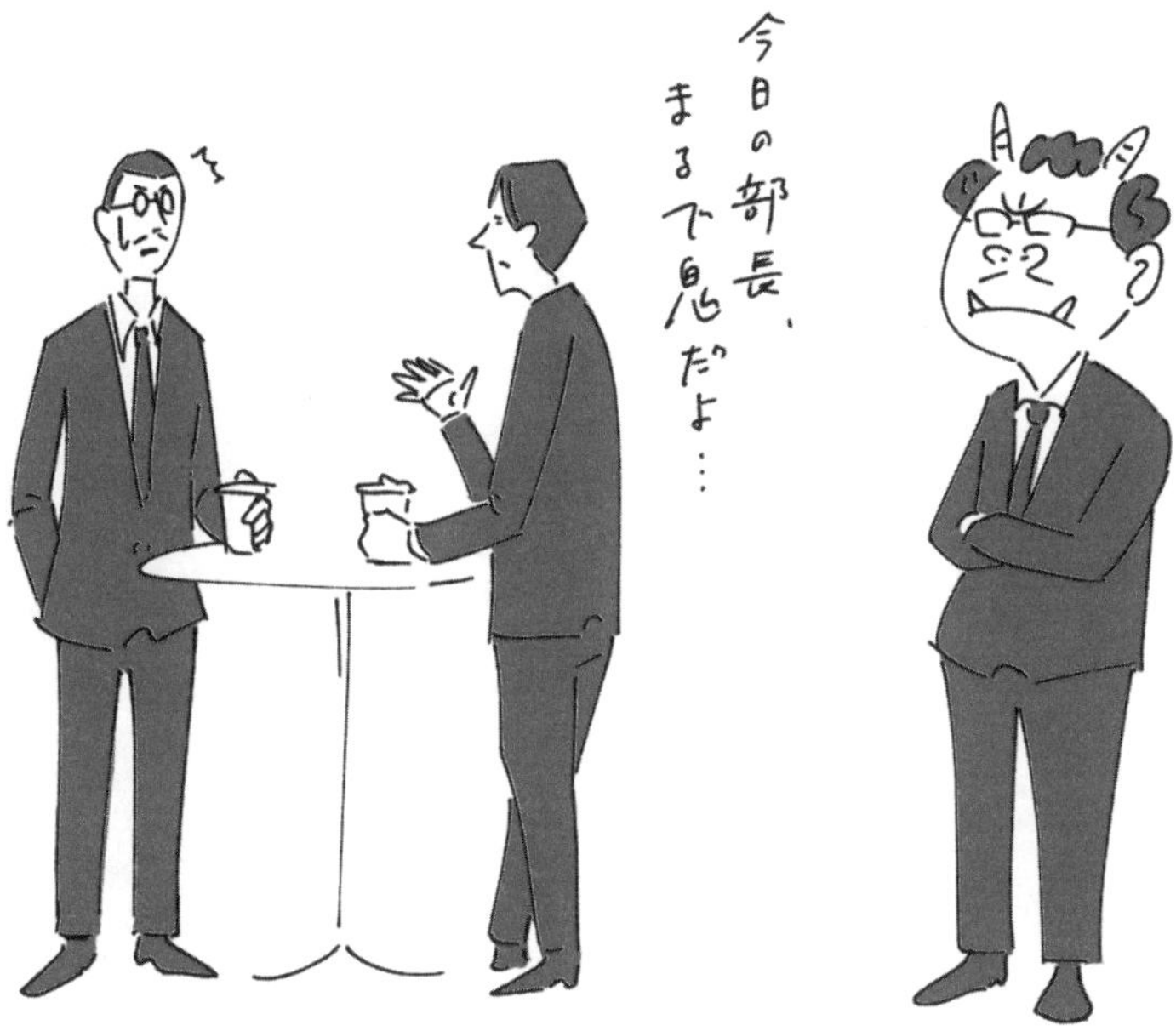

15 クリエイティビティでは使われない脳

ここまで、クリエイティビティが発揮される際に活動状態になる脳部位を見てきた。反対に、クリエイティビティが発揮されるときに不活性化される脳部位もいくつか確認されている。その一つが、外界からの視覚情報を処理する後頭葉の一部である。

外界情報といままでの価値観は遮断する

創造的なものを脳で生み出そうとしているときは、外界の情報に注意を向けていない。たとえ目が開いていても、見ているようで見ていない状態だ。

「クリエイトするときには目をつぶるといい」

この言説は一理ある。注意を外界でなく自分の内側に向けることが、クリエイティビティを発揮するうえでは重要なのだ。

「クリエイティビティは右脳が使われる」

これはナンセンスだ。右脳、左脳の機能は両方とも使われるので、機能分担を論じる必要はまったくない。ただ、角回の場合はクリエイティビティを発揮するときに左側が不活性化されることがわかっている。[*15]左側は論理的思考、数の処理に使われる脳部位だ。創造的な脳における情報処理は、論理性や数的処理はお休みいただくことが多いようだ。

すでに論理が示されていることに新規性は見られない。むしろ既存の論理を疑うことのほうが重要だ。数的処理のように要素分解され、数値化されている時点で、もはや機械の仕事である。

論理を活用するのではなく新しい論理を構築する、どのような数的処理をさせるかを想像するなど、クリエイティブな活動をしている脳は論理的な脳でも数的処理の脳でもない。したがって、論理を疑い、新たな論理をつくることを心がける。数的処理のためにどのようなデータポイントを置き、いかなる論理で処理させるかを考えるのがクリエイティビティの発揮のしどころである。

ｖｍＰＦＣ[*]もシャットダウンされる。[*15]ｖｍＰＦＣは体験の積み重ねが記憶されている。いままで経験して「これはいいものだ」「悪いものだ」という価値観に値する部分だ。別の言い方をすれば評価する脳部位とも言えるので、新しいものを脳で生み出そうとするときは静かになる。「創造するときには価値観をはずせ」と言われるが、神経科学的にも理にかなっている。

＊15 Vartanian, O., Bristol, A. S., & Kaufman, J. C. (2013). *Neuroscience of Creativity*. Cambridge, MA: The MIT Press.

＊腹内側前頭前野（ｖｍＰＦＣ）
前頭前皮質の底側の中間寄りにある脳部位。自分の経験から培った価値ある事象の記憶痕跡の「価値記憶」をとどめる。直感の「GO」という判断にも関わる。

クリエイティビティを高めるヒント 14

解除する脳

好きなもの、価値があるとわかっているものに注意を向けない。トップダウン的な価値判断を行わない。むしろボトムアップ的な「何となく」の快の可能性に注意を向ける。論理的、数的な処理は解除する。外界の情報は絶ち、内向きの脳内機能を使いやすい状態にすることが、脳の創造プロセスを円滑にする。

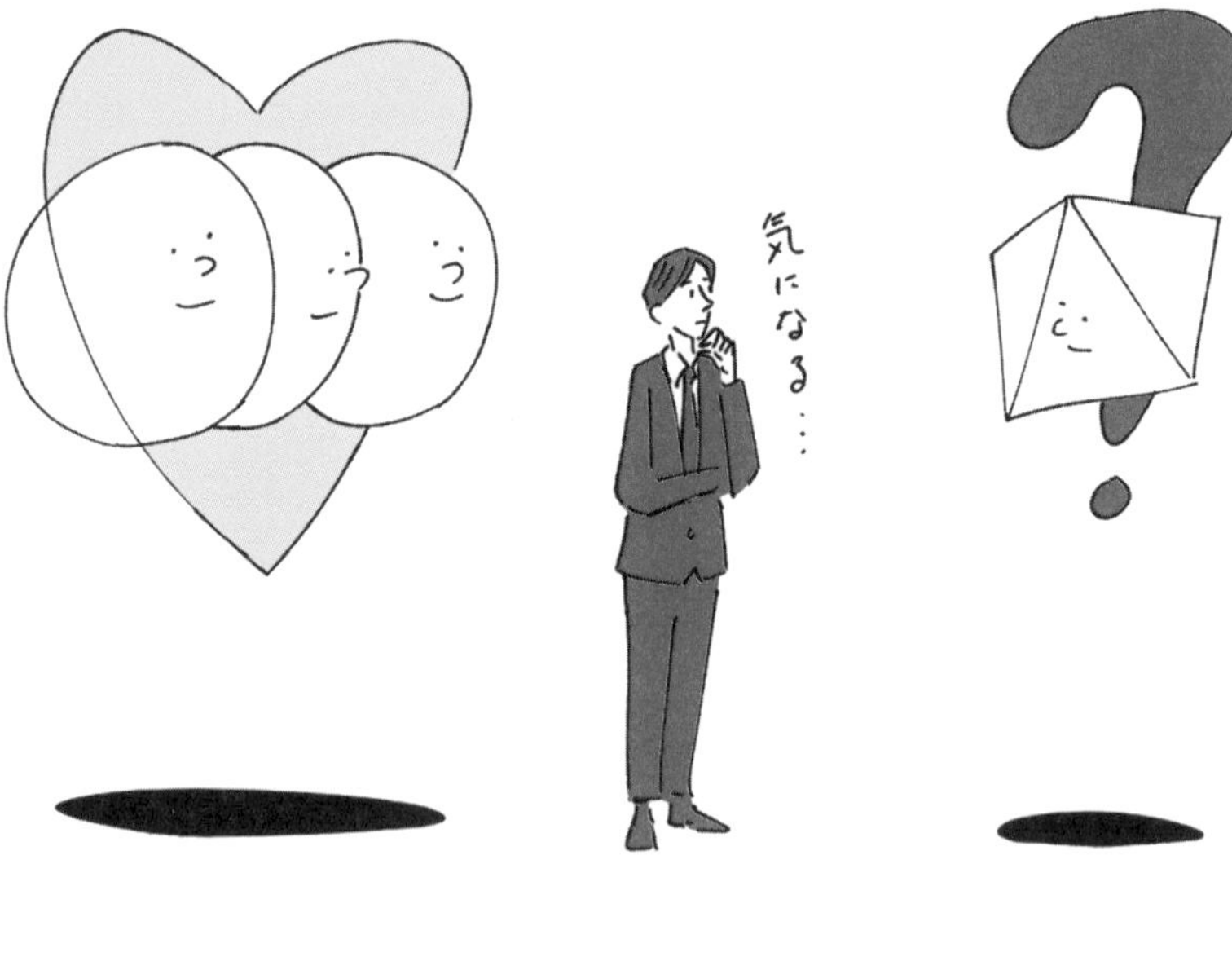

16

クリエイティビティはいまからでも高められる

本章の最後に再度確認したいのは、クリエイティビティを発揮する能力は偶然や才能などではなく、脳の後天的な成長の帰結であることだ。

ただし、これまで見てきたように、クリエイティビティを発揮するには多様な脳機能を総動員する。そのため、一人ひとりが意識的に高めることは難しい。それぞれの偶然の経験がクリエイティビティを決めてきたため、先天的な才能に起因すると言われてきた。

ところが、ＰＣＣ、ＡＣＣ、ＰＦＣ、ＡＧなど、クリエイティビティに関わる脳部位のほとんどが後天的に育まれる。そもそも発想の種となる脳の情報、つまり記憶は、後天的に脳に書き込んでいくものだ。脳に「クリエイティビティ遺伝子」など見つからないし、たとえあったとしてもクリエイティビティを発揮するために必要な脳部位を後天的に活用しない限り、脳機能は間違いなく退化し、失われていくだろう。

クリエイティビティは「Use it or Lose it」の原則に則る。クリエイティビティの発揮に使われる脳機能が使われれば育まれ、使われなければ失う。クリエイティビティを高めたければ、クリエイティブなことをし続けることでしか能力を高めることはできない。急激にクリエイティビティを高める魔法の杖はない。

ただし、クリエイティブな脳の使い方は複雑であるため、闇雲にクリエイティブな行為を繰り返しても効果的とは限らない。実際、神経科学的なクリエイティビティに対する理解がクリエイティビティの向上に寄与する研究もある。本書でもクリエイティビティが発揮されている脳の特徴を書いてきた。それらをヒントに、一人ひとりが活用できそうなアイデアに落とし込んでいただけると幸いだ。


クリエイティビティはたしかに複雑だ。それを大人になってから育んでいくことは、脳のエネルギーを多く使うかもしれない。**しかし、まだ見ぬ世界を想像できるクリエイティブな脳を活用するのは、先の見えない時代にどうなっていくかわからないことを積極的に楽しめる脳とも言える。**

曖昧で不確かな複雑性の増した現代において、クリエイティビティは必須の能力とも言える。過去のデータに依拠しない、常に内外の干渉を受けながら揺らぐ脳の生む新しいアイデアや考えは、人工知能とは一線を画す。そこにこそ、これからの人類の進化の道があるのかもしれない。

クリエイティビティという難解な現象は、神経科学でも完全に解明されていない。だが、これまでの研究内容にクリエイティビティを高めるための示唆が多く含まれている。その科学的な知をもとにした意識的な取り組みは、クリエイティビティ向上に寄与するはずだ。


アートは人類の歴史と同じくらいの長い歴史を持つことから、人間の根源的欲求とつながっているとも言えるだろう。アートという抽象は、時に我々を癒し、時に奮い立たせ、時に共感をもたらすとともに脳にさまざまな情報統合の機会を与え、脳を育んできた。
最後に、神経科学の世界で知らない人はいないエリック・カンデル氏のアートへの言及を引用して結びとしたい。彼の言葉をどう捉えればいいか解釈を楽しんでいただきたい。正解はない。しかし、自分なりに解釈してみることで、クリエイティビティとは何かを今一歩、深めていただけたらと思う。

芸術に対する我々の反応は、芸術家が作品を創りだした創造的過程―認知や情動、共感を伴う過程―を自分の脳で再現したいという、やむにやまれぬ衝動から生じる。（中略）芸術家と鑑賞者の双方におけるこのような創造的な衝動はおそらく、芸術は物質的には生存に必須ではないにもかかわらず、あらゆる時代のあらゆる場所において実質的にすべての人類集団が絵画を創ってきた理由を説明してくれるだろう。芸術は、本来的に快楽に満ちたものであり、芸術家と鑑賞者が交流し、人の脳を特徴づける創造的な過程を共有するための有益な努力である。（著：エリック・R・カンデル　訳：須田年生、須田ゆり『芸術・無意識・脳』九夏社より引用）

おわりに

冒頭でもお話ししたが、神経科学は比較的新しい学問で、いま、指数関数的に急成長している。ということは、まだわからないことが膨大にある一方で、新しい知見が次々に解明されていることを意味する。

これから先、いままで「ブラックボックス」と呼ばれて扱いにくかった脳の機能や仕組みが、ますます明らかにされていくはずだ。ごく近い将来、新たに解明された脳の機能や仕組みが、人間の幸福（ウェルビーイング）や成長（学び）に応用できるようになっていくだろう。

世界ではこの動きをいち早く取り入れ、神経科学をベースにした脳の機能や仕組みを応用する活動が急速に広がっている。しかし、日本での一般レベルへの広がりはまだまだこれからだ。本書をお読みいただいたあなたが先頭に立ち、常に情報のアンテナを張りめぐらせ、脳の機能や仕組みを自分なりに応用する世界に進んでいただければ幸いである。

私は「ニューロ・インベンター」として、神経科学の観点からさまざまな発明も行っている。承認された特許は、人工知能（ＡＩ）など情報処理の分野が多い。その立場から見ると、ＡＩはこれから精度がより高くなり、できることが増えていくのは間違いない。多くの学者が指摘しているように、人間が行う仕事の一部がＡＩに代替されるのはそう遠くはないだろう。

この予測をもとに、近未来は「人間対ＡＩ」という構図になるという説が広く信じられている。本書でも述べたように、人間の脳は新しいものに対して警戒し、ネガティブなものに対して注意が向きやすい特徴があるため、対立する構図をつくりたがるのも無理はない。

だが、クリエイティビティの章でもお話ししたように、人間とＡＩはまったく異なるものだ。そもそも人間は有機物で、ＡＩは無機物である。両者ができることはまったく違う。ＡＩはあることを特化させるのは得意だが、人間のように計算したり、下手でも絵を描いたり、納豆を食べておいしいと感じたりするなど、さまざまなことができる存在にはなれない。だから、対決する必要はないのだ。それぞれに強みも弱みもあるのだから、それらを補い合いながら生活を豊かにし、成長していく目線を持てる人がこれからの時代に適応していけるのではないだろうか。

時代が変化するとき、拒否したり文句を言ったりするのは簡単だ。だが、自分を持ちながらも環境の変化から吸収して自らも変化していく人が、長い目で見ると進化していくのだと思う。これからの時代は、そうした目を持つだけで生き方も変わってくるかもしれない。その意味では、一人ひとりの脳に刻まれる記憶は固有で、一人ひとりの情報処理の力も固有だから、一人ひとりの「ありよう」が問われる時代になっていくのではないだろうか。

新型コロナウィルスによる不安な時代が続く。目に見えない恐怖によって、多くのことがネガティブに映ってしまう。脳の機能として、リスクやネガティブなものに対して注意を向けるのは容易にできる。しかし、そんななかにも新しくポジティブな希望やチャンスを見出すことにどれだけ脳を活用できるか、それも本書の重要なメッセージの一つである。

新型コロナウィルスは、これからどうなっていくかわからない。そして、これから先も未知のウィルスや災害が襲ってくるのは間違いない。そのとき、それに対してストレスを溜め続けて生きるのか、状況を受け入れて自分の力で新しいチャンスを生み出すかは、自分の脳の使い方次第である。

世の中はネガティブなニュースにあふれている。そうなると、入ってくる情報もネガティブなものばかりになってしまう。そこにばかり注意が向くと、それに対してフィルターがかけられ、ネガティブなストレスが生まれ、脳にはその情報だけが刻まれていく。つまり、不機嫌な偏桃体を自分でつくり出していることになる。

自分の注意の向け方さえ意識できれば、脳の記憶は様変わりする。周りにあるポジティブなニュースに注意を向け、反応し、脳に刻み込むことができるからだ。たいへんな境遇にあったとしても、脳の中にハッピーでポジティブな情報を自分で刻み込むことによって、人間の幸福（ウェルビーイング）に結びつけることができる。ちょっとした脳の使い方次第で、人生は豊かに変わっていくのだ。

講演活動をするなかで、よく聞かれることがある。

「青砥さん個人やDAncing Einsteinって、何をやっているんですか？」

たいていはこう答える。

「ぼくもよくわからないんです」

あまりにも多岐にわたりすぎて、ひと言では表現できないのだ。唯一、神経科学という学問を軸にして、人々の幸福（ウェルビーイング）と成長（学び）に貢献するということだけは言える。ただそれだけだ。

むしろ、私としても会社としても「常にカオスでいよう」というテーマを大切にしている。カオスは何をやっているのかわからない状態だ。そのカオスの中にこそ、さまざまなチャンスのきっかけが眠っていると考えている。

企業経営は事業を明確化し、それにコミットしろと言われる。たしかに、そうしたほうがやりたいことに到達する速度は速くなるかもしれない。しかし、私たちのやりたいことは絶対にできないと思っている。

もちろん、軸だけはブレていない。カオスの中にある事業はどれも関係なさそうに見えて、10年先か20年先かわからないが、いつか結びつくと考えている。むしろカオスの中にあるからこそ、できることもあると思う。絞ってしまうとそこしか見えないことになるから、狭い範囲での貢献しかできなくなる。

言葉を換えれば「中途半端」である。

中途半端と言えば聞こえが悪いが、中途半端を極めようと思っている。ＡＩ（人工知能）と、ニューロサイエンスや神経科学などのＢＩ（バイオロジカル・インテリジェンス）と、ＲＩ（リアル・インテリジェンス）を統合的に扱うからこそ、生まれるものが数多くあると信じている。それぞれの領域を他の人よりも高め、それを統合することで唯一無二の存在になり、世の中に何らかの形で貢献したいのだ。

その心境に至ったのは、突き詰めれば「自分が何をやりたいか」を常に問い続けているからだ。私は、自分が貢献したいこと、興味のあるものでなければ、高いパフォーマンスは出せないと思っている。自分が知りたいこと、やってみたいことに対して純粋にのめり込むことでしか、原動力にならないからだ。

まさに「ドーパミン・ドリブン」である。

もっと多くの人が、自分のやりたいことに素直になっていいと思う。それは、学びが加速するからだ。

私が持つ脳に関する知識も、専門の研究者に比べて劣っているとは思わない。もちろん、彼らの専門分野については及ばない部分も数多くあるが、脳に関して多種多様なベクトルから語る視点では、彼らより秀でている自負もある。それだけその世界に入り込み、膨大な量の研究成果に当たり、それを現場に落とし込み、ＡＩのアルゴリズムにも応用しようとしているからだ。

昨今、社会貢献が強く叫ばれるようになった。もちろん大儀名分は必要だが、貢献を強いるのは脳の仕組みからして間違っている。強いられた時点で、まったく異なる脳の部位を使っているからだ。むしろ、ストレスを溜め込むことにつながる。

ボランタリーには、自発、任意という意味がある。自分がやりたくてやっている活動が人様のためになるのであれば、自分も相手もハッピーになる。反対に、強迫観念にもとづくやらされる貢献は「やってあげている」感覚が脳の記憶に刻まれる。すると、相手に見返りを求めるようになり、見返りや感謝の言葉が返ってこないとそれがストレスになる。それは純粋な意味で貢献とは言えない。

もっと「ドーパミン・ドリブン」を大切にしていただきたい。

やりたい分野において学びを深めることで、それが人のために役立つようになるなら、人生はもっと楽しく、豊かになるのではないか。少なくとも私は、そんなことを日々意識し、大切にしながら日々を過ごしている。それでも挫けそうになることもたくさんある。そんななかでも、神経科学が教えてくれる知恵、支えてくれる家族、仲間、脳の話を目を見開いて楽しんでくれる方々に支えられて、今日がある。

最後に、そんな先駆的な研究をし、知をアップデートし続けてくださっている科学者の方々、家族、仲間、そして脳に興味関心をもっていただいたみなさまに、心から感謝の意を述べさせていただきたい。

心から、脳からありがとうございます。

2020年9月
青砥瑞人

BRAIN DRIVEN ブレイン ドリブン
パフォーマンスが高まる脳の状態とは

発行日　2020年 9 月25日　第1刷
　　　　2022年 2 月 5 日　第5刷

Author | 青砥瑞人

Illustrator | 髙栁浩太郎
Book Designer | 井上新八
Infographic Designer | 岸和泉

Publication | 株式会社ディスカヴァー・トゥエンティワン
〒102-0093　東京都千代田区平河町2-16-1 平河町森タワー 11F
TEL　03-3237-8321（代表）03-3237-8345（営業）
FAX　03-3237-8323
https://d21.co.jp/

Publisher | 谷口奈緒美
Editor | 林拓馬　　編集協力：新田匡央

Store Sales Company | 安永智洋　伊東佑真　榊原僚　佐藤昌幸　古矢薫　青木翔平
青木涼馬　井筒浩　小田木もも　越智佳南子　小山怜那　川本寛子
佐竹祐哉　佐藤淳基　佐々木玲奈　副島杏南　高橋雛乃　滝口景太郎
竹内大貴　辰巳佳衣　津野主揮　野村美空　羽地夕夏　廣内悠理
松ノ下直輝　宮田有利子　山中麻吏　井澤徳子　石橋佐知子　伊藤香
葛目美枝子　鈴木洋子　畑野衣見　藤井多穂子　町田加奈子

EPublishing Company | 三輪真也　小田孝文　飯田智樹　川島理　中島俊平　松原史与志
磯部隆　大崎双葉　岡本雄太郎　越野志絵良　斎藤悠人　庄司知世
中西花　西川なつか　野﨑竜海　野中保奈美　三角真穂　八木眸
高原未来子　中澤泰宏　伊藤由美　蛯原華恵　俵敬子

Product Company | 大山聡子　大竹朝子　小関勝則　千葉正幸　原典宏　藤田浩芳
榎本明日香　倉田華　志摩麻衣　舘瑞恵　橋本莉奈　牧野類
三谷祐一　元木優子　安永姫菜　渡辺基志　小石亜季

Business Solution Company | 蛯原昇　早水真吾　志摩晃司　野村美紀　林秀樹　南健一　村尾純司
藤井かおり

Corporate Design Group | 塩川和真　森谷真一　大星多聞　堀部直人　井上竜之介　王廳
奥田千晶　佐藤サラ圭　杉田彰子　田中亜紀　福永友紀　山田諭志
池田望　石光まゆ子　齋藤朋子　福田章平　丸山香織　宮崎陽子
阿知波淳平　伊藤花笑　伊藤沙恵　岩城萌花　岩淵瞭　内堀瑞穂
遠藤文香　王玮祎　大野真里菜　大場美範　小田日和　加藤沙葵
金子瑞実　河北美汐　吉川由莉　菊地美恵　工藤奈津子　黒野有花
小林雅治　坂上めぐみ　佐瀬遥香　鈴木あさひ　関紗也乃　高田彩菜
瀧山響子　田澤愛実　田中真悠　田山礼真　玉井里奈　鶴岡蒼也
道玄萌　富永啓　中島魁星　永田健太　夏山千穂　原千晶　平池輝
日吉理咲　星明里　峯岸美有

Proofreader | 株式会社鷗来堂

DTP | 株式会社 RUHIA

Printing | 日経印刷株式会社

ISBN978-4-7993-2675-6